U0395943

主　编　顾晓箭（江苏省中医院）

　　　　吕建林（南京医科大学附属江宁医院）

副主编　周水根（南京军区南京总医院）

　　　　徐　彦（江苏省中医院）

　　　　吴　锐（南京医科大学附属江宁医院）

主　审　叶章群（华中科技大学附属同济医院）

尿结石的成因与评估

Risk Factors and Evaluation in Urolithiasis Patients

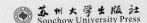
苏州大学出版社
Soochow University Press

图书在版编目(CIP)数据

尿结石的成因与评估/顾晓箭，吕建林主编.—苏
州：苏州大学出版社，2012.10
ISBN 978-7-5672-0297-9

Ⅰ.①尿…　Ⅱ.①顾…　②吕…　Ⅲ.①尿结石—病因
—研究　Ⅳ.①R691.4

中国版本图书馆 CIP 数据核字(2012)第 236607 号

尿结石的成因与评估

Risk Factors and Evaluation in Urolithiasis Patients

顾晓箭　吕建林　主编

责任编辑　廖桂芝

苏州大学出版社出版发行
（地址：苏州市十梓街 1 号　邮编：215006）
苏州工业园区美柯乐制版印务有限责任公司印装
（地址：苏州工业园区东兴路 7-1　邮编：215021）

开本 889 mm×1 194 mm　1/16　印张 16.5　插页 3　字数 431 千
2012 年 10 月第 1 版　2012 年 10 月第 1 次印刷
ISBN 978-7-5672-0297-9　定价：50.00 元

主 编 介 绍

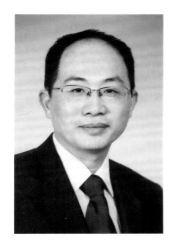

顾晓箭,1961 年出生,1984 年毕业于南京医科大学。1984年 8 月—2002 年 10 月,就职于南京鼓楼医院泌尿外科。2002年 10 月至今,任江苏省中医院泌尿外科主任医师,科主任。获省市科技进步奖 4 项,参编医学图书 3 本,发表论文 30 余篇。现任中国中西医结合学会泌尿外科专业委员会副主任委员;中华医学会泌尿外科学分会微创泌尿外科学组委员;中华医学会华东地区结石病防治基地主任;江苏省医师学会理事;江苏省中西医结合学会泌尿系统专业委员会主任委员;江苏省医学会泌尿外科分会委员。

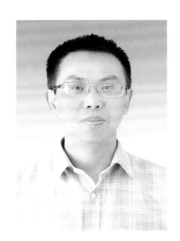

吕建林,男,1968 年出生,南京大学外科学博士,副主任医师,南京医科大学附属江宁医院泌尿外科副主任。近年来以第一作者发表 SCI 论文 5 篇,国内核心期刊 10 余篇。现任江苏省中西医结合学会泌尿分会常务委员。

序一

泌尿系统结石作为一种全球性的疾病，其发病率和复发率居高不下。尽管大多数患者经过不同方法治疗后，其结石之"标"虽被去除，但较多患者的"病之本，病之根"尚存，复发率依然很高。因此，针对尿结石成因的研究、病因的诊断及疾病的防治越来越受到重视。所谓尿石的"成因"，包括尿石的"形成"和"原因"两个不同的概念。尿石的形成不是单一因素所致，而是多种因素作用的结果。尿石症的代谢评估是揭示和诊断尿石症病因的重要手段，现已成为评估成石发病危险因素的常用方法。结石成分分析是代谢评估的核心技术，相当于结石的"病理"。在诊断上，它可对非钙结石的病因判别提供直接证据，对钙结石则有助于缩小结石代谢评估的范围。结石成分分析对结石防治的重要性不言而喻。

早在 20 世纪 50 年代，人们就认识到机体内某些成分的吸收和排泄障碍以及新陈代谢的紊乱会促进尿路结石的发生。关于尿液中影响晶体形成的因素，包括尿液的过饱和状态、抑制因子、基质、结晶形成的位置和晶体形成的机制等，目前已经取得了较深入的研究。然而，有关尿结石形成的机制尚未完全明了，目前关于肾结石的形成机制有多种学说，包括肾钙斑学说、过饱和结晶学说、基质学说、抑制物缺乏学说、游离颗粒和固定颗粒学说、取向附生学说和免疫损伤学说等。这些有关结石形成机制的学说虽从不同角度和方面对尿路结石的形成机制进行了论述，但迄今为止，还没有一种学说能够较全面地解释结石的形成机制。

有鉴于此，《尿结石的成因与评估》一书的出版有很重要的现实意义。本书系统地阐述了结石病的病因和形成机制，并对结石病的成因进行评估，为从事尿路结石防治的医务工作者及科学研究者提供了一本较为全面的参考专著。该书也可作为中华医学会华东地区结石防治基地的一部很好的培训教材。衷心祝贺本书的出版，也感谢作者的辛勤劳动。

中华医学会泌尿外科学分会主任委员

二零一二年秋　于江城武汉

序二

随着经济的发展,居民饮食结构、劳动强度及生活环境发生了改变,我国尿石症的发病率也在大幅度上升。作为一种终身性疾病,尿石症的复发率很高,统计显示,尿石症近十年的复发率约为50%,二次发病中位期为9年。尿石的形成不是单一因素所致,而是多种因素共同作用的结果。尿石形成的原因有宏观因素和微观因素两个方面。宏观因素在于机体内外环境的变化,主要体现在代谢失衡、水电解质与酸碱平衡紊乱;微观因素在于尿液微环境的热动力学变化,主要体现在尿液中液相与固相相互转化的能障梯度变化,过饱和与尿液成石抑制因子对立力量的失衡。

尿石症的代谢评估是揭示和诊断尿结石病因的重要手段,现已成为评估成石危险因素的金标准。结石的成分主要由人体不同的代谢产物构成,因此结石的形成与人体的新陈代谢有着非常密切的联系。尿中成石物质浓度过高所致的尿液过饱和是结石形成过程中最重要的驱动力。尿液中常见的结石成分包括钙、草酸、尿酸和磷酸等,任何生理紊乱引起这些成石物质在尿液中呈过饱和(或超饱和)状态或其结晶抑制因子缺乏时,都有可能触发结石的形成或促进结石的生长。由于泌尿系统结石产生于异常的尿液中,故临床上常将24 h尿液检查作为尿石症病因诊断和治疗监测的重要依据。然而,由于尿液的成分相当复杂,迄今为止,无论在临床治疗过程中,还是在实验室检查中,都未能找到泌尿系统结石的确切病因和特异性强、灵敏度高的临床指标。

结石的形成过程主要分为成核、生长、聚焦、固相转化等过程。在此过程中有多种促进成石物质与抑制成石物质的参与。促进成石物质包括钙离子、草酸、磷酸、尿酸、蛋白质等;抑制成石物质包括枸橼酸、镁离子、焦磷酸盐、葡糖胺聚糖、RNA分子片段等。有研究指出,尿液中的钙、镁、草酸、枸橼酸、钠、钾、磷和尿酸等与结石的形成最密切,它们的浓度会影响结石的发生。尿液的成分与结石的形成密切相关。当尿液的成分发生变化时,结石就有可能在尿液中形成。尿液成分的变化,主要与体内的代谢变化有关。通过24 h尿成石危险因素评估患者的代谢状况,结合药物及饮食指导能有效降低尿石症的复发率。

人们现已认识到尿结石的形成与饮食有较大的关系。20世纪90年代以来的流行病学数据表明,高钙饮食能降低尿结石的患病率和发病率,其原因可能是高钙饮食可减少草酸从尿中的排泄。也有研究发现,饮食中的草酸盐与男性和老年女性的结石形成风险有关,但草酸盐摄入的多少与年轻女性结石形成的风险无明显相关性。虽然尿草酸盐是草酸钙结石形成的重要风险因子,但是饮食中的草酸却并不是唯一重要的因素,食物中还有其他抑制因素。大量蔬菜的摄入能增加肌醇六磷酸盐的摄入。肌醇六磷酸盐能减少钙盐的结晶形成,同时还能减少尿钙的排泄。但是,研究显示,肌醇六磷酸盐的摄入抑制结石的形成作用仅仅表现在年轻女性中,而在男性人群却无此作用。尽管流行病学数据并没有证实,增加蛋白质的摄入可能会提高结石的患病率,但是短期的尿液化学分析研究表明,减少蛋白质的摄入会导致尿液中枸橼酸盐和尿 pH 上升,尿钙和尿酸的排泄减少,增加蛋白质摄入后尿草酸盐的排泄则明显增多。然而,一些健康调查研究显示,动物蛋白并不是明显的结石症患病的风险因素。低蛋白饮食的随机对照实验也并未证实低蛋白饮食能预防结石的形成。相比于低钙饮食的患者,高钙饮食同时减少动物蛋白的摄入能降低结石的复发率,但是它的作用尚不能一概而论,因为不同种类的蛋白质在结石形成中的作用是不相同的。

尿石的形成与体重指数(BMI)密切相关。无论是女性还是男性,高体重指数与结石患病率的增加明显相关。研究显示,体重大于 100 kg 的男性结石形成风险约为体重小于 68.2 kg 的男性的 1.4 倍。同样,在相同体重下,老年女性的尿石症患病率是年轻女性的 1.9 倍。与 BMI 正常的尿石症患者相比,BMI ≥ 30 kg/m² 的尿石症患者有较低的尿 pH、高尿酸尿症和低枸橼酸尿症。同时随着 BMI 的增加,患者的尿 pH 随之下降。在低 pH 尿的患者中,肥胖症伴有尿石的患者中 63% 有尿酸结石,而非肥胖症但伴有结石的患者中只有 11%。肥胖使尿石症患病率增加、促进结石的形成的原因可能是胰岛素抵抗。虽然该假设目前并未完全被证实,特别是对那些不受糖尿病影响的患者。虽然 BMI 的增加与尿液中尿酸的增加量相关,但是草酸钙结石形成的风险并未增加。

尿石形成的发生机制亦涉及细菌感染,细菌可以表现出促进成石或抑制成石作用。人体内影响泌尿系统结石形成的细菌有三类:第一类为诱发尿石形成,主要是通过分解尿素使尿液 pH 升高、加重尿路感染、降低尿石抑制因子的浓度、破坏尿路黏膜酸性黏多糖保护层从而促进晶体滞留。临床上许多细菌均能分解尿素,其中,变形杆菌和葡萄球菌最常见,其次为克雷白杆菌属和假单胞菌属。尿路中产尿素酶细菌的存在是感染性结石形成的先决条件。形成的结石成分主要为磷酸铵镁(MgNH₄PO₄ · 6H₂O)和碳酸磷灰石。第二类是促进尿石形成的细菌,为非产尿素酶细菌(如大肠杆菌、粪链球菌及白色念珠菌等),它们可能是作为外延结晶的晶核,并使尿液中晶体和胶体的正常平衡失调,造成尿液中晶体大量析出。细菌在成石过程中可充当始动因子,具有促进成核的作用,细菌的代谢产物如聚多糖及黏蛋白可形成菌膜,对尿石起凝聚和支架作用,并可成为尿石核心,主要以大肠杆菌引起的尿路感染为主。尿路感染可引起尿液的微环境发生变化,促使尿液中的过饱和物沉淀,同时尿路感染引起的组织损伤,损伤面成为结晶黏附的"晶巢",有助于结晶的生长和聚集,形成的结石主要为草酸钙结石。第三类为抑制尿结石形成的细菌,这些细菌(主要为食草酸杆菌、乳酸杆菌和粪肠球菌等草酸分解菌)参与外源性草酸代谢,降低尿草酸浓度。

对尿结石患者的评估需考虑多种因素,包括病人的年龄、急性还是慢性发作、相关的药物使用情况等。评估过程包括病史、成像、结石分析、尿液检查、血液检查和基因学检查等。结石成分的分析是代谢评估的核心技术,在诊断上,它可对非钙结石的病因判别提供直接证据,对钙结石则有助于缩小结石代谢评估的范围。进行尿路结石成分分析的必要性在于:① 为尿石成因的研究提供依据;② 帮助泌尿外科医生告知患者如何进一步预防结石的复发;③ 帮助泌尿外科医生针对特定的结石选择最佳的治疗方案、减少并发症、提高治疗效价比。

尽管一系列重大的发现对尿结石的发病机制和病理生理学都有一定的阐述和揭示,但是这些年来评估尿石成因的随机临床试验很少。这主要因为相关的临床随机试验比较困难,即使最短的获得可靠的结石复发率的试验也至少需要 2 年。因而,由于尿石成因的研究需要的时间过长,研究者在不断寻找可替代研究结石复发率的参数,如通过各时段尿液的分析来预估结石的复发风险。目前尚没有评估结石形成、复发风险的直接泌尿系统参数,这需要我们临床医师和科研工作者为此目标而共同努力。

顾晓箭

2012 年 10 月

前 言

　　尿结石是一种古老的疾病,早在美索不达米亚、古印度、中国、波斯、古希腊和古罗马等的医学文献中都可查到结石病的相关报道。尽管尿石症是常见病,但至今大多数病人的确切病因仍不十分清楚,因而尿石症的发病率居高不下。关于尿路结石的形成机制,也仍有待于研究。要明确尿路结石形成的原因,需要多个学科在晶体动力学、免疫学、细胞病理学等方面联合,从普通病理、超微结构、细胞、分子等不同的层面进行深入的研究。尿石症的代谢评估是揭示和诊断尿石症病因的重要手段,现已成为评估成石危险因素的金标准。机体的代谢变化,如尿量、酸碱度和尿中各种成分的变化可对结石的形成产生直接影响,所以研究尿结石形成的病因,预防结石的复发,对人体尿液中结石形成的微观环境的评估是必由之路。

　　随着微创外科技术的不断发展,目前泌尿系统结石的治疗方法已经发生了翻天覆地的变化,由传统的开放性手术为主转为微创治疗为主,并且绝大多数复杂性肾结石通过微创治疗可达到满意疗效。近年来,光电技术、生物材料以及新型碎石技术的发展不断推动着结石治疗手段和方法的创新。这些领域的进步加速了现代排石技术的发展,包括输尿管镜检查术、经皮肾镜取石术(PNL)和体外冲击波碎石术(SWL)。这三项技术是20世纪尿石症治疗的最伟大的发明。但是,治疗方法的改进使得泌尿外科医生对尿石症的基础研究似乎有所淡化。部分医师似乎已忘记尿酸结石可以通过溶石治疗;感染性结石可以通过抑制解脲酶微生物的活性而得到治疗;草酸钙结石可以通过控制尿钙、尿草酸的浓度积,增加尿枸橼酸的浓度,而减少复发。早在20世纪50年代,人们就认识到机体内某些成分的吸收和排泄障碍以及新陈代谢的紊乱会促进尿路结石的发生。关于尿液中影响晶体形成的因素,包括尿液的过饱和状态、抑制因子、基质、结晶形成的位置和晶体生成的机制等,目前已经取得了广泛而深入的研究。因此,系统地阐述结石形成的病因和机制,并对结石的成因进行评估,为从事尿路结石防治的医务人员及科学研究者提供一本关于尿石成因的较为全面的参考书,即为我们撰写本书的主要目的。

　　本书参考了国内外众多关于泌尿系结石的专著、论文及循证医学的研究成果，系统地介绍了尿结石的成因与评估。本书在编写过程中得到了南京大学附属鼓楼医院孙西钊教授在逻辑思路、构建层次、写作方向以及知识产权等方面的指导，在此表示衷心的感谢！

　　本书难免存在错误和遗漏，敬请各位同道批评指正。

吕建林

2012 年 10 月

目 录

第二篇　尿液成石的危险因素

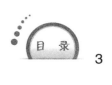
第三篇 结石的成分与成因

第四篇 微生物与尿结石

第 一 篇

1

尿结石的形成机制

第一章

尿结石形成机制概述

尿结石的发病并不是一个简单的过程,其形成机制很可能因结石表型不同而不同,即每类结石均有特定的外科解剖、组织形态和代谢特点。尽管研究者已经下了很大的努力去研究结石的表型,并且形成了许多相关的理论,但精确的导致肾结石形成的级联反应事件并不清楚。目前关于肾结石的形成机制有多种学说,包括肾钙斑学说、过饱和结晶学说、基质学说、抑制物缺乏学说、游离颗粒和固定颗粒学说、取向附生学说、免疫损伤学说等。这些成石学说虽从不同的角度和方面对尿结石形成的机制进行了论述,但是截至目前,还没有一种学说能够较为全面地解释结石的形成机制。

结石的形成是尿液中液态物质转变为固态物质的过程。这个过程需要一定的能量,尿中成石物质浓度过高所致的尿过饱和是驱动结石形成的能量来源。目前,对结石患者的肾乳头和皮质活检结果的研究,不仅证实了 Randall 斑在肾结石发病机制中的作用,还显示了肾乳头组织在结石形成中的特点和作用。Randall 斑可能是原发性结石形成的起始部位,结石生长的位点可能固定在这个斑块上。尿石的形成不是单一因素所致,而是多种因素共同促成的结果。虽然尿过饱和是重要的前提条件,但有时却不一定是唯一的条件,参与成石过程的因素还有抑制物、促进物和基质等。

尿液是一个非常复杂的物理化学体系,尿结石的形成自然也是一个很复杂的物理化学过程。结石的形成取决于液相与固相之间的化学势差,当尿饱和时,液相趋于向固相转变。过饱和往往需要有其他因素的共同参与才会形成结石,尤其取决于尿饱和度与结晶抑制因子之间的平衡。在正常情况下,尿中某些成石物质的饱和度往往超过其溶解度。例如,正常尿中草酸钙的浓度是其溶解度的 4 倍,而且只有当草酸钙的浓度达到其溶解度的 8～10 倍时,才会发生沉淀,这主要是结晶抑制因子作用的结果。结晶抑制因子能够吸附在晶体表面的生长点上,阻止结晶的成核、生长和聚集。结石主要由晶体组成,成石过程遵循结晶形成的化学动力学过程。

第一节　结石形成的物理化学过程

一、尿液的过饱和及亚稳定性

尿石形成的第一驱动力是尿过饱和,其次是尿液饱和度与其他各种变更因素(如抑制因子、促成因子、pH 等)之间的平衡发生紊乱。在一定温度、压力下,当溶液中溶质的浓度已超过该温度、压力下溶质的溶解度,而溶质仍不析出的现象叫过饱和现象。当溶液过饱和时,溶液中的溶质浓度超过其溶解度(溶度积)。虽然过饱和溶液没有饱和溶液稳定,但仍有一定的稳定性,因此,这种状态又叫介稳状态。难溶电解质在水中会建立一种特殊的动态平衡,难溶电解质尽管难溶,但还是有一部分阴离子和阳离子进入溶液,同时进入溶液的阴阳离子又会在固体表面沉积下来,当这两个过程的速率相等时,难溶电解质的溶解就达到平衡状态,固体的量不再减少。这样的平衡状态叫沉淀溶解平衡,其平衡常数叫溶度积(Ksp)。溶质达到过饱和并形成晶体时的浓度被称作为热力学溶度积。尿液是过饱和溶液,尿中的大部分溶质处于过饱和状态;尿液中成石相关成分的过饱和状态是尿结石形成的先决条件;过饱和状态是溶解盐转化为固体晶相的驱动力,除了可以通过特定溶解盐的溶解度来估算是否过饱和,还可以通过尿液中主要离子簇游离的离子浓度、pH和不同离子对的稳定性常数计算过饱和状态。24h尿液检查的过饱和值与结石成分相关,提示过饱和在结石形成中有重要作用,过饱和值在水中易于计算,但尿液是一个更复杂的溶液,比如含有影响草酸钙和磷酸钙形成的其他物质。

Ostwald 于 1897 年对几种饱和溶液做了如下定义:无晶核存在的条件下,能够自发析出固相的过饱和溶液称为不稳定过饱和溶液;不能自发析出固相的过饱和溶液称为亚稳过饱和溶液。对于恰好饱和的水溶液来说,其饱和度为1,而尿液的过饱和程度可随尿液成分的不同升至 2 ~ 8,这一范围称为亚稳区。溶度积到晶体形成点的过饱和范围被称作形成积(Kfp),被认为是亚稳定区。在亚稳区内,虽然尿液是过饱和的,但多无新的固相形成,即使正常人尿中出现晶体,也不会形成结石,这正是由尿中各种结晶抑制因子的拮抗作用所致。然而,如果尿过饱和程度超过了亚稳区的上限(形成积),使之处于超饱和状态,尿液中将会自发形成大量晶体,成为启动结石形成的关键因素。

溶度积和形成积可区分尿液饱和度的三种主要状态:未饱和、亚稳态、非稳态。在热力学溶度积以下的任何情况尿液均不形成结晶,但当浓度超过形成积时,溶液为非稳定状态,将形成结晶。大多数结石组分的浓度积位于亚稳态范围,在溶度积和形成积之间,尽管尿液为超饱和,但尿中的成石物质不会自发成核,然而,原有的结晶仍可继续生长和聚集,可有异质性成核。抑制因子可防止和阻遏结晶形成。浓度积超过形成积时,晶核生成、结晶生长和聚集、抑制因子对其无效(表1-1,图1-1)。

表1-1　尿液相对过饱和对晶体/结石形成的影响

	饱和区范围	过饱和值(SS)	效应	
浓度积	超饱和区(非稳态区)	草酸钙 >8 碳酸氢钙 >2.5 尿酸 >2	晶核生成、结晶生长和聚集、抑制因子对其无效	
				形成积
	亚稳态区	草酸钙 <8 碳酸氢钙 <2.5 尿酸 <2	无自发性晶核生成,但原有的结晶仍可生长和聚集;可有异质性成核;抑制因子可防止和阻遏结晶形成	
	平衡点	$SS=1$	既无结晶形成,亦无结晶溶解	溶度积
	不饱和区	$SS<1$	不会形成新结晶,已有的结石可被溶解	

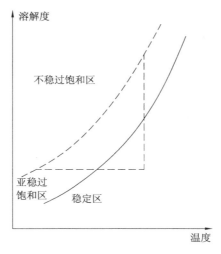

图 1-1　溶解度曲线

二、成石过程

成石的过程是复杂的物理化学过程,是液相向固相转变的动力学运动。其过程大致经过以下几个步骤:晶核形成→结晶生长→结晶聚集→结晶滞留→结石形成(图1-2~图1-4,见15~16页)。

1. 晶核形成

成核就是旧相(亚稳相)不断转变成新相(稳定相)的动力学过程,或者说就是晶核不断形成,形成的晶核不断长大的过程,晶体是在物相转变的情况下形成的。物相有三种,即气相、液相和固相。只有晶体才是真正的固体。由气相、液相转变成固相时形成晶体,固相之间也可以直接产生转变。晶体生成的过程一般是先形成晶核,而后再逐渐长大。一般认为晶体从液相或气相中析出有三个阶段:过饱和阶段、成核阶段和生长阶段。

结晶过程中的成核有均相和非均相两种可能。均相成核和非均相成核又分别称为同质成核和异质成核(图1-5)。均相成核是在过冷或过饱和状态下,由于结晶分子的热运动使得局部分子的密度出现随机波动,这时多个分子可能簇集成团而转为固态。若体系能克服由于晶簇的产生而带来的自由能增加,则晶簇就可以继续长大成为晶粒。当溶液中已有晶粒存在时,非均相成核往往成为主导机制。非均相成核是由于固体杂质微粒的存在以及有机基质表面的粗糙部位提供了结晶分子簇集的中心点而逐渐形成的。此时,在晶核继续生长的过程中,已成长完全的表面上仍有一个二维晶核生长的过程。由于亚稳相中各种杂质或有机基质,比如细胞膜、细胞碎片、红细胞管型、尿管型、其他晶体等的存在,使非均相成核所需克服的表面能垒要远远低于均相成核。生物矿化的过程是晶体异相成核的过程,有机基质对成核的诱导作用是通过降低成核活化能来完成的。

所有晶体都有晶格结构,可以通过X线衍射测定。如果一个晶体的晶格结构与另外一个晶体相似,第二个晶体可以在第一个晶体上面成核和生长,这个过程叫取向附生。在某种成分的过饱和尿中存在与其不同的另一种结晶时,如果这两种晶体的晶格相似,那么,过饱和溶液中的成石成分就会在后者现有的晶面上定向生长,即取向附生。这一现象也可视为成石过程中一种特殊的异质成核,同时,也可根据这种取向附生机制来解释"为何尿路结石多为混合成分组成"。取向附生在晶体生长中的作用仍然存在争议,但如果尿液中引起沉淀的盐仍然过饱和,核就会形成更大的晶体。晶体核出现在水溶液中,化学和电的作用导致的晶体间的相互碰撞会引起晶体聚集。成核过程有一个势垒,能越过这个势垒的晶体就可以继续生长了,否则就会被阻断(图1-6)。

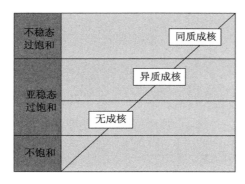

图 1-5   同质成核与异质成核

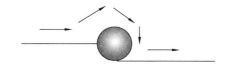

图 1-6   成核势垒

2. 结晶生长

一旦晶核形成后,固相和液相间就形成了晶—液界面,并在界面上生长,即组成晶体的原子、离子按照晶体结构的排列方式堆积起来形成晶体。1927 年科塞尔(Kossel)首先提出,后经斯特兰斯(Stranski)加以发展的晶体层生长理论亦称为科塞尔—斯特兰斯基理论。它论述了在晶核的光滑表面上生长一层原子面时,质点在界面上进入晶格“座位”的最佳位置是具有三面凹入角的位置,质点在此位置上与晶核结合成键放出的能量最大。因为每一个来自环境相的新质点在环境相与新相界面的晶格上就位时,最可能结合的位置是能量上最有利的位置,即结合成键时应该是成键数目最多,释放出能量最大的位置。

早在 1855 年,法国结晶学家布拉维(A. Bravis)从晶体具有空间格子构造的几何概念出发,论述了实际晶面与空间格子构造中面网之间的关系,即实际晶体的晶面常常平行网面结点密度最大的面网,这就是布拉维法则。布拉维法则阐明了晶面发育的基本规律。但由于当时晶体中质点的具体排列尚属未知,布拉维所依据的仅是由抽象的结点所组成的空间格子,而非真实的晶体结构。因此,在某些情况下可能会与实际情况产生一些偏离。1937 年美国结晶学家唐内·哈克(Donnay-Harker)进一步补充了晶体构造中周期性平移(体现为空间格子)以外的其他对称要素(如螺旋轴、滑移面等)对某些方向面网上结点密度的影响,从而扩大了布拉维法则的适用范围。布拉维法则的另一不足之处是,只考虑了晶体的本身,而忽略了晶体生长的介质条件。晶体核出现在水溶液中,化学和电的作用导致的晶体间的相互碰撞会引起晶体聚集。晶体生长和晶体聚集可以形成足够大的晶体堵塞集合管的内腔,这是结石病发病机制的主要假说。饱和尿液中的离子不断沉积到晶核的表面,结合到晶格中,使晶体逐渐长大,但是依靠晶体生长而致结石形成的效率很低。

从生理学角度来看,原尿从肾集合管流至膀胱约需 10 min,然而尿石形成的部位多在肾乳头管或肾集合管,其管径为 50 ~ 200 μm。据推算,自晶格生长至直径 200 μm 的结晶,随尿饱和度不同,需要 90 min 至 1 500 年的时间,虽然结石患者体内结晶的体积和数目都大于正常人,但是单靠结晶生长所致的体积和所需的时间还不足以造成泌尿系统管腔的阻塞,最常见的结果是这些晶体被冲入肾盂,并随尿液排出体外。

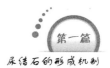

3. 结晶聚集

尿中的晶核或结晶可借助化学或电学的驱动力相互聚合成较大的晶体颗粒簇,这一过程称为结晶聚集。结晶聚集的特点在于其发展速度较快,甚至可发生在未饱和的尿中,这种结晶聚集体的体积较大,足以阻塞肾集合管和肾乳头管的管腔。临床上也证明,尿石症患者尿中的结晶在肾内滞留是成石的必要前提,而且较大晶体聚集体在数目上明显多于正常人。

4. 晶体滞留

由于结晶聚集体质地较脆,即使阻塞肾集合管,一般也达不到形成临床结石所需的时限。结晶聚集后,一部分随尿液排出,一部分在通过一种富含透明质酸(一种主要存在于基质中的黏多糖)的细胞外周基质(PCM)的黏合作用附着于受损的肾小管上皮细胞,方可避免被流速较快的尿液冲走。在损伤或者紧张的情况下,包括透明质酸和黏附蛋白在内的潜在性的晶体黏附蛋白出现在肾小管上皮细胞的表面,促进晶体与上皮黏附。一旦黏附发生,晶体就被细胞内噬进入细胞内,又称内化,详见图 1-3。

肾小管内的尿石抑制蛋白不但能够抑制晶体的成核、生长和凝聚,而且能够抑制它们与上皮的黏附。内化出现后,晶体既可以胞转,也可以消化溶解,释放出钙、草酸(O_x)和磷。晶体内的蛋白或者晶体凝结的蛋白会有利于细胞内晶体的溶解。晶体溶解后释放出的离子或者其他的第二信使能够启动转录因子继而分泌诸如骨唾液酸糖蛋白和骨桥蛋白等基质蛋白,这些基质蛋白能够促进细胞的内吞作用,促进肾小管上皮细胞内的较小结晶的成核。经过能被细胞内的溶酶体溶解,或者肾小管基底膜上的巨噬细胞吞噬并溶解较小的结晶体,已内吞的较大的结晶体经过肾小管壁的转运到达肾乳头,它们诱导结晶的表面积足够大,最后在肾乳头尖部诱发结石的形成。最近的研究发现,在活体中,结石晶体在上皮和间质中沉积,刺激单核/巨噬细胞局部浸润,导致组织炎性损伤,逐渐破溃至肾乳头表面,形成所谓 Randall 斑的病变,成为诱发结石形成的病灶。尽管巨噬细胞在这个过程中的作用机制还没有被揭示,但人们对巨噬细胞在结石中作用的研究已有很高的热情。

另外,肾髓袢处是低氧分压环境,容易出现细胞炎性反应,过饱和的草酸钙或者草酸结晶可以引起髓袢肾小管上皮细胞向成骨细胞系转化,基底膜上皮细胞的骨样蛋白合成和羟基磷灰石的矿化反应,也能形成磷酸钙盐沉积。纳米微粒作为一种生物体,一方面其体内具备的某种特异性细胞外基质蛋白可能提供了诱发异质成核过程的位点,另一方面其表面被覆有薄层的磷酸钙外壳,因此,极有可能具备在肾小管尿液过饱和水平并不太高的条件下介导晶体异质成核的发生。许多文献指出,晶体滞留是结石形成必需的,一旦晶体在肾小管内滞留,在过饱和的情况下,晶体生长和聚集就会发生。

研究者已提出两个晶体滞留的机制:游离颗粒假说和固定颗粒假说。游离颗粒假说认为,管腔内晶体成核继而快速生长,导致晶体陷于乳头集合管,继发形成结石;然而,该假说并没有阐述临床结石病发生的必需步骤。Finlayson 反对这个假说,认为小管内超滤液流速很快,没有足够时间形成足以阻塞管腔的晶体块。第二个晶体滞留理论为固定颗粒假说,该假说推测晶体可以与一些物质表面黏附,比如肾上皮细胞。根据细胞培养研究的结果,一些研究者提出了在晶体滞留和晶体与细胞相互作用过程中一些结合分子的黏附作用。这些分子有磷脂酰丝氨酸、唾液酸、骨桥蛋白和透明质酸等。Finlayson 认为,肾超滤液流经肾小管时,由于流速过快,不可能有足够的时间形成导致小管内阻塞的固相,所以小管内成为结石位点的可能性不大。

三、成石的抑制因子和促进因子

成石的微观因素在于尿液微环境中热动力学的变化,主要体现在尿液中液相与固相转化的能障梯度变化,过饱和与尿液成石抑制因子对立力量的失衡。尿液中草酸钙的过饱和在非结石人群也很常见,这提示结石形成过程中除了过饱和之外还存在其他因素的作用。研究发现尿液中许多因子具有调节晶体形成、生长和聚集的作用。这些因子的差异可能在肾结石发病机制中存在作用。比如,一些尿液过饱和的个体能抑制结晶形成,就是因为尿液中抑制因子的存在,尿液中草酸钙抑制因子的研究已经很充分。许多抑制子因的活性依赖于大分子,如糖蛋白和氨基葡聚糖等。这些分子带有多聚阴离子的长链,可以结合于钙原子的表面从而抑制晶体生长。这些抑制子一般都有翻译后修饰,比如磷酸化和糖基化。

结石的形成从化学动力看主要为液相向固相的转化。在此过程中有多种促进成石因子与抑制成石因子的参与。促进成石因子包括钙离子、草酸、磷酸、尿酸、蛋白质等因素;已经证实的抑制因子有(图 1-7):枸橼酸盐、镁、焦磷酸盐、肾钙素、THP、骨桥蛋白、晶体基质蛋白(凝血酶原片段 F_1)、胰蛋白、间 α-胰蛋白酶抑制体、富糖醛酸蛋白(bikunim)、白蛋白、RNA/DNA 片段和葡胺聚糖等。这些抑制因子调节结石形成的活性仍然是研究中比较活跃的领域。一些物质虽然在晶体形成的某个过程具有抑制作用,但在另外的过程中如晶体聚集,可能起促进作用。例如,葡胺聚糖能促进晶体成核,但是却抑制晶体生长和聚集;THP 可以显示促进或抑制成石的作用,具体依赖于其分子大小,自聚集程度和尿液中枸橼酸盐的浓度相关。

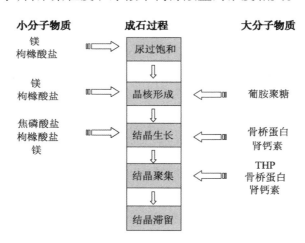

图 1-7　晶体生长的抑制因子

四、基质在成石中的作用

从无生命的矿物质到生物矿化这一过程的飞跃,蛋白与基质起到了很重要的作用。在含钙结石中,基质约占总重量的 2.5%(2.0%~3.2%)。由于尿路感染引起的结石中基质含量可高达 65%,因而,基质在尿结石形成中的作用一直是一个长期争论而无统一结论的问题。虽然尿结石中基质很少,但尿结石又总是由无机矿物和有机基质有机地组合成的。因而,早在 1891 年就提出尿结石形成的基质学说。对于基质在尿结石中的作用,认识一直在不断地发展,开始人们认为结石是尿中无机物浸润到蛋白质凝块中形成的,后来人们发现基质与磷灰石结成的小球

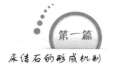

体是诱导成石的"晶核",并且在晶体中起到黏合作用使结石稳定化。总的来说,基质在尿结石形成中所起的作用可以概括为:① 诱发成核;② 提供有序分布的生长点使矿化形成有序的结构;③ 矿物和软组织的连接。基质被认为起源于近端小管,对基质进行化学分析发现,65% 是氨基己糖,10% 是结合水。对草酸钙结石进行扫描电镜分析发现,有机物质存在于相邻晶体间,支持基质"地基"作用的假说。但另外一个研究认为,基质出现在结石中是由于有机分子在生长晶体上的非特异性吸附。

Boyce 和 King 从基质中提取了粘蛋白样物质,并且命名为物质 A。物质 A 由蛋白和碳水化合物组成,存在于复发性结石患者的尿液中。后续的免疫分析发现物质 A 存在 3 ~ 4 个独特的结石抗原。最近 Jones 等人利用结石动物模型(高草酸尿大鼠模型)分析了尿液蛋白在肾结石形成中的作用,在所有结石形成组的动物肾病理检验均证实了肾内弥散性结石的存在。这些动物的尿液中低分子量蛋白的排出均降低,应用阿新蓝染色证实了基质存在于肾内草酸钙结晶团块内。这个结果表明,低分子量蛋白在结石形成的早期就选择性地渗入到晶体结构内。基质和尿液蛋白在晶体形成中的作用目前仍然是结石研究的热门,蛋白组学和分子生物学方面的研究将在阐述它们在特定作用方面发挥关键作用。

第二节　尿结石成石机制的研究学说

一、晶体诱导肾损伤学说

晶体诱导肾损伤学说认为,晶体在肾滞留的原因之一是肾组织的损伤反应。这个理论最主要的证据是动物模型和组织培养的实验结果。草酸盐诱导肾组织损伤主要是通过产生活性氧(ROS)和继发性的脂质过氧化。ROS 在正常情况下可以被肾内源性抗氧化物质清除。然而,过多的 ROS 产生将超过抗氧化系统的负荷,导致氧化应激和肾损伤。除了产生 ROS 之外,草酸盐还能增加一些尿液大分子的基因表达和产生,如磷脂酰丝氨酸、CD44、骨桥蛋白和透明质酸等。这些物质均能调节晶体与肾上皮细胞的黏附。组织培养的结果表明,晶体黏附于损伤的肾上皮细胞,但对正常的髓质内层集合管(IMCD)细胞不黏附。原代培养的 IMCD 细胞暴露在草酸钙环境中时,晶体优先黏附于紧密连接比较弱的细胞,此后运用机械损伤 MDCK-1 细胞实验也产生了相似的结论,发现草酸钙晶体特异性的黏附于损伤的和再生的细胞表面,这种黏附被认为是通过晶体结合分子介导的。

晶体黏附和沉积诱导肾间质炎症,伴随巨噬细胞的迁移。巨噬细胞释放肿瘤坏死因子 α(TNF-α),而 TNF-α 导致一些基质金属蛋白酶(MMPs)的表达增加。MMPs 是主要的基质降解酶,在侵蚀动脉粥样硬化斑块中有一定的作用。因此有人认为,MMPs 在侵蚀溃疡肾乳头表面并在皮下沉积中的作用与侵蚀动脉粥样硬化斑块的过程相似。尽管这些研究提出了草酸盐在肾结石形成中的作用,但实验使用的晶体诱导肾损伤模型遭到了人们的一些质疑。在最普通的模型中,使用草酸盐前体——乙二醇(EG)诱导大鼠草酸尿,实验动物产生晶体尿和草酸钙沉积,并伴有肾小管损伤。这个模型遭到质疑的原因是 EG 的使用会导致多个器官的损伤并且引起代谢性酸中毒,另外,EG 的许多其他代谢物也能对肾上皮细胞能产生损伤。此动物模型遭到更多的质疑是因为在草酸盐超过生理水平 100 倍时能产生细胞损伤。Holmes 等研究了人体食用草酸盐引起的血浆和尿液草酸盐变化,他们的报道结果显示,8 mmol 的草酸盐负荷并不导致急性肾损伤和氧化应激。细胞培养研究已经证实只有在超过生理浓度情况下,草酸盐才对肾小管产生毒性。

此项研究草酸盐毒性的模型也遭到了质疑,许多细胞实验用的是肾近段小管的细胞而不是集合管的细胞。最后,也许是最重要的一点,目前尚没有支持晶体诱导肾损伤理论的自发性草酸钙结石人体研究。实际上,Evan 等关于草酸钙结石患者肾乳头活检的研究,并没有发现结石形成是草酸盐毒性引起肾上皮损伤的结果。实验模型很好地再现了严重高草酸尿,比如原发性高草酸尿可见的变化,但这仅是自发性草酸钙结石并不常见的一种情况。

二、游离颗粒学说、固定颗粒学说及游离固定结合型学说

1. 游离颗粒型学说

游离颗粒型学说认为,结石形成的始动因素是管液中的草酸钙(CaO_x)处于超饱和状态,草酸钙在尿液中一旦成核,其在通过肾脏的其他部位时就可以生长、聚集。此过程的发生如果足够快,一些关键的晶体颗粒就会形成,如果颗粒生长到足够大,在集合管内受挤压前,就可以在肾小管的一些狭窄处停留。一旦颗粒停留就会持续生长,直到结石形成。

2. 固定颗粒型学说

1978 年,Finlayson 和 Reid 利用简式的肾脏数学模型进行计算,认为在尿液通过肾脏的短时间内,游离颗粒型学说不可能发生。根据他们的模式,他们认为单一结晶在集合管内受压前,并无足够的时间形成足够大的颗粒而停留,很小的草酸钙的核的形成是因为小管液中的草酸钙超饱和,由于结晶作用、感染或其他原因的细胞坏死引起的肾小管上皮细胞一些位点损伤,这些损伤位点就成为了小管液中超饱和草酸钙的结晶核黏附点,他们将这个过程称为结石形成的固定颗粒模型。

3. 游离固定结合型学说

1994 年,Kok 和 Khan 重新评估了 Finlayson 和 Reid 的结石形成模型,并且纠正了一些原始模型中的错误。Kok 和 Khan 又结合了一些新的关于肾小管管径和通过小管尿流率的证据,修改了 Finlayson 和 Reid 的模型,他们的结论是:原则上他们依然同意 Finlayson 和 Reid 的发现,但在特定的情况下,当草酸钙结晶在肾脏内始动后,通过其他部位的肾小管时,结晶可以发生黏附,此时游离颗粒模型也是可行的。Kok 和 Khan 的观点基本上是游离颗粒模型和固定颗粒模型的结合。

Robertson 比较了上述三个学说,得出这样的结论:在正常情况下,单个晶体在尿液转移的 3~4 min 内,其生长到足够大的体积并滞留的可能性非常小,在此过程中,要么是因晶体的聚集(只要有结晶的黏附聚集,游离颗粒模型的机制就可能存在),要么存在一些因素能够延长晶体在尿液中转移的时间,否则结晶不可能滞留。Robertson 引入了三个新的可能导致晶体滞留的流体因素:① 依靠近小管壁的液体阻力;② 依靠近小管壁的颗粒受到的管壁阻力;③ 小管段内颗粒的重力影响。引入这三项因素后,再从数学模型的结果分析发现,游离颗粒和固定颗粒学说都有一定的缺陷。

三、肾乳头内直小血管的损伤学说

Low 和 Stoller 介绍了一种新的肾结石形成的学说,他们认为结石的形成是在肾乳头最内直

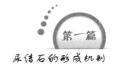

小管的区域。肾乳头的血管系统损伤,继发的修复导致钙化的动脉粥样硬化性反应。钙化逐渐侵蚀到肾乳头 Bellini 管(BD),成为结石形成的病灶。

另外,一些研究已在肾结石内提取出游离性的酯化胆固醇,笔者引此作为支持这个学说的根据。这个学说建立在多个流行病学、临床研究、生理学和解剖学观察的基础上。然而,尽管这个学说似乎很有吸引力,但是却并没有能被 Evan 等人在人体结石患者研究中证实。实际上,自发性草酸钙结石患者 Randall 斑发生的部位,乳头组织包括直小血管都是正常的。

四、尿液抑制因子不足或异常学说

尿液中的成石抑制因子浓度低于正常人,被认为是结石病发病的一个重要因素。Robertson 等认为结石形成取决于两个对立力量的平衡:促进成石因子与抑制成石因子间的平衡。尿液中枸橼酸盐是结石形成的抑制剂,通过结合钙降低过饱和程度并抑制钙晶体的成核与生长。枸橼酸盐在结石病患者的代谢评估中需常规检测,枸橼酸盐值的降低被认为是结石形成的风险因素之一。Asplin 等研究了男性结石病患者和女性结石病患者的晶体抑制作用。与正常人相比,男性患者一水草酸钙生长的抑制作用降低,相对于过饱和上限值也降低,然而对一水草酸钙的结晶聚集的抑制并没有明显差异。对女性患者的研究结果显示,磷酸钙和草酸钙的过饱和的上限值均降低,这能促进晶体成核从而更易形成结石。但与男性患者相反,与正常女性相比,女性结石患者在一水草酸钙生长的抑制作用方面并没有差异。

除了在尿液抑制因子数量上的差异,结石病患者在抑制因子质量上也存在不足。比如,THP 是一水草酸钙聚集的抑制蛋白,在草酸钙结石患者中,THP 主要以自聚集的方式存在,这种方式的存在降低了 THP 本身抑制结晶聚集的功能。对于一水草酸钙结石患者,其肾钙素(NC)也存在异常,由于肾钙素分子中缺乏 γ-羧基谷氨酸,不能抑制一水草酸钙的聚集。除了 THP 和肾钙素之外,Suzuki 等发现在男性结石患者,结石抑制因子富糖醛酸蛋白(bikunin)发生了变异。由于结石抑制因子数量多,很难确定哪一个是最重要的,因此,目前检测结石抑制因子和抑制因子替代疗法如枸橼酸盐都不是常规肾结石处理的方法,但这一方面具有很大的研究价值。

五、肾解剖异常致肾内尿淤积学说

肾内尿淤积被认为是肾脏解剖异常患者结石形成的病因。常见的肾脏解剖异常有肾盂输尿管移行部梗阻、肾盏憩室、马蹄肾、肾积水和髓状海绵肾等。由于肾脏解剖结构的变化,尿液中的晶体滞留,尿液感染风险增加,但肾内尿淤积作为单一的发病机制仍被质疑。一些研究者发现,这些病人的代谢异常在结石发展中作用更突出。Matlaga 等人的研究发现憩室结石患者的尿液风险评估与草酸钙结石相似,提示憩室结石也存在代谢性病因。然而,憩室部尿液中草酸钙的过饱和程度明显低于肾盂内尿液,此项结果支持尿淤积在肾盏憩室部结石发病机制中发挥的作用。因此,肾脏解剖异常的患者可能是在代谢异常和肾内尿淤积的共同作用下形成了肾结石。

六、Randall 斑学说

Alexander Randall 非选择性地对超过 1 000 个尸体的肾乳头进行了检测,他观察到在19.6%的个体中肾乳头尖部有钙盐沉积。这些被他称作斑块的沉积由磷酸钙组成,位于间质,在管腔内没有发现(图 1-8,见 16 页)。Randall 猜测,这些斑块的区域是草酸钙生长成石的理想之处。Randall 1940 年发现这种现象的几十年内,这些斑块在结石病中作用的研究进展缓慢,最大的原因可能是缺乏合适的体内实验数据。Kuo 等在 19 位结石病患者经皮肾镜取石术(PNL)时进行肾乳头和皮质安全性活检,活体肾结石病患者组织数据显示,Randall 斑在结石发病机制中显示了突出的作用。

对肾结石发病机制来说,特发性草酸钙结石病的研究十分关键。特发性草酸钙结石病的定义是,除特发性家族性高钙尿外,患者没有任何系统性原因而形成草酸钙结石。使用高分辨率数码摄像技术观察发现,这些病人均有 Randall 斑,这种不规则的白色损伤常位于肾乳头尖部,与 Randall 起初所述一样。以正常人作为对照组,发现 Randall 斑在正常人中非常少见。通过绘制结石和非结石组肾乳头图,用以定量分析斑块覆盖乳头的面积,发现结石病组的患者斑块覆盖率明显高于对照组(7.6% vs. 0.5%)。

Evan 等接着以金属置换技术进行组织学检查,发现斑块由钙盐组成,起源于亨氏袢细支基底膜。这些沉积一般定位于内髓质间质区,伴随亨氏袢细支到尿路上皮的表面。高分辨图像显示,基底膜上可鉴别出 50nm 的晶体,正常出现在亨氏袢细支,与乳头尖间质区 Ⅰ 型胶原束紧密相关。基于傅立叶转换显微镜和电子衍射分析,间质沉积的矿物主要是羟基磷灰石。所有样品均没有检测到草酸钙。除了证实了 Randall 起初的发现之外,Evan 等还发现这种进展可以发生在正常组织,但没有细胞损伤(如炎症和纤维化)来驱动这种进展。另外,基底膜和大片 Ⅰ 型胶原束是吸引钙和磷酸的理想基质。亨氏袢细支晶体沉积的病理生理学机制可能与患者高钙尿紧密相关。

为了更好地理解 Randall 斑块在结石形成中的作用,Evan 等详细研究了草酸钙结石患者肾内髓质炭灰石斑块颗粒,并探讨了炭灰石斑块和骨桥蛋白的相关性。羟基磷灰石在基底膜和亨氏袢细支的沉积从单个晶体到间质密布以至于在有机组织"海"中形成矿物沉积"岛"。透射电子显微镜发现,单个晶体通常是球形,50 nm 大小,由有机物和矿物质层状叠起组成。免疫组织化学研究证实,骨桥蛋白在有机层表达,定位于晶体的外表面,覆盖有机分子层,提示骨桥蛋白参与了斑块的生理形成。

除组织化学研究结果之外,还有代谢和临床证据支持结石发病机制的 Randall 斑块理论。Kuo 等测量了自发性草酸钙结石患者乳头斑块区面积,然后将每个患者的两次 24 h 尿检数据进行比较,斑块面积与尿量(负相关)、尿 pH(负相关)和尿钙(直接相关)呈独立相关。这个结果支持这样一个理论:间质斑块沉积起源的驱动力能反映尿钙排出量和尿量。另外,斑块覆盖率和尿液 pH 负相关说明尿液低 pH 与碳酸氢盐运送至髓质深部相关,临床研究结果也支持 Randall 斑块理论。Kim 等对 13 个接受 PNL 的自发性草酸钙结石患者进行了内镜绘图,所有患者都接受了完整的既往史的调查,严格记录结石发生的次数,研究发现,校正结石持续一段时间后,平均斑块面积与结石发生次数呈明显相关。为了支持草酸钙结石起初作为小结石黏附于肾乳头斑块区的 Randall 理论,Matlaga 等研究了草酸钙结石患者黏附结石的发生率,共检测了 23 例患者,在 24 只肾和 172 个肾乳头中,50% 的肾乳头可检测到肾结石,91% 可检测到 Randall 斑块,去除肾乳头尖草酸钙结石,可以在结石黏附位置发现许多斑块;50% 的草酸钙结石患者可以在肾乳头处发现黏附于肾钙斑的小结石。这一发现支持了这样一个理论,黏附性小结石是草酸钙结石形成早期的常见现象。在这些患者中约 15% 的结石患者结石的主要成分为磷酸钙结石,其中 25% 又含有磷酸氢钙。Parks 等发现磷酸钙结石患病率逐渐增加,Mandel 等发现磷酸氢钙结石患病率正在增加。为了定义磷酸氢钙结石患者的组织病理,Evan 等研究了 10 例磷酸钙结石患者,并进行了严格分析。这组患者有一定的独特性,跟特发性草酸钙结石患者相比,他们尿量和尿钙排出量均较高,尿液枸橼酸排出量较低。磷酸氢钙结石患者肾乳头内镜检查显示了三种不同类型的沉积:第一种是 Randall 斑,与特发性草酸钙结石患者一样;第二种是大的黄色沉积,从 BD 管开口凸出到尿液集合区;第三种是乳头尖侧尿路上皮下黄色沉积,在内髓质集合管管腔清晰可见。组织化学技术证实了髓质晶体沉积的位点,并且在髓质集合管(IMCD)和 BD 管充满晶体沉积。磷酸氢钙患者肾乳头覆盖了小凹,这些小凹与 BD 管开口扩张相关,但这些小凹在肾乳头外侧不常见。

对充满晶体的髓质集合管进行组织学检测发现,大片细胞损伤周围的间质纤维化,一些小管已经完全丧失了活细胞。通过透射电子显微镜(TEM)检测发现,其他小管含有的细胞也有明显的死亡,在靠近亨氏袢细支和直小血管周围,单个充满晶体的集合管纤维化程度严重。在皮质活检时也发现髓质变化,伴随着进展期的肾小球硬化症、肾小管萎缩和肾髓质纤维化。然而,任何组织样本均没有证据表明炎症的存在,这个进程也不是营养不良性钙化的后果。在草酸钙结石或者肠改道患者的皮质活检中没有发现这些变化。

据报道,由于肥胖接受过空回肠改道(JIB)的患者易形成草酸钙肾结石,其原因可能是手术导致了机体的代谢紊乱。在一组接受过 JIB 手术并且后来发生了结石的患者,Evan 等进行了与特发性草酸钙结石和磷酸氢钙结石患者相同的检测,内镜检查发现,这些患者的肾乳头没有 Randall 斑,取而代之的是一些小的从尿路上皮靠近 BD 开口处突出的结节状沉积,肾乳头组织学检查仅在一些与 BD 一样远的 IMCD 管腔发现 Yasue 染色阳性的沉积,在髓质和亨氏袢细支周围没有发现晶体沉积。通过光镜和 TEM 检测发现,晶体黏附在集合管细胞的表面或者完全充满管腔,导致大量细胞损伤和死亡。傅立叶转换显微镜和电子衍射分析发现,与自发性草酸钙结石患者相似,沉积晶体一般为羟基磷灰石,乳头和皮质活检均没有发现草酸钙。总之,JIB患者的组织病理显示,在肾乳头没有斑块,而是小管腔内充满晶体。这个发现提示,这种结石的形成与特发性草酸钙结石完全不同,也许这类结石最大的发现是组织活检中的晶体是羟基磷灰石。这个结果出人意料,因为这类患者是高草酸尿(平均尿液草酸排出量为 106 mg/24 h),并且大部分形成草酸钙结石。尽管这个过程的始动机制仍不清楚,但管腔阻塞的确能导致髓质集合管细胞损伤,引起 pH 调节变化,磷灰石晶体滞留。

胱氨酸结石是一种遗传缺陷性疾病,是因双碱性氨基酸转运体遗传缺陷导致的胱氨酸排出过度的疾病。众所周知,这种疾病难以治疗,因为这种结石生长速度非常快,经常需要多次手术取石。Evan 等最近的研究描述了胱氨酸结石患者肾乳头、髓质和皮质的外科解剖、大体和微观病理。为了定义这种疾病表型的特定组织变化,他们研究了 7 例接受经皮肾镜取石术的胱氨酸结石患者,使用了数码内镜绘图和肾乳头成像的方法,然后对肾乳头和肾皮质进行了活检。这些患者的肾乳头内有许多扩张的 BD 管,管腔内填塞着胱氨酸结石,晶体栓经常突入尿液生成区。组织学分析发现,IMCD 扩张且周围有间质纤维化。在亨氏袢和 IMCD,上皮细胞损伤程度不一,从扁平状到完全坏死。许多 IMCD 扩张,伴或不伴有晶体栓塞,在亨氏袢和 IMCD 管腔发现有磷灰石晶体。BD 管内存在的大晶体栓的成分一般都是胱氨酸,而 IMCD 和亨氏袢常常是磷灰石,间质内 Randall 斑的量与非结石患者差不多,皮质活检发现肾小球退化,间质纤维化。

Evan 等认为，BD 管内的胱氨酸晶体导致细胞损伤、间质反应和肾单位阻塞。在 BD 管腔内发现胱氨酸晶体栓并不令人惊讶，其形成的主要原因是 BD 管内胱氨酸的浓度与尿液中的胱氨酸浓度相似，处于超饱和状态，从而容易形成胱氨酸结晶或结石。另外，胱氨酸结晶有可能诱导肾皮质变化并且导致IMCD 失去调节小管内液体 pH 值的能力，导致磷灰石形成。在这种阻塞的情况下，或者是由于 BD 管腔栓塞或者是由于结石本身对泌尿系统的阻塞，容易导致 IMCD 扩张和髓质结构的丧失。

七、取向附生学说

取向附生学说也是结石形成机制中较重要的学说之一。取向附生学说实际上是一种特殊的异质成核，它的附生是一个物理过程，指的是如果一个晶体的晶格结构与另外一种相似，第二个晶体可以在第一个晶体上面成核和生长。在某种成分的过饱和尿中存在与其不同的另一种结晶时，如果这两种晶体的晶格相似，那么，在过饱和溶液中，成石成分就会在后者现有的晶面上定向生长，即取向附生，同时，也可根据这种取向附生机制来解释为何尿路结石多为混合成分所组成。取向附生在晶体生长中的作用仍然存在争议，但如果尿液中引起沉淀的盐仍然过饱和，核就会形成更大的晶体。晶体核出现在水溶液中，化学和电的作用导致的晶体间的相互碰撞会引起晶体聚集。成核过程有一个势垒，能越过这个势垒的就可以进行晶体生长了。

（顾晓箭　徐　彦）

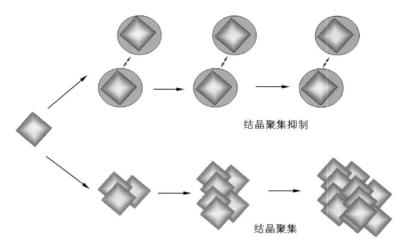

结晶聚集抑制

结晶聚集

图 1-2 结晶聚集

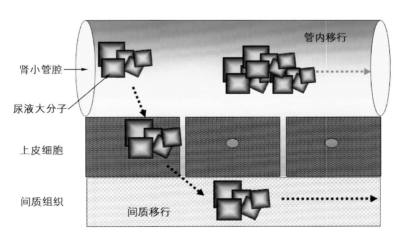

肾小管腔

尿液大分子

上皮细胞

间质组织

管内移行

间质移行

图 1-3 结晶滞留

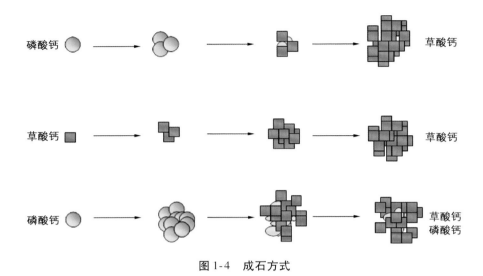

图 1-4　成石方式

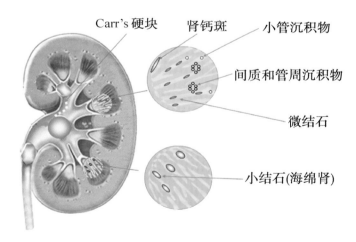

图 1-8　Randall 斑及周围微环境的滞积物与小结石

第二章

草酸钙结石形成的机制

泌尿系统结石的病因复杂,尿液中存在的多种化学物质之间相互作用和影响,很难用一种简单的原理来说明尿石的成因。草酸钙结石是泌尿系统结石中最常见的一种形式,针对这种结石的研究较多。草酸钙结石形成的危险因素有尿 pH 降低或升高、尿草酸、尿钙、尿酸增高以及尿中促进结石形成的物质增加,包括尿结晶、THP、细胞分解产物、磷脂、细菌等。尿中抑制结石形成物质包括焦磷酸盐、枸橼酸、镁离、二磷酸盐、肾钙素、葡糖聚胺、非聚合性 THP 等减少。

第一节 草酸钙结石的生物系统模型

目前主要有两种模型来描述草酸钙结石的在尿液中的始动过程。Finlayson 和 Reid 将其命名为游离颗粒型、固定颗粒型。

游离颗粒型学说认为,结石形成的始动因素是由于管液中的草酸钙(CaO_x)处于超饱和状态,草酸钙在尿液中一旦成核,其在通过肾脏的其他部位时,就可以生长、聚集。此过程发生的速度如果足够快,一些关键的晶体颗粒就会形成,而且达到足够大,在集合管内受挤压前,就可以在肾小管的一些狭窄处停留,一旦颗粒停留就会持续生长,直到结石的形成,并且产生一定的临床症状。

固定颗粒型学说则认为尿通过肾脏的时间很短,不可能通过上述过程发生结石。该学说认为,很小的 CaO_x 核的形成是因为小管液中的 CaO_x 过度的超饱和,由于结晶作用、感染或其他原因的细胞坏死引起的肾上皮细胞一些位点的损伤,并成为小管液中 CaO_x 过度的超饱和所析出来的结晶核的黏附点,从而形成结石。

固定颗粒模型学说在此后的近 20 年中并没有得到挑战,此间,固定颗粒模型学说成为研究者对 CaO_x 结晶在各种肾细胞培养上,涉及结晶的成核、生长的研究方面的依据。1994 年,Kok 和 Khan 重新评估了固定颗粒模型并且纠正了一些原始模型中的错误,形成了游离固定结合型学说。在 2002 年,Robertson 又重新检验了固定颗粒模型和游离固定结合模型,并且在 FASEB 大会上发表了关于"草酸钙的生物系统"的演说,Robertson 在其模型中增加了一些新的特点,并对前者的研究结论进行了一定修改,他的论文中还对三种模型的数据进行了比较。

一、草酸钙结石模型的比较

三种模型都是基于已知肾脏的肾小球滤过率和水、离子的重吸收过程。肾小管系统被分为 5 个部分:近曲小管、髓袢降支、髓袢升支、远曲小管和集合管。肾脏的模式是按照树枝样系统来建立的,两个肾脏共有大约 2.5×10^6 个肾小球,肾脏内液体流动过程是通过等渗的水与溶质跨过近端小管来计算。

Finlayson 和 Reid 的模型是最早的原型,其相对简单,因为他们没有考虑每个人的肾脏的髓袢长度是不一样的,其长度依赖于髓袢进入髓质的深度。在三种模型中最大的差别在于计算通过集合管的转运时间,Finlayson 和 Reid 的模型要比其他两种模型的转运时间长,其归因于 Finlayson 和 Reid 的模型的集合管直径较宽,从而导致流速较慢。最近研究显示:在 Kok 和 Robertison模型中的液体转运时间较短,其所测量的时间为非梗阻性肾脏,用时 3 ~ 4 min。

在如此短的时间内通过肾脏,单晶生长到足够大,能在肾脏狭窄部停留的概率是很小的。这是因为草酸钙结晶生长过程是缓慢的,正常情况下,最多 1 ~ 2 μm/min。正如 Kok 和 Khan 所指出的,假如结晶黏附能发生,颗粒就能形成足够大,可以在肾脏转运的时间内发生停留。尽管从新鲜尿的结石模型中可以见到草酸钙的黏附,正如 Kok 和 Khan 以及 Robertson 模型中,在液体从肾小球到结合管的 3 ~ 4 min 的时间内,形成黏附的单晶要比所期望的生长要大,即使 Finlayson的模型是对的,在肾脏中转运时间仅增加到 10 ~ 11 min,仍然不足以使单个结晶生长到足够大,而能在他们一定宽度模型中的集合管中停留,这对游离的颗粒模型是有可能的,有些其他机制参与了延迟成核的物质通过肾脏的时间,使单晶生长到足够大,能够在 3 ~ 4 min 的肾脏转运时间内停留。

二、可以延迟结晶通过肾脏时间的因素

有两项因素被认为可以延迟成核物质通过肾脏的时间,这两项因素都是基于比前面几种模型更为复杂的肾脏结构体系。第一项因素是肾脏内具有潜在的"不流动区"。前面几种模型的层流是被考虑肾小管是直的、不复杂的几何形状,这最初是由 Schulz 和 Schneider 说明的,通过模拟所知道的复杂的管状系统内液体动力学在肾脏中有潜在的"不流动区"(类似于宽阔大河中的阻滞区),这里很少或没有液体通过,如管道的弯曲处或两段集合管以一定角度的连接处,这些低流速区为结晶提供了很好的环境,有利于结晶的生长,直到在这区域形成小的结石。或者它们随尿液流动,到下一段小管中的"不流动区"停留,或者被挤压进入肾盂肾盏系统,这个系统在结石模型肾和正常肾之间内部的几何结构是不同的,它们可以影响来自于肾脏的结晶的进一步生长。

允许结晶颗粒在肾小管内停留的第二项因素是肾小管被压缩呈现"V"形或"Z"形弯曲。尽管在压缩的小管中的液体的流速是增加了,同样的颗粒,在压缩的小管中可以停留或者至少在通过这些狭窄点时被延迟。Gravers 的一项很好的研究说明了此问题。Finlayson 和 Reidr、Kok 和 Khan 的模型忽视了以上两项因素,并且用数学模型来描述很大程度上是未知的过程是困难的。

三、Robertson 草酸钙结石模型的其他特征

通过对 Finlayson 和 Reid,Kok 和 Khan 的模型的重新考虑,Robertson 在研究的模型中应用了三个液体动力学因素,并且可以通过数学分析。

（一）在接近管壁处的流体阻力

Schulz 等指出一些其他因素与颗粒通过小管有相关性,在层流系统中,液体的流速在管腔的中心轴处最大,接近管壁时的流速较小,并且在管壁的表面速度为零,这意味着结晶颗粒在接近

管壁处通过的速度要比在管腔中间的流速要慢,来自于内径半径为 R 的小管中心轴处,并在一定距离 r 内的流速有下列等式:

$$V_r = V_{r=0} \times (R^2 - r^2)/R^2$$

式中:V_r 是一定距离 r 的流速;$V_{r=0}$ 是中心轴处的流速;R 是小管的内半径。

根据上式可以计算,当 r 接近 $0.9 \times R$ 时,可以很明显地影响在特定的小管长度内的液体的流动时间。当 $r = 0.9 \times R$ 时,在特定长度内,其所花费的时间比在管腔中心轴处所花费的时间长,约为 5 倍;当 $r = 0.95 \times R$ 时,约为 10 倍;当 $r = 0.98 \times R$ 时,约为 25 倍。因此,在接近管壁处,由于管壁对液体的延迟作用,液体内颗粒通过特定小管片段的转运时间被显著的延迟。

(二)在接近管壁处的颗粒阻力

除了管壁对液体流动的阻滞外,管壁对任何液体中的颗粒成分的流动也有阻滞作用。当颗粒的直径与管内直径特别相适合时,可以增加颗粒在液体中流动的速度,这可以用以下的公式来表达:

$$V_P = V_{\text{fluid flow}}/(1 + 2.1 \times P/R)$$

式中:V_P 是颗粒流动的速度;$V_{\text{fluid flow}}$ 是液体的流速;P 是颗粒的半径;R 是管的内径。

(三)肾小管向上行走时,管内的重力作用

任何时候,肾脏的集合管行走的方向依赖于肾乳头所在的位置。人类的肾脏集合管行走的方向很标准,很多的乳头位于肾下极,这样就包括向上行走的集合管。如果有结晶在向上行走的集合管内,那么,这些结晶就会受到重力的作用,阻碍结晶在集合管中的运行,使结晶通过的时间延长,这样单个结晶就会生长(或黏附)。颗粒的运行速度可以用以下的公式来表达:

$$V_g = 0.000\,037\,4 \times P_2/(1 + 2.1 \times P/R)$$

式中:V_g 是重力使颗粒向下运行的速度;P 是颗粒的半径;R 是管的内径。这个公式是第二个公式的演变。

除了 Schulz 和 Schneider 提出的弯曲作用和 Gravers 指出的 kinks 作用,所有这些因素都包括在 Robertson 的模型中。

四、对肾小管内草酸钙结石的结晶通过时间起延迟作用的因素

根据多项经皮肾穿刺的研究,水在近端小管、髓袢降支和集合管内重吸引。钙是在近端小管、髓袢升支和远端小管内重吸引;草酸盐重吸收在近端小管的初始段,但在近端小管的末端又重新分泌。草酸钙通过肾小管时,管液处于相对超饱和状态(RSS),在 RSS 的数值范围内,数值等于 1 代表的溶液是与盐相关的溶解度;数值小于 1 代表溶液在不饱和状态;数值大于 1 代表溶液在超饱和状态。如果 RSS 远远大于 1(数值在 14 左右),溶液达到的称为生成产物(FP)的点,在此点,草酸钙可以在短时间内自动沉淀。值得注意的是,FP 与草酸钙的形成时间成反比的关系。FP 值为 14 时,草酸钙需要的生成时间为 5 min;FP 值为 12 时,草酸钙需要的生成时间为 1 h;FP 值为 10 时,草酸钙需要的生成时间为 4 天。

换言之,超饱和液停留的时间越长,在结晶颗粒溶液中,结晶的自动沉淀点越低。这意味着,如果液体流动被延迟,在接近小管壁处,结晶就可能在较低的超饱和液中成核。Robertson 的模型显示,接近管壁的结晶($r = 0.98R$)可以被延迟并生长到足够大,能停留或者坠落到尿液中。在这种条件下,颗粒可以被延迟从几分钟到 60 min,生长的速率为 $1 \sim 2\ \mu\text{m/min}$,可以允许个体的结晶生长到足够大，从而能够在小管的一些点处停留，形成微小结石的核，如果黏附也能发生，导致结石能停滞下来的时间就更短，所形成的较大的颗粒就更有可能停留或从向上的小管中坠落，使它们达到足够的大，从而防止在短期内从小管中被挤走。

在正常饮食控制下，尿中的草酸浓度非常低，不足以在髓袢降支形成结晶，当管中的超饱和液体达到结晶成核时，任何形成的结晶最后只能流向集合管的末端。然而，形成的结晶较小，很容易从集合管中排出。即使在达到草酸结晶负荷后，正常组的超饱和水平亦足够在集合管内结晶成核，并且有小的结晶数量的增加在有结石的患者中，因为高尿草酸浓度，草酸钙的成核可以发生在髓袢的降支段和集合管内。这时结晶可以在上述过程的髓袢降支处被延迟，并且导致很大的结晶个体的形成和聚集。这些现象可以出现在正常饮食，但是在给予草酸负荷的结石病患者尿中。超饱和液中由于结晶的快速生长，导致了部分草酸的消耗，在集合管内超饱和液水平变低导致小结晶的生成减少。

从以上模型可以清楚地看出，当结晶通过肾小管时，除非被延迟，否则单个结晶不会成长至足够大，可在集合管内停留。在非梗阻性肾脏，被延迟的时间需要 3～4 min。Finlayson 认为，结晶核形成的启动发生在肾上皮细胞上的一些损伤点，在这些损伤点，结晶运行被延迟才能发生。Finlayson 得出的结论为，固定颗粒模型是草酸钙结石形成的始动原因。Kok 和 Khan、Hess 和 Kok 设想有一些其他因素可以使一些结晶在尿中通过肾小管的转运时间内生长成为足够大，从而能在肾小管中停留，从而使草酸钙结石发生黏附并聚集。从他们的模型中得出的结论为，只要有结晶的黏附聚集，游离颗粒模型的机制就可能存在。已经在草酸钙结石复发患者的新鲜的、温暖的尿中观察到结晶的聚集，这支持了游离颗粒模型。然而，在尿通过肾脏的正常时间内不能发生，因为在此时间内，单晶的大小不能形成足够大而形成聚集体。

在最新的模型中，Robertson 研究的模型中包括了过去模型中所忽视的几个液体动力学因素：① 小管的中心轴处，与液体流动速率相关的结晶运行的速度是不同的；② 与在管的轴心处运行相比较，结晶在接近管壁处运行的速度较慢；③ 如果草酸钙结晶在足够的超饱和状态下，结晶的运行因多种因素被延迟 2～3 h，结晶可以持续生长；④ 在小管的长髓袢处，结晶的运行更可能被延迟；⑤ 结晶可能停止运行，甚至坠入肾小管上行段内。

Robertson 研究的模型认为：① 在小管液中，依赖于草酸的主要浓度，草酸钙结晶可以在髓袢降支和集合管内开始形成；② 若管液中草酸的浓度轻微增加，结晶仅在集合管内形成，并且形成的结晶较小；③ 管液中的草酸浓度明显增加时，结晶可以在两处形成，较大的成核结晶在髓袢降支处，较小的成核结晶在集合处。由于尿中含有高浓度的钙和草酸，结石患者的肾小管髓袢降支处有增加结晶形成的可能性并形成与草酸钙结石有关的较大的结晶和结晶的聚集。如果这些因素发生在人类的肾脏中，游离颗粒模型也许是草酸钙结石形成的一个始动机制。

第二节　草酸钙结石在细胞内的始动情况

研究显示，不管草酸盐是结晶状态还是溶解状态，都可在一定范围内触动细胞的反应，以利于结石的形成。这包括：改变细胞膜的特性，从而促进结石的黏附；改变细胞的活性并提供碎片以利于结晶的成核。细胞液中磷脂酶 A2（PLA2）的活性对草酸的形成起了一个很重要作用，触发了信号的传递,产生几种脂类调节物(如花生四烯酸、氨基酸、卵磷脂、Lyso-pc、神经酰胺等),这些调节物作用于细胞内的重要细胞器(如线粒体、细胞核),作用的净效果是增加有活性氧分子的数量(反过来可以影响细胞内的其他过程),促进细胞的死亡,并且诱导继续存活细胞中的特定基因促进细胞增殖,从而代替死亡的细胞,并促进尿路中大分子物质的分泌,可以调节结晶的形成。

肾结石的形成包含了一系列常见的生理学方面的严重紊乱,同时,有些风险因素促进了结石的形成和发展,如基因的变化、生化/代谢的紊乱、肾脏解剖结构的异常以及环境因素,但是确定这些因素是怎样促进结石形成的却很困难。人们通过简单的模型系统、肾上皮细胞的培养来评估细胞内结石形成的机制,重点在于细胞对草酸的反应,草酸盐是最常见的结石病的始动因子(图 1-9)。

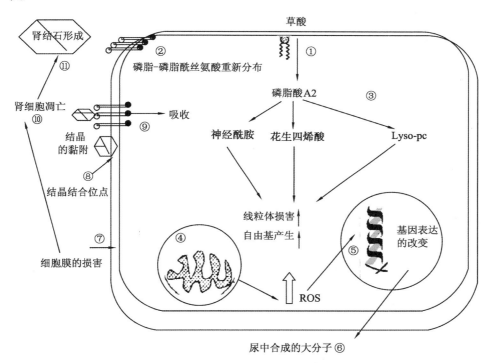

① 草酸盐可以诱导细胞膜的一些变化

② PS(磷脂-磷脂酰丝氨酸)重新分布,改变膜表面,有利于结晶的结合

③ 草酸盐诱导膜功能紊乱,可以导致磷脂酶 A2 活性的增加,并产生两种脂类(花生四烯酸,Lyso-pc)信号分子,且直接刺激神经酰胺的产生

④ 脂类信号作用于线粒体,干扰线粒体膜的结构,导致线粒体的功能紊乱,并增加活性氧化产物(ROS)

⑤ ROS 和/或 Lyso-pc 的增加,可以使一定功能的基因表达发生改变

⑥ 可能还包括增殖(代替损伤细胞)或尿蛋白的分泌(分子结晶的形成)

⑦ ROS 也促进细胞膜的损伤

⑧ 显示其他的结晶结合位点

⑨ 黏附的结晶可以或成为新结晶成核的核心,这有利于结石的形成

⑩ 结晶被内吞,可以加重细胞损伤,内吞结晶可以被溶酶体溶解,也可以出现在基底外侧,再一次成为肾间质细胞结石生长的核心

⑪ 草酸盐引起细胞死亡,产生细胞碎片,有利于其他结晶的生成,也促进结石形成

图 1-9 草酸盐对肾脏的作用(Julie A. Nephron Exp Nephrol, 2004)

一、膜磷脂的重分布

早期的细胞对草酸的反应是磷脂-磷脂酰丝氨酸(PS)重新分布于细胞的表面,指令巨噬细胞吞噬损伤的细胞,并且 PS 在细胞表面的重分布点成为草酸钙的黏附点。因为涉及肌动蛋白细胞骨架的激活过程,磷脂通常被限制在细胞膜内的分叶中,PS 在细胞表面的重分布还可以引起与细胞膜连接的相关酶的激活,包括磷脂酶的激活。

二、脂类信号分子

在肾细胞中关于草酸盐活性研究中,关注最多的 PLA2。PLA2 是一种将磷脂 Sn-2 位上的酰基水解的酶,水解产物中含有一些活性物质,包括花生四烯酸、溶血磷脂等,它们反过来还可以刺激细胞内的其他信号通路,这种酶还参与肾上皮细胞损伤的病理过程。事实上结石患者血液中的花生四烯酸是增高的,并且红细胞膜上的花生四烯酸也是增高的。有趣的是,在肾上皮细胞的培养中,PLA2 的活性可以决定草酸盐产生的时间和浓度。PLA2 作用后的两种产物花生四烯酸、溶血磷脂可以调节草酸的活性,引起线粒体功能的改变,也可以引起基因的改变。草酸可诱导 PLA2 的活性,并且对神经酰胺的产生是有一定的作用,信号分子贯穿于多种细胞损伤过程,从细胞增殖分化到细胞的毒性和死亡,所有三种脂类信号分子在调节草酸盐诱导的肾细胞损伤中起作用。

三、氧化应激

早期动物实验和细胞培养显示,草酸盐可增加肾的氧化。动物实验显示,当增加尿中草酸负荷时,脂质过氧化物分泌增加,肾脏的抗氧化能力下降。肾细胞培养显示,细胞接触草酸盐后可以增加自由基产物和脂质过氧化物的产生。在体内草酸诱导的毒性和自由基产物可以降低;在体外可通过抗氧化作用,纠正线粒体电子转运的紊乱,提高 Bcl-2 的表达,调节线粒体的通透性,降低草酸诱导的毒性和自由基。

在哺乳动物细胞中,线粒体是主要的氧化场所,线粒体紊乱可以引起细胞的程序性死亡,一些研究探索了线粒体在草酸盐活性中的作用。在肾细胞培养中,可以发现草酸盐引起线粒体功能的改变,这其中包括膜的去极化引起多种细胞活性氧化物(ROS)的增加。草酸盐作用可以被花生四烯酸、Lyso-pc 和神经酰胺所模拟,并且被 PLA2 所抑制。因此,线粒体膜似乎是细胞内调节草酸盐活性的靶点。通过离体线粒体接触草酸盐或脂类信号分子,可以增加 ROS 的产生、线粒体上硫醇的氧化和线粒体膜的过氧化物进一步支持了此观点。

除了观察到 ROS 产物的增加,草酸盐还可明显增加线粒体膜的通透性,并且增加前凋亡因子。一项研究发现,草酸可增加肾上皮细胞的凋亡和坏死。线粒体上草酸盐的活性也可以继发于 PLA2 的活性。因为这种效果可以被 PLA2 抑制剂所抑制,并可被 PLA2 产生的脂类信号所模拟,这些数据延伸到早期关于草酸盐可以增加线粒体膜通透性的研究,并且进一步支持了线粒体 ROS 产物在草酸盐诱导肾脏毒性中的作用。

四、对草酸盐的适度反应

除了对肾脏的毒性反应,草酸盐还可以诱导适度反应,这种反应可以提高残留肾上皮细胞的生存时间。例如,草酸盐激活通道可以导致肾细胞的增殖(是一个替代损伤/死亡细胞的过程)可以增加涉及增殖的一些基因表达,增加 DNA 的合成,并且至少可以使草酸盐浓度降低(当细胞增殖超过细胞死亡时),增加肾上皮细胞的数量。

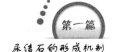

此外,草酸盐可以增加尿中巨噬细胞的数量,这些细胞通常限制结晶的形成。例如,草酸盐不管是在体内还是在体外都可增加骨桥蛋白的表达。骨桥蛋白是尿中的大分子物质,可以抑制草酸盐结晶成核、生长、集聚和细胞对草酸钙的黏附作用。草酸盐的接触可增加这些蛋白的表达(以及尿中其他大分子物质),增加这些蛋白的表达可以产生适度的功能,进一步限制结晶的生长和沉淀。草酸盐的功能,如毒性作用可以被 PLA2 以及随后的 ROS 产物调节。

五、细胞损伤和毒性作用与结石形成的关系

很多证据支持肾细胞的损伤与结晶的黏附之间存在一定的关系。肾细胞单分子层损伤可以为结晶黏附提供结合点,这些点在正常情况下为紧密的上皮细胞所覆盖,结合点包括较多的 PS、透明质酸、唾液酸类/基质蛋白。一旦黏附这些结晶,结晶就可作为新结晶的核心,此过程有利于结石的形成。同时,细胞表面的结晶可以被肾细胞吞噬,一旦结晶被吞噬,结晶就可以在溶酶体的作用下再次出现在基底外侧,这样在肾间质细胞内为结石生长提供了核心。

损伤细胞的碎片可以促使结石的生长,碎片为结晶不均匀成核提供了核心。人类肾细胞包含了一个有机核,它的组成与细胞膜相似,在人工尿液中肾细胞膜的片段可以促进结晶不均匀的成核。草酸盐可以激活细胞通道,促进结石的形成,其所产生变化的重点在于结晶对肾细胞的黏附性的增强。

（顾晓箭　吕建林）

第三章

尿酸类结石

　　尿路结石中有相当一部分是以尿酸为主要成分的结石,占5%～15%。尿酸结晶在通常条件下,可以是无水尿酸(UAA)或二水尿酸(UAD),也可为两者的混合体,并且UAD可以很容易的转化为UAA。尿酸的以上特性使得对成石过程的分析变得复杂,这也是尿酸结石得不到进一步深化研究的另一个原因。关于尿酸结石的形态、结构和形成机制的研究信息并不多,尿酸作为结石的成分是在1776年被发现。尿酸结石可以表现为纯尿酸结石或混合尿酸/钙盐结石,在不同地区尿酸结石的发病率有很大的差异。在美国和英格兰,尿酸结石占所有尿结石病的5%～10%,在德国可高达25%,在中东地区,尿酸结石占成人和儿童所有结石的30%。部分尿酸结石患者具有高尿酸尿症,但大部分患者的尿酸正常。这些患者中最主要的因素是低pH引起尿酸沉淀,并且不同患者有不同的病理生理学特点。

　　人类肾脏不具有将嘌呤代谢副产物尿酸转变为水溶性尿囊素的能力。因此,人类机体内的尿酸是其他哺乳动物的10倍以上。人类不仅产生过量的相对不溶性的尿酸,并且可排泄代谢产生的酸性尿。尿酸进入尿液后,主要以两种形式存在——自由酸和尿酸盐,后者主要与钠形成复合物形成尿酸钠。尿酸钠溶解能力约是自由酸的20倍,并且在正常条件下不形成结晶。尿酸结石的形成取决于三大因素:① 尿尿酸的排泄量;② 尿pH;③ 尿量。与含钙结石不同,至今尚未发现尿酸结晶抑制因子。

　　目前关于尿酸结石的认识主要有几点:① 尿酸结石通常是以较纯的形式存在,很少合并非晶体尿酸盐、磷酸盐和草酸盐。② 尿酸结石通常形如小鹅卵石,有光滑的表面,而粗糙的表面,尽管有时也可见到不光滑的球形表面。③ 尿酸结石的横截面通常显示为同心层结构,微小结晶形成了典型的层状构造,并呈放射状向核心聚集,偶然可见结石内部呈颗粒状,没有明显的层状构造、结构或优先呈现晶的方向。结石的核心通常为随机方向的板状尿酸结晶。④ 尿酸结石包含较少的细丝状基质,但这些基质作用很重要。这些基质在结晶的边缘形成了很好的连续网状结构,成为结石结构稳定的重要因素。⑤ 不同的形成条件,可以形成不同组分的尿酸结石,这些结石主要成分为UAA,但是有20%的结石含有UAD,并且其中有3%的结石中UAD超过95%。关于UAA结石,并不知道是否UAD首先沉淀,然后转变为无水物质或直接形成UAA,或者两者都参与了尿酸结石的形成。这些结石形成的机制与一水草酸钙结石形成的机制并不相同。

　　从热动力学角度研究体外尿酸结晶形成的过程,UAA处于一个相对稳定阶段,在特定的条件下(温度、pH),液体媒介的浓度以及液体中所呈现的混合物决定了固相沉淀的特性。在生理条件下,UAD 与液相接触后,可以逐渐向 UAA 转化,这个转变率依赖于反应条件和形成的结晶大小。有报道认为,在生理条件下,UAD 向 UAA 转变是很慢的过程,但也有报道称,在特定条件下这种转变相当快。基于证据,人们对尿酸结石的形成机制、组成等方面的信息的了解并不十分充分,因此,关于尿酸结晶在生理条件下的形成机制远远还没有搞清楚,关于尿酸结石的体外研究,也并没有得到阐明,存在严重的差异和不确定性。

第一节 尿酸和铵的排泄

一、氮排泄

氮排泄物在所有生命体中都存在,在多细胞有机体内,有机营养物被消化和转变,释放含氮复合物到循环系统。当复合物分解为二氧化碳和水的时候,氮并没有被利用,除了一些脱氮微生物以外,大多数有机体以有机氮的形式排泄氮(图 1-10)。氮废物最简单的排泄形式是氨,通过脱氨作用直接产生,但是很不幸,氨具有高毒性。在单细胞生物和水栖类脊椎动物内,这种排泄方式是可行的,因为在生物体周围有大量的水环境。所以在体内低水平的氨可以通过扩散被消除,而陆生生物不能扩散消除氨,氨在产生部位通过体液到体外这个过程中,对机体毒性太强,虽然所有的脊椎动物仍有排泄氨的能力,但是已经发生了很多改变:① 氨在排泄器官如肾脏内产生后直接进入尿液排出体外,而不需要经过体循环系统;② 氨与其他无毒物质形成无毒的复合物如尿素、尿酸等,从而排出体外。尿液中的氨可以用来排氮,但在高等脊椎动物体内,其更主要的作用是排 H^+,它是控制尿 pH 的重要因素。

$$N_2 \qquad HN-\overset{\overset{\displaystyle O}{\|}}{C}-NH \qquad NH_3 + H^+ \Longrightarrow NH_4^+$$

氮气 尿素 氨

图 1-10 机体氮的排泄模式

尿素溶于尿液中,并且含尿素的尿液需要一定量的水来充当溶质。尿酸由于低溶解度,可能被析出,并且以固定的形式排出。尿量很小的昆虫、鸟类和爬行类脊椎动物可以直接排出尿酸,不管是以结晶形式,还是半固体形式或液体形式,尿酸被排入消化道或在机体囊内储存。尿酸是尿酸排泄动物的代谢终产物,排泄是它的唯一途径。哺乳动物主要是通过排尿囊素来排泄尿酸。在多数哺乳动物内,尿酸是代谢中产物,在尿酸氧化酶的作用下,尿酸转变为尿囊素,它具有更高的溶解度并且稳定排出,或者代谢为氨和尿素。猿和人类主要是排尿素,因没有尿酸氧化酶,尿酸不能转变为尿囊素,但他们依然可以排尿酸。尽管人类主要以尿素排泄氮,人类也有一定的排泄尿酸和氨的能力。从进化的观点来看,尿酸容易沉淀并以固体形式排出,氨是最古老的氮排泄形式,它在人类尿 pH 和尿酸溶解度方面起重要作用。

1. 尿酸排泄途径

肾脏处理尿酸的过程比较复杂,目前最易理解的仍然是四步模型:滤过、吸收、分泌和重吸收(滤过:肾小球;吸收:近曲小管和髓袢升支粗段;分泌:集合小管和顶生 K^+ 通道;吸收:集合小管 H^+/K^+-ATP 酶)。所有的排泄都在近曲小管。近 10 年来,有三种可能的尿酸盐转运体 cDNAs 被克隆,其中两种具有多个特殊有机阴离子的转运体(OAT1 和 OAT3)已经在肾脏内被证实,它们以吸收尿酸盐作为底物(图 1-11)。OAT 位于基底外侧膜而且具有广泛特异性,包括内源性有机阴离子和外源性药物。OAT 可能与之前描述的基底膜的有机阴离子梯度有关。由于 OAT 能够介导 α-酮戊二酸与尿酸盐的交换,那么可以推测,细胞内由于近端肾小管合成铵下降导致细胞内 α-酮戊二酸低下,可以降低基底外侧的尿酸盐的吸收和尿的分泌;另外一种是尿酸盐通道(UAT),它与肝内的尿酸氧化酶具有抗原相关性,虽然蛋白之间的基本序列相似有限。UAT 功能是选择性"尿酸盐阴离子通道"。UAT 普遍分布,并且在肾小管的顶端膜和基底膜侧都有分布。UAT 可能与之前报道的电压性尿酸盐单转运体有关,近端小管内尿酸盐电压驱动性外流有关。UAT 主要影响分泌作用还是吸收作用,还是两者都有影响,至今尚不明确。

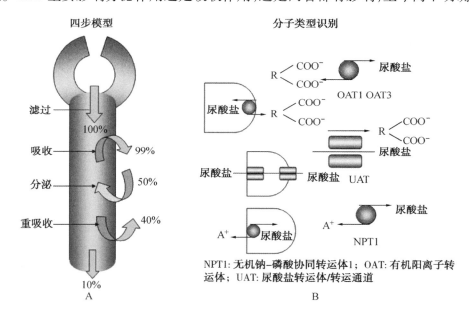

A 图表示各部位对总肾小球滤过率的百分比;B 图表示尿酸盐候选转运体 cDNAs

图 1-11 人肾脏对尿酸盐处理的四步模型

2. 氨的排泄途径

大多数哺乳动物体内氨是通过铵离子的形式排泄。由于陆生生物不能承受血液内含有高浓度的氨,所以在肝脏内,氨首先转变为无毒的谷氨酰胺并转运至肾脏,在近端肾小管,谷氨酰胺经肾小球滤过并重吸收,氨基从谷胺酰胺中脱离,留下 α-酮戊二酸的碳骨架,并可代谢为中性的代谢终产物(通过糖异生或氧化生成二氧化碳和水),释放的氨与近端肾小管内的 H^+ 形成

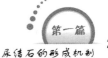

NH_4^+,通过 NH_4^+ 转运体或与管腔内 H^+ 形成离子捕获(ionic trapping),两种都需要 Na^+/H^+ 交换体(NHE)。α-酮戊二酸代谢产生 HCO_3^-,并释放入血(图1-12)。

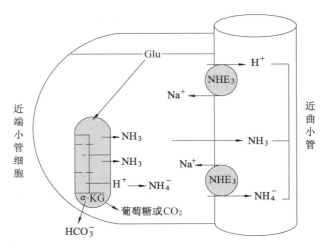

α-KG:α-酮戊二酸盐;Glu:谷氨酰胺;NHE_3:Na^+/H^+ 交换体3

图1-12 哺乳动物近端肾小管内铵的合成和转运

3. 胰岛素和底物的作用

有报道表明胰岛素能够提高肾细胞和近端小管内铵的合成和顶端膜 Na^+/H^+ 交换体(NHE_3)。近端小管内胰岛素活性低下会导致铵的合成下降和向小管腔内的转运下降。此外,胰岛素抵抗可引起血浆自由脂肪酸浓度升高。由于铵的合成直接取决于作为底物的谷氨酰胺的利用,而非氮类代谢底物在丙酮和自由脂肪酸环境下本身就可以抑制铵的合成。所以,近端小管胰岛素抵抗联合丙酮、自由脂肪酸的升高可以很好地解释尿铵排泄受损。

第二节 尿酸结石的成因

以下三项病理生理因素可以引起尿酸结石的形成:① 高尿酸尿症;② 持续酸性环境;③ 尿量减低。高血尿酸或尿酸的肾漏或二者都有可引起高尿酸尿症,过度氢离子分泌或低尿量缓冲可以引起低pH。

一、病理生理因素

1. 高尿酸尿

尿中尿酸排泄量过多是导致尿酸结石形成的主要因素,尿酸又称2,6,8-三氧嘌呤,是嘌呤氧化分解代谢的终末产物,主要经肾脏排泄。临床上,尿中尿酸排出量 >600 mg/d 时,即为高尿酸尿症。人体的尿酸有两大来源:① 外源性尿酸来源于食物中的嘌呤,成人摄入嘌呤 2 mg/(kg·d)后,尿中排出尿酸200~300 mg/d,食用富含嘌呤的肉类、鱼类,尤其是动物内脏,是引起体内尿酸水平波动的重要原因。② 内源性尿酸来源于体内嘌呤的重新合成和组织细胞的核酸降解,每日约为300 mg。

导致内源性尿酸产生过多的最常见原因是痛风症,约11%的痛风患者合并尿酸结石。其次是葡萄糖-6-磷酸酶缺乏症,该类患者在幼年时期就出现痛风症状和尿酸结石。因内源性核酸分解增加所致的尿酸排泄量增加见于淋巴增生性疾病,如淋巴瘤和白血病,由于体内核酸代谢旺盛,体内嘌呤大量增加,导致高尿酸尿,尿酸结石可以是这些疾病的最初表现。此外,肿瘤化疗和放疗后因组织坏死分解,亦可产生大量嘌呤导致高尿酸尿。

2. 低尿 pH

低尿 pH 也是尿酸结石形成的重要因素。尿酸的溶解度具有 pH 依赖性。在尿 pH 为 6.0 时,尿酸的溶解度约为 500 mg/L;而在尿 pH 为 5.0 时则降为 100 mg/L。当尿 pH 大于 6.5 时,尿酸主要以离子型尿酸盐的形式存在,一般不会形成结石;反之,当尿 pH 低于 5.5 时,尿酸全部处于非解离状态,如果达到过饱和状态,便会诱发结石形成。

尿 pH 长期低于 5.5 是诊断尿酸结石的一条重要依据,正常尿 pH 在一天内反复波动于 5～7,故一般不会成石,但 90% 的尿酸结石患者的首次晨尿 pH < 5.7,平均 5.5。这种尿液慢性持续性酸化也可能是痛风患者容易形成尿酸结石的危险因素。尿液持续酸化的机制可能与肾铵分泌功能衰退有关。此外,多种胃肠疾病亦会引发尿酸结石,其中以慢性肠炎和肠切除最为常见,由于碳酸氢盐大量丢失,也可造成尿 pH 值下降,从而诱发尿酸结石形成,但尿酸分泌正常。

3. 低尿量

尿酸结石是所有结石中受气温和饮水量影响最大的结石。长期暴露于烈日和高温下或生活在干燥的环境中,以及体力劳动强度较大者,往往体液丢失量大,甚至脱水,使尿量减少,尿液浓缩,从而导致尿中尿酸过饱和。另外,某些炎性肠道疾病的患者,除因碳酸氢盐丢失而致的尿液过度酸化外,慢性脱水造成尿中尿酸浓度过高也是尿酸结石形成的重要原因。

二、继发因素

1. 腹泻状态

慢性腹泻状态包括回肠造口术、溃疡性结肠炎和克罗恩病都可以通过酸性尿和低尿量来引发结石。酸性尿是由于粪便中碳酸氢根的丢失和铵分泌缺陷有关。在慢性炎性肠病的患者中,形成钙盐结石的概率也明显提高。

2. 过度运动和出汗

在干旱地区如以色列,由于脱水引起的少尿已经是形成尿酸结石的独立危险因素,经常高强度运动的人会引起低尿量和低尿 pH(反复暂时性乳酸酸中毒),很容易引发尿酸结石。

3. 嘌呤产生过量

某些疾病如骨髓增生病或溶血性贫血,由于嘌呤生成过量,通常有高尿酸尿症。这类病人的治疗方法是用别嘌呤醇阻止黄嘌呤在黄嘌呤,氧化酶的作用下转变为尿酸,虽然这种方法可能引起尿液中黄嘌呤的沉淀。

4. 高动物蛋白饮食

高动物蛋白饮食时可产生大量嘌呤,嘌呤的超负荷可引起高尿酸排泄,低尿 pH 和枸橼酸。然而,在多数病人中,由于铵的适当增加,pH 多大于 5.5,如果这时尿钠含量很高,那么很可能促进钙盐沉积。所以,由于高动物蛋白摄入引起的高尿酸尿症时,引起的草酸钙结石要比尿酸结石多。

5. 促尿酸排泄药物

一些促尿酸排泄促药物如二丙苯磺胺、高剂量的水杨酸盐和放射因素可以引起暂时性高尿酸尿。长期慢性使用这些药物可以使尿酸排泄量达到稳定的可控水平。已经有结石的患者使用二丙苯磺胺类药物可以加剧结石的形成。

三、遗传性疾病引起的尿酸结石

1. 原发性痛风

在尿酸结石病例中原发性痛风属家族内发病的高达30%。它的遗传缺陷尚没有明确，但遗传类型可能为常染色体显性遗传。尿酸结石的发病率与高尿酸尿的程度成直接正相关。已知原发性痛风与尿酸盐的排泄功能下降、不明原因的低尿pH有关。原发性痛风的临床特征就是"痛风素质"相关表现，"痛风素质"这一词主要用来描述那些患自发性尿酸结石的患者，他们没有结石形成的继发因素，也没有上面提到的遗传缺陷。"痛风素质"的潜在功能紊乱与原发性痛风相似，但具有潜在的高尿酸血症，通常很难将"痛风素质"与具有以上遗传缺陷的原发性痛风综合征区分开来。"痛风素质"必须的特征是持续的低尿pH，这与原发性痛风相似，此外，尿酸盐排泄减少也与原发性痛风相似。大部分"痛风素质"患者具有正常的血尿酸水平，也有些和原发性痛风一样具有高血尿酸，这可能与尿酸盐产生过量有关，24 h尿铵的排泄量与正常组相似，虽然稍呈下降趋势。

2. 单基因酶缺陷

由于单基因酶缺陷而引起的高尿酸尿症比较少，但是比原发性痛风具有更明显的遗传学特征。三类研究较多的基因产物是：① 次黄嘌呤鸟嘌呤磷酸核糖转移酶缺陷（Lesch-Nyhan综合征）；② 磷酸核糖焦磷酸合成酶过度表达；③ 葡萄糖-6-磷酸酶缺陷。受累患者的血尿酸浓度一般超过10 mg/dL，尿尿酸大于1 000 mg/d，75%的患者在20岁前形成尿酸结石；另一种罕见的酶缺陷是腺嘌呤磷酸核糖基转移酶缺陷，它可以形成2,8 – 二羟腺嘌呤性尿路结石。区分这些尿酸结石的成分很重要，因为它们需要不同的治疗方法。

另外一种情况并不是很明确，是由于遗传性原发性肾漏尿酸引起的高尿酸尿合并少尿或正常尿量。在犹太和印第安人中可见一种家系性常染色体显性遗传病，患者具有正常血尿酸、低尿pH、低尿铵和碱性尿消失的特征。这种患者频发结石、尿路感染，而且肾功能逐渐下降，该病的具体的基因缺陷尚不明确。

3. 自发性尿酸结石与胰岛素抵抗

自发性尿酸结石患者的一些确定的表现是明确的。一些尿酸结石患者具有代谢障碍如胰岛素抵抗、向心性肥胖、血脂障碍和高血压等，并不是所有的痛风素质患者都具有代谢障碍的特征。反之亦然，并不是具有代谢障碍的痛风素质患者都会形成尿酸结石。

此外，尿酸结石与高尿酸尿性草酸钙结石（HUCN）在概念和成石的机制上有所不同，虽然两者都是在高尿酸尿状态下形成的，但区别在于前者一般是在尿pH≤5.5时，尿酸过饱和并析出结晶后形成结石的，而后者是在尿pH > 5.5时，尿酸在含钠的尿液中解离后形成尿酸钠，尿酸钠再通过异质成核，以及与尿中结晶抑制因子结合，从而诱发草酸钙结石形成的。

已有前瞻性和回顾性流行病学调查研究表明，肾结石病与高血压有关；也有研究表明，糖尿病患者具有更高的结石发病率。但是这些流行病学调查研究没有将不同类型的结石相联系。追溯到数十年内有关尿酸结石病患者的研究，发现重复性最高的结果就是低尿pH，虽然也有些相矛盾的结果，但低尿pH最好的解释就是尿内由于低氨引起缓冲作用下降。也有研究表明低尿铵只在一些特定的情况下出现,如高蛋白负荷或可滴定酸前体受限,在给予氯化铵负荷后可以发现尿铵排泄比较缓慢,但是氨化反应(ammoniagenic responses)与慢性、急性负荷控制组相似,有很多可能的原因来解释这些结果的不统一性,包括摄入酸和碱的基数不同,酸负荷的快慢和程度不同,可变的缓冲液活性等。

Abate 和 Sakhaee 等发现一些尿酸结石患者存在全身性的和肾脏性的代谢障碍,他们通常会出现一些常见的代谢综合征表现,包括腰围增大、血压升高、血清甘油三酯和尿酸升高,而低密度脂蛋白胆固醇浓度下降。Sakhaee 等人发现,约33%的尿酸结石患者患有糖尿病,23%的患者糖耐量受损。当给予这些尿酸结石患者固定酸负荷后血浆的酸碱平衡仍然正常,但是他们的尿中酸碱平衡与正常人或草酸钙结石患者不同,他们铵排泄量更低,机体通过增加可滴定酸(低pH)和低枸橼酸尿来代偿。需要注意的是,这些病人中发现的低枸橼酸尿并不是尿酸结石特有的。尿液轻度泌铵功能受损可引起轻微的内环境酸碱平衡失调,这时通过排出酸性尿可以达到酸碱平衡稳态。为了放大这一酸化功能缺陷,Sakhaee 对这些患者在 4 天的可滴定酸饮食,达长期酸饱和的基础上给予急性快速的酸负荷,实验结果显示草酸钙结石患者与正常人一样,铵离子都具有显著的升高,而尿酸结石患者由于合成氨障碍,铵的升高不明显,而且具有更低的尿pH。混合结石患者结果界于他们之间。

尿酸结石患者具有更低的铵离子,并通过更高的可滴定酸和更低的枸橼酸来代偿,酸排泄净值保持不变,在超重(BMI 过大)的正常志愿者中,通过测量外周葡萄糖分解率来测量胰岛素敏感性,并将其与24 h 尿平均 pH 相联系,尿酸结石患者的分布图很拥挤,而且位于图的末端,为了明确他们的关系,给予一些尿酸结石患者噻唑烷二酮来提高他们的胰岛素敏感性,通过测量外周葡萄糖分解率来监测胰岛素敏感性,发现葡萄糖分解率升高,同时伴随尿 pH 的下降和尿铵的升高。这一发现说明胰岛素抵抗很可能与肾酸化功能损伤有关。简单地说,具有胰岛素抵抗的尿酸结石患者可能具有轻微的尿酸化功能缺陷,一般通过不引起酸碱平衡失调,但是产生的高酸化尿环境可以促进尿酸沉淀。胰岛素抵抗与尿结石结石的关系很可能也存在于"痛风素质"的患者,也可能一些具有"痛风素质"和尿酸结石的患者没有胰岛素抵抗、糖尿病或所谓的"X 综合征",即使他们有低尿 pH 和尿酸盐排泄量。

人类虽然主要为排泄尿素有机体,但亦具有排泄尿酸和氨的能力。两个次要的氮排泄之模式的不平衡造成尿酸沉淀于人体尿液中。尿酸肾结石可以由不同的病因产生,包括高尿酸尿、酸性尿 pH 以及低尿量,其他因素为遗传性的或未能确定的原发性原因。原发性尿酸结石的亚型(痛风素质)仅仅是胰岛素抵抗所引起的全身性疾病中的冰山一角。肾的胰岛素抵抗对铵的排泄影响不大,还不足以引起酸碱平衡失调,但这足够为尿酸结石的成立建立化学环境。

第三节　尿酸结石的理化特点及分类

一、理化特点

尿酸是一种弱酸,尿酸结构中的 9 号位的 H 具有较低的解离常数,约5.5。在 37 ℃时,实际测量 pK 略低,约为5.35。而 3 号位 H 的 pK 大于10,即使在含大量碳酸氢根的液体中也不会解离。1 号和 7 号位 H 具有更高的 pK,与人类的生理无关。决定尿酸结晶的根本因素是尿 pH 的

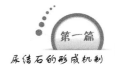

高低。在 pH = 5.5 时，一半尿酸处于不溶略溶的阶段。若使在 pH 等于 4.5、5.5 和 6.5 时尿酸析出，分别需要加入 110、200 和 1 100 mg/L 的尿酸。按每日尿量 1 L 来算，总尿酸排泄量也不可能从 110 增加到 1 100 mg/d。但是，在个体内尿 pH 从 4.6 增加到 6.6 还是正常的，所以从理化角度来讲，尿液 pH 是结石形成的最主要的因素。

虽然尿 pH 决定尿酸和尿酸盐之间的平衡，但需牢记：虽然尿酸盐溶解度远高于尿酸，但也不是无限溶解的。尿酸盐的溶解度由周围环境中的阳离子浓度决定（图 1-13），钠降低而钾升高尿酸盐的溶解度，可以解释使用钠剂时比使用钾剂时更容易并发钙盐结石形成。有资料显示，尿酸或尿酸钠可以通过晶体附生或降低尿中大分子结石抑制物或盐析现象来促进钙盐的结晶，尿酸钠比尿酸更容易引起异向成核作用。

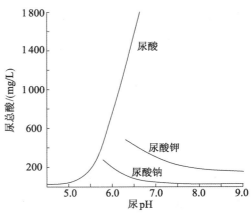

图 1-13　总尿酸的溶解度
（尿酸钠和尿酸钾与 pH 的函数关系）

二、尿酸结石的分类

尿酸在晶体成分上它包括无水尿酸、二水尿酸、尿酸铵和一水尿酸钠，虽然这些结石均与高尿酸尿有关，但其产生的原因和理化性质并非完全相同：① 无水尿酸结石多在酸性尿中形成（pH 持续低于 5.5）；② 二水尿酸结石罕见，形成机制类似无水尿酸；③ 尿酸铵结石分为两型：Ⅰ 型多见于成人，主要与尿路感染有关，一般在碱性尿液中形成（pH > 7.2）；Ⅱ 型主要见于非母乳喂养的婴儿，可能与低磷酸盐饮食有关，一般在酸性尿液中形成（pH < 6.8）；④ 一水尿酸钠结石的形成与高蛋白饮食有关，尿 pH 接近中性（6.5 ~ 7.0）。尿酸晶体从其结构形成的特点上来看，还可以进一步的分类。

1. Ⅰ 型尿酸结石：由结晶成石

在检测的结石中，大约 53% 为 Ⅰ 型尿酸结石。结石是由尿酸结晶颗粒组成的，可以较小的颗粒从尿中沉积。根据内部结构，Ⅰ 型尿酸结石还可以继续分为两类：

（1）Ⅰa 型尿酸结石：结石是规则的从中心核开始结晶生长，结石的中心核包括几项起源，与 UAA 结晶松散的连接。紧密的结石内部是由柱状结晶向结石外周放射。柱状结晶呈扁平状，相互聚集在一起，同心层的表现很明显。事实上在邻近的柱状层分界线上，同心层是由小的无定方向的 UAA 结晶组成，UAA 为这种类型的主要成分。在尿中可见这种成分，而不是由继发于 UAD 的转变，UAD 可以从不同角度向 UAA 转变，但很少在结石内部形成。这些结石外观表现为鹅卵石状，结石直径为几毫米，其表面光滑，但不是磨光的，表面附有一些有机物。

（2）Ⅰb 型尿酸结石：特点是具有中心核的结石，内部展示为多孔。相对较大的 UAA 结晶之间大部分不相连，结晶聚集并没有一定方向。多孔的结石内部多由小的 UAA 结晶构成，此结晶多起源于中心核。内部被构造为浓厚、稀疏不一致的非柱状层，构造成明显的同心层。UAD 和 UAA 的单个结晶仅在个例中所观察到。与 Ⅰa 相比，Ⅰb 型具有更多的基质。

2. Ⅱ 型尿酸结石：主要由沉积物形成的结石

Ⅱ 型结石占所有尿酸结石的 39% 左右。在结晶的生长过程中，沉积物在结石的形成中起了重要作用。结石的内部为多孔形,其起源为有机基源,在尿中成晶过程中形成的颗粒,小结晶内部构造是有规则排列,在结石的容积中随机排列。结石的内部结构,甚至结石的局部区域,并没有典型的特征来区别;一薄层,但相当致密的结晶物质构成了结石的外层部分,这一层构成了结石的光滑面;较厚结晶层的排列并没有按一定次序排列,时常出现特征性的小球体;包裹结石外层的以及结石内部所包含的颗粒相对较大。

Ⅱ型结石的主要成分为UAA,常伴有COM颗粒在结石上的弥散分布,结石初始为UAD,后来转变为UAA,其具有特征性的标志,即结晶的长径上具有平行的裂隙。偶见变异的Ⅱ型结石,特点在于其表面缺乏薄层,没有Ⅱ型结石中有规律的结晶排列。

第四节　尿酸结晶的形成

不同时间,尿酸结晶形成的形态不一样,Grases在温度为37 ℃,pH为5.5或4.0时,在人工尿液中进行尿酸沉淀。最初的尿酸的溶解度分别为170 mg/L(pH4.0)和1 500 mg/L(pH5.5)时,在实验开始4 h后进行观察发现只有UAD形成,其结晶相对较细长(图1-14,①)或者板形结晶聚集呈簇状(图1-14,②);在实验8 h后,混悬液中的固相分离,可以见到较厚的六角形的UAA结晶;在实验的36 h后,UAD的结晶仍然停留在悬浮液中,但再过12 h后,UAD结晶完全消失。XRD可以证实实验开始后的48 h,液体中的固态液物质只有UAA。

在干燥的空气中,UAD完全向UAA转变,4 ℃时需要4天,在40 ℃时只需要3 h,在潮湿的25 ℃空气中或在37 ℃的母乳中,这个转变可以在2天内完成。长棱柱形的UAD在干燥的或潮湿的空气中部分分解为很多相聚的不规则形的UAA结晶。然而,当这种转变发生在母乳中时,会有一定量的新的、较厚的、六角形的UAA结晶形成,虽然有较深的纵向裂纹出现在UAD的棱柱上,但是UAD的原始形态得以保留(图1-14,③)。

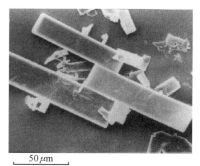
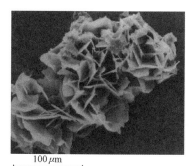
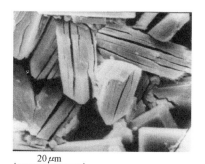

① UAD的结晶相对较细长　　　② 板形结晶聚集呈簇状　　　③ UAD晶体上有纵向裂缝
（UAD向UAA转变）

图1-14　4 h尿酸结晶形态

（Grases et al, Clinica Chimica Acta, 2000）

对结晶的研究是溶质在超饱和状态下进行的,要么为UAD和UAA,要么仅有UAA。虽然,UAA的过饱和度常常比UAD要高,但UAD是关于这两相中唯一的可于过饱和液中沉淀的固相物。在人工尿中,UAD成核的能障要比UAA要低,因此UAD是人工过饱和尿中唯一可形成的固相。然而,当人工尿液达到UAA的过饱和时,UAA可显示而UAD不显示。在生理条件下,

UAD 向 UAA 的转变是相当快速的。在体外,小结晶的转化需要 2 天,此后,在研究的结石中有大量的 UAA,而无 UAD。可能最初形成的 UAD 很多,在体内结石演变过程中或在体外在结石分析前 UAD 转变为 UAA。

基于体外实验以及溶解度的计算,根据尿酸内容物在肾脏尿中形成的状态,可以粗略估计出 pH。正常人的尿液 pH 在 5.0 和 6.5 之间,但也可在 4.5 和 7.0 间。正常人尿液中的尿酸的浓度在 170~500 mg/L 间变化,超过 550 mg/L 时,为高尿酸,最高可达 1 200 mg/L。尿酸结晶在人工尿中成核的最小过饱和度是在 1 左右。但是这些结晶太小,直径约 10 μm,在短时间内不易于腔隙中沉淀,通常结晶沉淀(Ⅱ型)的常规的过饱和度比这个值要大(图 1-15)。

尿酸结晶的确切过饱和值(σ)不清楚,但当 $\sigma = 1.5$ 时,尿酸结晶足够可以成核,并且可以成长到 100 μm。根据结石的成分,成石开始需要的最

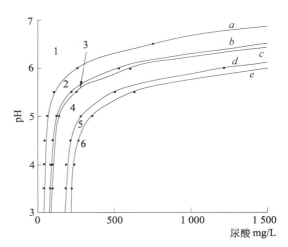

① $a \sim e$:UAA 或 UAD 溶解度的状态

② 区域 1:不饱和区,无结晶生成;区域 2:仅有 UAA 晶体生成;区域 3:UAA 异压成核;区域 4:仅有 UAD 晶体生成;区域 5:有 UAD 晶体生成并可成石;区域 6:结结石形成并沉积在风险区域

③ 资料来源:Grases et al, Clinica Chimica Acta, 2000

图 1-15 尿酸结晶的过饱和状态

低过饱和值 $\sigma = 1$ 时,UAD 或 UAA 刚好达到过饱和。当过饱和值 $\sigma = 0$ 时,尿中的 UAA 或 UAD 刚好饱和(图 1-15,曲线 a,c),$\sigma = 1$ 时(图 1-15,曲线 b,d),或 $\sigma = 1.5$ 时(图 1-15,曲线 e)代表 UAD 过饱和。曲线描绘了几个区域,反映了与尿酸结石形成有关的特点。

在图 1-15 中的区域 1,UAA 和 UAD 两种类型的尿酸在尿中没有新的结晶产生,这种环境下,不能启动尿酸结石的形成。在曲线 a 和 d 间的区域,如果有合适的生长中心,且已经有较大的尿酸结晶的存在时,组成成分为 UAA 的 Ⅰ 型结石可以形成。在曲线 b 和 d 间的区域,新的 UAA 结晶可以产生。区域 4 中可以形成较大的结晶,并可以在肾脏内停滞。包含 UAD 生长类型的结石可以在区域 4 和区域 5 内生成,但必须在足够的温度条件下。在区域 5 中,新的 UAD 结晶可以在尿中生成,但是它们的大小还不能足够在肾脏中停留,它们中的大多数作为结晶而被排出,只有新形成的结晶可以达到足够大,从而在肾脏中停留,新的生长类型结石就可能产生。在区域 6 中可以确定尿酸结石的产生,在尿中新生成的 UAD 结晶可以达到足够大,从而可以在肾脏中停留并形成沉淀。

尿酸结石的形成机制可以根据其内部结构以及体外实验来推导。Ⅰ 型尿酸结石有明显的核,这些核是由几个较大的 UAA 结晶形成,是相对较大的沉淀物,包含了较多的结晶。这些核可在肾盏内停留,并很容易进入尿液。结石的核与尿中过饱和的 UAA 持续接触,但是 UAD 处于不饱和状态,以 UAA 为主的紧密的结晶层开始形成,结石内部是由柱状结晶形成的。在通常结石形成的过程中,以上表现意味着过饱和度相对较低,从而结石生长较缓。然而,周期性的出现无序的小结晶同心层表明由于尿中的过饱和度突然增加,出现了短期的变化。

长期的高饱和状态可以导致足够的新的 UAA 或 UAD 结晶的产生,并且可以出现柱状结构

的完全断裂,表现为松散无序的结晶构成。在成石后期,UAD 转变为 UAA,因此,X 线衍射
(XRD)研究发现不了的结石中的 UAD 结晶。由于持续的在结石表面有新的结晶生成,在溶液
介导的机制下,UAD 不能向 UAA 转变。随后发生在结石中相的转变,可引起结石的破裂。结石
的生长,并没有附着在肾盏的壁上,这是因为人体总是在持续运动。这可以确保过饱和尿液通
路的无限制、均匀地提供结石成石所需的材料,提供给整个结石表面,保证圆形结石的生成以及
结石的核接近中心。

  Ⅱ型结石所显示结构要比Ⅰ型的结构复杂。有三个相重叠的因素导致了结石结构的复杂
性:① 结晶的生长;② 沉淀;③ 溶液介导的相的转变。溶液介导的相的转变持续的和/或同时的
存在于结石形成的部分或整个过程。Ⅱ型结晶首先在肾盏处形成结晶的沉淀,其包括在肾盏底
部形成 UAA 或者覆盖整个肾盏的 UAD。尿中颗粒如尿酸结晶、草酸钙结晶或有机碎片,在有利
的条件下可以沉淀。由于这些颗粒在尿中停留相当长的时间,这有利于结晶的进一步的生长。
此后,通过溶液介导,UAD 可以转变为六角形的 UAA 结晶。在肾盏的内部可有混合的共生 UAA
结晶。在通常条件下,结晶生成过程中,尿中可出现 COM 颗粒,有机基质以及 UAA 结晶。结石
的内部是疏松的,且由于形成过程是随机的,因而结石的结构是无序的。当肾盏内充满结石样
物质后,紧密层覆盖在结石的部分顶端,进一步发展并完全封闭了结石内部,终止了结石的进一
步的生长。然而,少数小的球体,在结石表面可形成结节体。

  由于溶解度的计算不确定,结石生成的 pH 范围以及尿酸浓度表达的仅仅是近似现实的情
况。然而,根据临床经验,pH 为 5.5 或更低时,尿酸结石可以生成。图 1-15 中区域 6 是结石形
成的最急迫的风险所在。关于"为什么尿酸结石并不能在所有的低 pH 的尿中形成"的问题仍然
需要解决。因为高尿酸尿和一定的低 pH 尿并不是尿酸结石形成所必需的,因而结石患者的尿
中缺乏尿酸结晶形成的抑制因子的解释似乎是一个较为有力的解释。

第五节   尿酸铵结石的成因

  尿酸铵结石是尿酸结石中很重的一种形式。Klohn 认为,尿酸铵结石的形成可能与饮食中
富含酸性嘌呤、缺乏磷以及低液体摄入量有关,有时合并频发腹泻,这些使尿中尿酸和铵高度浓
缩。它们多在无菌尿液里生成,小晶体为草酸钙。尿路感染时会将尿液碱化,从而形成磷酸铵
镁结石。实验证明,在无菌、正常浓度铵离子以及饱和尿酸的尿液中,任何 pH 条件都不会形成
尿酸铵结石。但是,如果尿 pH 和铵离子因为有解脲酶细菌感染而明显升高,就会形成尿酸铵
结石。

  在巴基斯坦,约 40% 的结石核心中含尿酸铵,在阿富汗约占 43% ,尼泊尔约占 59% ,法国仅
占 11% 。这类结石的形成可能与区域性多因素有关包括低磷饮食、慢性腹泻。另外,该现象可
能与代谢或高尿酸饮食引起的持续或频发高尿酸尿有关。尿中高浓度的铵离子为必须,可能与
慢性尿路感染有关,特别是在结石周围层发现磷酸钙成分时。膀胱结石在发达国家比较少见,
主要成分为鸟粪石;而在发展中国家,膀胱结石的主要成分为尿酸铵,其形成机制和生化解释仍
然不明,但是与营养不良、低动物蛋白摄入和维生素 A 缺乏有关。在这些高发地区,多采用母乳
喂养,与牛奶相比,磷含量比较低,这种低磷饮食会导致尿中铵的高排泄。

在工业化国家里,成人无菌尿中形成尿酸铵晶体的病理生理机制仍不明确。体外试验显示,在尿液 pH = 6.2 时,尿酸浓度达 7.4 mmol/L 和铵离子达 100 mmol/L 时,可以形成尿酸铵晶体。当尿 pH = 5.7 时,通常形成尿酸晶体,除非铵离子浓度极高。体内试验显示,提高摄入富含嘌呤代谢物从 57 g/d 到 142 g/d 时,尿 pH 从 6.7 ± 0.5 降至 5.8 ± 0.7,而尿酸和铵离子分别从 (3.5 ± 0.4) mmol/L 提高到 (6.6 ± 1.0) mmol/L 和从 (26 ± 6) mmol/L 提高到 (52 ± 14) mmol/L。理论上,尿量低至 500 ~ 600 mL 时,可能满足尿酸铵晶体形成的条件。因此,高动物蛋白摄入和低尿量可能会引起尿酸铵结石形成。但是这种饮食引起的低 pH 可增加形成尿酸结石的风险。尿酸铵晶体形成可以假设为尿液中的条件在短时间内满足了尿酸铵晶体形成的条件,所以在尿酸晶体间或外周可发现少量尿酸铵,而在大多数时间里形成的是尿酸结石。20 世纪前半叶,尿酸铵结石在欧洲非常普遍。现在主要在发展中国家出现,与尿中尿酸和铵含量过高有关。尿酸铵结石的形成有以下几方面因素:① 尿路感染,这种结石成分多为尿酸铵和磷酸铵镁混合成分;② 低磷饮食导致尿磷低下,引起无菌尿中的磷酸铵镁结石。后一种情况与低磷饮食、低液体摄入有关。尿酸铵和尿酸在不同 pH 时有不同的溶解度,所以各种情况下治疗方法也有不同(表 1-2)。

表 1-2 尿酸铵结晶危险因素

尿 液	临 床	尿 液	临 床
低尿量	低液体摄入	高铵排泄	
	慢性感染性腹泻	碱性尿	尿路感染
	结肠造口术	酸性尿	高致酸饮食、脱水、饮食、缺 K
	滥用泻药	相对高铵排泄	低磷饮食、磷吸收障碍
高尿酸尿	高嘌呤饮食	梗阻	尿路结石、神经源性膀胱、慢性膀胱下梗阻
	高动物蛋白饮食		
	高尿酸血症		

尿酸铵结石根据形态可分为两型:Ⅰ 型结石的晶体较大,淡黄色,具有针状结构并且比较混乱,混有磷酸铵镁成分,这通常与尿路感染有关。尿酸铵通常只在尿中尿酸和铵都过饱和的情况下才出现(pH 中性到碱性)。在体外,正常尿液被感染后可以形成磷酸铵镁结石,而在尿酸过饱和的尿中,同样处理后可形成磷酸铵镁/尿酸铵混合结石。这种成分符合 Ⅰ 型分类,一般认为,在强碱性环境里迅速形成大的、结构紊乱的晶体。Ⅱ 型结石的晶体较小、呈椭圆形。有时与一水草酸钙混合。Ⅱ 型结石是在无菌尿液中发生。Karachi 等通过比较对照组和具有低热量、低蛋白、低维生素 A 和低磷饮食的实验组,发现形成膀胱结石的患者尿磷较低。在泰国也有类似的报道。流行病学调查显示多数结石患者并没有尿路感染。

高嘌呤饮食和低液体摄入容易导致尿中尿酸过饱和,这在一些贫穷的结石多发区比较常见。Andersen 和 Robertson 发现,生活水平提高会降低尿酸铵结石的发生率。在饮食中牛奶少而植物蛋白多的地区,很容易引发结石,这种饮食结构导致更多酸的产生,并且出现低磷(一些富含有机磷的代谢物在人消化道中不易被吸收,因为人体消化道内缺乏必要的水解酶)。尿液中,磷酸盐是 H^+ 的缓冲剂,当磷酸盐的水平低下时,通过产生内源性 NH_3 作为 H^+ 的缓冲剂,在小管腔内,NH_3 与 H^+ 形成铵,所以尿中铵升高。Borden 和 Dean 研究了在新墨西哥州的 3 例印第安儿童膀胱尿酸铵结石,他们都合并有上尿路结石,1 例有尿路感染。当地饮食中含高嘌呤,而且经常饮用苏打水。尿酸铵多在结石核心发现,而在外周较少,结石可能在上尿路形成后移动到膀胱。

尿酸盐在未形成结晶前,即使在过饱和尿液中依然可以溶解,但是一旦沉淀形成,即使降低尿中尿酸盐和铵的浓度,也不能阻止继续沉淀。研究显示,在对大鼠行肝内门 – 腔静脉分流后,容易形成尿酸铵结石,肝内门 – 腔静脉分流后可以增加尿酸、枸橼酸和铵的排泄。在体外,药物不能溶解尿酸铵结石。通过降低 pH 可以提高尿酸铵溶解度,但是形成尿酸沉淀的风险加大。在高 pH 时,尿酸盐呈稳定状态。

(吕建林　周水根)

第四章

感染性结石

泌尿系统结石主要分为两类:代谢性结石和感染性结石,其中后者占 5% ~ 15%。人们最早知道的结石是感染性结石。感染性结石由镁、铵及磷酸盐与碳酸盐混合而成。早在公元前 4 世纪,希波克拉底就认为,尿石形成与尿路感染有关。20 世纪初,Brown 提出了细菌分解尿素引发成石的观点。瑞典地质学者 Ulex 鉴定鸟粪石为六水磷酸铵镁,命名为 struvite 是为了纪念俄国外交家和博物学家 H. C. G. Von Struve。

第一节 感染性结石的认识及理化特点

感染性结石又称为鸟粪石,也指三价磷酸盐结石。1901 年,Brown 推测细菌引起尿素的分解导致尿液氨化、碱化及结石形成。1925 年,Hagar 等人报道了一种可水解尿素的细菌蛋白,即尿素酶。翌年,Sumer 从刀豆中成功地分离出尿素酶,并因此获得诺贝尔奖。1984 年 Parsons 证实,六水磷酸铵镁破坏覆盖正常膀胱黏膜上的糖胺聚糖使得细菌黏附于黏膜表面。1987 年,Griffith and Osborne 推测细菌感染也可能以相同的方式破坏肾脏收集系统的糖胺聚糖。这将加速细菌黏附、组织炎症、有机基质的产生及晶体基质相互作用。1989 年,Holmgren 在一项研究中发现,1 325 名肾结石病入院患者中有 371 名在随访期间有尿培养阳性。十分奇怪的是,大肠杆菌是尿培养中明确的最常见的微生物,其发现率甚至高于变形菌(Proteus),13% 的大肠杆菌感染的患者具有鸟粪石。1989 年 Dutoit 证实,大肠杆菌可以减弱尿激酶的活性并增强了唾液酸酶的活性,这可能导致尿液基质的产生,增强了晶体对肾脏上皮的黏附性。酶学活性的改变可以解释非产尿酶细菌和鸟粪石的关系。目前并不清楚鸟粪石患者是否也与使易罹患结石的代谢性异常有关。Kristensen 发现,鸟粪石患者尿钙排泄增多。Resnick 发现,代谢性障碍患者中存在相当比例的感染性结石,但其他研究者未发现此类病例。1995 年,Lingeman 回顾文献后得出结论,代谢性异常出现在草酸钙结石和鸟粪石共同存在的患者中,单纯鸟粪石患者不存在。

在无抗生素的年代,感染性结石引起的死亡率高、复发率高、肾功丧失率高,因此被称作"恶性结石病"。尽管当今的微创技术使尿路结石的治疗更为安全有效,但若对这种特殊结石缺乏足够的认识,反而可能会成为体外碎石和体内碎石的"陷阱",导致术后严重的尿源性脓毒症(urosepsis),甚至因感染性休克而致死。尿路中的碱性环境和高浓度的氨,以及尿中有充足的镁和磷,促进了磷酸铵镁结晶(鸟粪石)的形成,从而导致大的分枝状结石的产生。此外,多聚糖生物膜和黏蛋白的合成以及其他有机物在鹿角状结石的结构的构成中起到一定作用。对感染性结石的内部和表面的结石的碎粒进行细菌培养,并与其他成分构成的无菌性结石相比,发现细菌存在于结石中,且这种结石本身就被细菌感染。反复发作性的尿路感染伴随着尿素等有机物的分解导致了结石的形成,尿路感染又易导致疾病复发。一段时间以后,未治疗的鹿角状结石可能会破坏肾脏和/或引起严重的浓毒血症。

感染性结石简称感染石,其矿物学成分是鸟粪石,化学成分是磷酸铵镁($MgNH_4PO_4 \cdot 6H_2O$)。因为此类结石常混合碳酸磷灰石[$Ca_{10}(PO_4)_6CO_3$]成分,并且碳酸磷灰石在含量上往往多于磷酸铵镁,所以感染性结石的完整名称应为磷酸铵镁/碳酸磷灰石结石。感染性结石是由于感染引起的结石,它不同于结石引起感染。后者多由大肠杆菌所致,而大肠杆菌一般不会产生脲酶。

感染性结石的物理性质与其内在结构有关。在偏光显微镜下,其结晶发育不良,自形程度差,排列不整齐,这提示其生长迅速。结石内部存在大量的空隙,其中“停泊”着大量的脲酶细菌。感染性结石质地疏松易碎,密度为 1 587 kg/m^3,纵波速度 2.798 km/s,纵波声阻 4.440 $\times 10^{-6}$ $kg/(m^2 \cdot s)$;杨氏模量 10.5 GPa,韦氏硬度 0.6 MPa。由于感染性结石的声学特性和机械特性低于一般代谢性结石,其阻抗变形力、扭曲力和延展力较弱,比较容易被冲击波粉碎。

第二节　感染性结石成石机制

感染性结石形成的先决条件是脲酶阳性细菌引起的持续性尿路感染。引发成石的必要条件是脲酶将尿中的尿素分解为氨和二氧化碳,进而形成铵离子,使尿液呈碱性。氨水解为铵离子后,又水合成氢氧化铵。由于后者属于强碱,可使尿 pH 明显升高,当 pH 达到 7.2 时,铵离子可与尿中的磷酸根及镁离子结合成磷酸铵镁。来自尿素的二氧化碳还原为碳酸氢盐,尿液趋向碱化,如果尿 pH 达到 6.8,它将会与尿中的阳离子结合,形成碳酸磷灰石。

感染性结石的形成也遵循着一般的成石规律,即:晶核形成→晶体生长→晶体聚集→晶体滞留,在尿路中最终形成临床结石。脲酶将尿液中的尿素分解后,随着氨和二氧化碳的持续产生,使尿 pH 维持在 7.2～8.0 之间,这样可使磷酸铵镁结晶和碳酸磷灰石结晶不断形成。感染性结石的特点是生长迅速,一般在 4～6 周即可成石。但若尿液发生酸化,pH 低于 6.5 时,这些结晶将不再形成,并且开始溶解。感染性结石的产生和溶解均高度依赖于尿液的 pH,只有 pH 在 7.2～8.4 之间时,结晶才有发生的可能。此外,体外研究显示,感染性结石在 pH 小于6.5时的酸化状态下,可以增加结石的溶解。感染性结石患者尿液酸化的目标位是 pH 等于 6.2,在此 pH 点,有利于溶解残石和防止新结石形成,同时亦可强化抗生素的杀菌效果。

在引起尿路感染的病原体中,约有 1/3 是由产生脲酶的微生物(真菌、细菌、支原体)所致。产脲酶微生物以细菌常见,而其中主要有变形杆菌属、克雷白杆菌属、假单胞菌属和葡萄球菌属。虽然大肠杆菌属是最常见的尿路感染致病菌,但仅约 1.4% 的大肠杆菌能够产生脲酶,故其不是导致感染性结石的主要致病菌。“磷酸铵镁－磷灰石尘粒”多在细菌外围形成,进而促进结晶生长,菌体内外均可形成结晶。单纯磷灰石结晶多在菌体内形成,细菌解体后所形成的微石可以作为结石的核心。而菌体外生长的结晶可沉积于细菌形成磷酸盐覆盖物,这样封闭于结石内的细菌就成为感染复发的源头。感染性结石形成较快,体外研究表明奇异变形杆菌在 2 ~ 4h 之内就可促发磷酸铵镁结晶形成(图 1-16 ~ 图 1-19)。

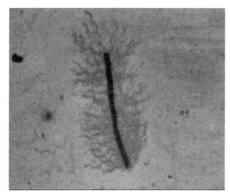

图 1-16 奇异变形杆菌

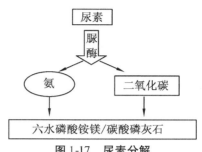

图 1-17 尿素分解

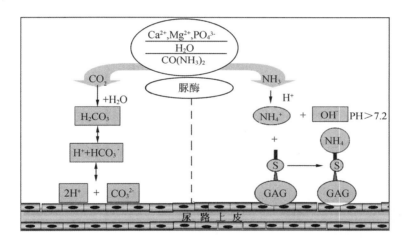

图 1-18 脲酶分解尿素示意图

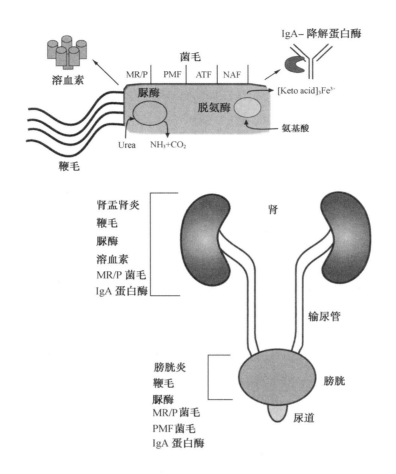

图 1-19　奇异变形杆菌引起尿路感染的机制与致病靶位

（Microbes and Infection，2000，2：1497-1505）

第三节　感染性结石的体外结晶研究

为了理解尿路结石的形成机制,体外结晶的研究已显得越来越重要。在体外筛选出相应的结晶促进或抑制因子,可以为进一步的体内研究打下基础。在体外结晶的研究中,有两种结晶因子已得到鉴定,即尿黏多糖(软骨素硫酸盐、硫酸盐和肝素)和焦磷酸,据推测这些复合物可螯合二价阳离子如钙离子,使钙离子不能发生沉淀。此外,在体外研究中发现,一些尿蛋白质也与结晶的形成有关如骨桥蛋白、THP 等。针对结晶的形成机制,一些研究尿结晶发生过程的技术得以开发,实际上这些技术的成功与否取决于:① 晶体的生成;② 由化学或物理方法来评估晶体。脲酶细菌产氨后水解成的铵离子与保护尿路上皮的葡胺聚糖的电荷具有亲和力,从而可使葡胺聚糖的亲水性发生改变。铵离子与葡胺聚糖上的硫酸根离子相互吸引,可促使成石晶体黏附于尿路上皮进而继续增大。尿中成石相关离子在过饱和状态下时,这些晶体可快速聚集并形成结石。引起泌尿系感染的脲酶细菌可能来源于肠道,是共生菌,属条件致病菌。此外,脲酶脲原体也可能是一种引发感染性结石的病原体。脲酶有质粒编码,并能在细菌体之间相互转移。

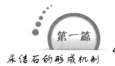

脲酶脲原体的生长对尿素有专性需求和特殊培养条件。

自从希波克拉底开始记录感染性结石以来,有研究者于 20 世纪初描述了与感染性结石有关的脲酶细菌,但真正的研究工作是由 Griffith 和 Hedelin 等人开始的,他们较为详细地研究了感染性结石的化学发生过程。人工尿液的配制是复制感染性结石模型的前提。Griffith 法配制的人工尿液含有 11 种化学成分,pH 为 5.7。液体为无菌处理,类似于正常人的尿液,Griffith 人工尿液是结石基础研究的常用模拟尿液。感染性结石成石的危险因素主要为铵和 pH。目前感染性结石的体外模型的建立有两种方法。第一种方法,直接于人工尿液中加入尿素酶,使人工尿液中的尿素发生分解,尿液呈碱性,可形成磷酸铵镁结石。但尿素酶的浓度有一定的限制,浓度在 0.01 ~ 0.04 units/mL,若尿素酶的溶度过高或过低,都会影响结石的形成。第二种方法,在人工尿液中加入脲酶细菌。常用的脲酶细菌微生物是奇异变形杆菌和尿素支原体。在奇异变形杆菌的实验中,细菌浓度越高,尿 pH 越高,结石形成的速度也越快;然而尿素支原体有浓度限定,最佳溶度在 10^4 units/mL,溶度过高或过低都不利于结石的产生。

因为这些无定形的沉淀物是非晶态物不具备有序结构,容易形成晶体。无定形沉淀物性质上没有晶体稳定。在合适的化学条件下,这些无定形沉淀物的分子将重新排列为有序结构,并且可以生长为结晶。晶核,即结晶形成前的几个原子排列。由于热力学原因,通常需在一个固态的基板上开始。人们推测这些固态的基板至少与结晶核的形成有部分相关。最初的无定形沉淀物和/或细菌组成部分,提供了晶核形成的场所,最后形成矿化的感染性结石是由于镁离子过饱和、高 pH,以及高浓度的铵离子和磷酸根离子存在的结果。感染性结石结晶所显示出的形状特点最终是与晶体分子的堆积有关,但是结晶的生长速率也决定了不同的结晶形态,结晶可能会在晶体的某一或两个平面优先生长,形成不同几何形状的晶体。多项研究已证明,鸟粪石的晶体形态与结晶的生长速率有明显的相关性。McLean 的实验研究认为,由于晶体的一面或两面的结晶的优先生长,使得晶体的生长快的一面较其他面延长,呈现树突状或 X 状。当结晶的生长的速率放慢,可以形成扁平结晶,最终形成梯形和八角形晶体。

结晶抑制物可以抑制结晶的矿化,这种现象已能够在人工尿液中得到很好的实验证实,因此,目前筛选潜在的结晶抑制物常在人工尿液中进行。不仅可在光学显微镜下观察结晶过程,而且还可以肉眼直接观察,结晶不需染色即可观察感染性结石的发生、生长以及被抑制或促进的动态过程(图 1-20,图 1-21)。

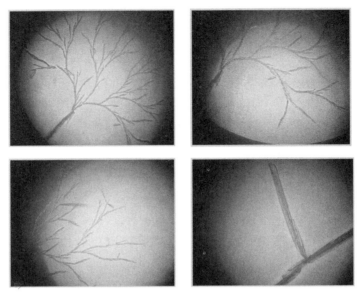

图 1-20　显微镜下 24 h 时体外结晶形态(200×)

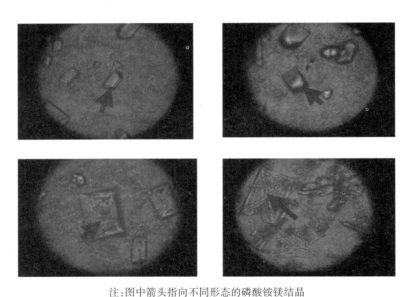

注:图中箭头指向不同形态的磷酸铵镁结晶

图 1-21　显微镜下磷酸铵镁结晶形态(200×)

(Zhu HJ, et al. BJU znt,2012)

第四节　感染性结石的体内模型

为了研究感染性结石的发病机制,必须建立出感染性结石的动物模型。感染性结石成石的危险因素主要为铵离子浓度和尿 pH。感染性结石由持续性或复发性尿路感染引起,通常是由分解尿素的病原体感染而形成的磷酸铵镁和磷酸钙结石(即鸟粪石和磷灰石)。产生尿素酶的细菌主要为奇异变形杆菌、一些肺炎杆菌、绿脓杆菌、沙雷菌属、肠产气菌、葡萄球菌、普罗菲登斯菌和尿素支原体,其中最常见的致病菌是奇异变形杆菌。脲酶微生物及脲酶对尿路上皮细胞

损伤后所产生一系列病理生理改变以及细胞的适应性反应在感染性结石的形成中起了重要的作用。尿路的病理性损害又成为引发感染性结石形成的因素，并进一步加重尿路感染。若要建立感染性结石的动物模型，首先需要清楚地知道：感染性结石形成的先决条件是脲酶阳性菌引起的持续性尿路感染。其次，需清楚引发结石形成的必要条件是脲酶分解尿素为氨和二氧化碳，进而形成铵离子，使尿液呈碱性。第三，需明确的是磷酸铵镁和磷酸钙结石形成的原理。磷酸铵镁的形成原理是氨水解为铵离子后，又水合成氢氧化铵。由于后者属于强碱，可使尿 pH 明显升高，当 pH 达到 7.2 时，铵离子可与尿中的磷酸根及镁离子结合成磷酸铵镁。碳酸磷灰石的形成原理是，来自尿素的二氧化碳还原为碳酸氢盐，尿液趋向碱化，如果尿 pH 达到 6.8，它将会与尿中的阳离子结合，形成碳酸磷灰石。由这些感染性结石形成的原理可以设计建立感染性结石的动物模型。

在过去 20 年，我国很少有研究者对感染性结石的模型进行研究。国外通常有三种类型的感染性结石的大鼠研究模型。第一种是完全打开膀胱，将污染的异物放入膀胱，3 周左右则可形成结石，其特点是成石率高，但由于创伤大，大鼠的死亡率也高。第二种是经尿道注射脲酶细菌入膀胱，5~6 周则可形成结石。此法脲酶细菌易经尿道随尿冲出，在膀胱内难达足够浓度，模型形成结石的周期较长。特点是大鼠的死亡率低，成石率也低。第三种是这两种方法的结合，膀胱内异物与细菌植入分期进行，一期切开大鼠膀胱，将无菌异物植入膀胱内，二期（1 周后）经尿道注射脲酶细菌入膀胱，3 周左右则可形成结石。此法是一期待大鼠创伤有所恢复后，再植入脲酶细菌。其特点是降低了大鼠的死亡率，成石率也高，但较繁琐。另外，结石易在一期内形成非感染性结石。

尽管第一种方法创伤大，大鼠的死亡率高，但是成石率高，是目前最为肯定的感染性结石的造模方法。第二种方法成石的周期长，成石率太低。第三种方法易混有非感染性结石，不易符合实验的需要。针对上述几种造模方法的缺点，又一种新的造模方法，设计的核心是不切开膀胱，而是使用穿刺针，将含菌异物推入膀胱，这样既避免了膀胱的切开，又因异物携菌，避免了尿液将细菌冲出。因为膀胱肌层具有收缩性，针刺所致的创口能很快闭合，可以防止尿漏进入腹腔，引起腹腔的感染。实验结果显示，此造模的方法是成功的，造模 2 周左右，即有成形的膀胱结石。结石经过红外光谱分析，确认该结石为碳酸磷灰石与磷酸铵镁的混合性结石。此造模的方法与其他方法相比较简便、创伤小、大鼠死亡率低；成石的周期短，成功率高。研究证实，此动物模型的设计是可行的，可以为进一步的基础实验提供合适的动物模型。

成功地构建感染性结石的动物模型可以进一步探讨脲酶微生物及脲酶对尿路上皮细胞损伤后所产生的一系列病理改变以及细胞的适应性反应。奇异变形杆菌及其脲酶对尿路上皮细胞造成损伤后所产生的一系列病理生理改变以及细胞的适应性反应在感染性结石的形成中起了重要的作用。奇异变形杆菌、脲酶及磷酸胺镁结晶与尿路上皮细胞的相互作用是一个复杂的过程。细菌黏附于尿道上皮细胞表面的能力在尿路感染发病中起了重要的作用，这种黏附性与细菌表面的纤毛关系密切。在无膀胱输尿管反流的情况下，纤毛黏附于尿路上皮细胞的甘露糖受体是细菌上行至肾脏的重要机制。

第五节 感染性结石的尿路组织病理学的损害

奇异变形杆菌及其脲酶对尿路上皮细胞造成的损伤可以引起泌尿系统病理性改变,这些病理性改变在感染性结石形成中亦起了重要的作用。然而,目前有关尿路上皮细胞损伤后所发生的病理生理变化知之甚少,受损的尿路上皮细胞在感染性结石形成的过程中及结石形成后的变化机制更是不明。细菌在尿路上皮的拓殖是尿路感染的基础。奇异变形杆菌感染不同于其他细菌感染,它可在细胞内生长,损害肾细胞。细菌黏附于尿道上皮细胞表面的能力在尿路感染发病中起重要作用。奇异变形杆菌引起尿路感染的机制致与致病靶位见图 1-19。

目前研究认为,细菌入侵肾脏后,可直接破坏肾盂黏膜及肾小管上皮,受损的上皮细胞坏死脱落后将使肾基底膜暴露,为细菌进一步拓殖或结晶的附着提供附着的部位。死菌及其碎片可沉积在肾小管上皮表面而加重肾小管的损伤。脱落的上皮细胞可降解为膜碎片与活性下降或死亡的奇异变形杆菌在具有黏性糖蛋白聚集下可成为感染性结石形成的核心。此外,受损的肾小管上皮细胞将发生结构和病理变化,其表达的一些大分子物质和蛋白质可发生量和质的改变,从而影响感染性结晶的成核、聚集和滞留。这些大分子物质和蛋白质已知的有 THP、尿凝血酶片段-1、CD44、骨桥蛋白、透明质酸、磷脂酰丝氨酸、硫酸乙酰肝素、唾液酸、纤维连接蛋白、白介素-6 以及其他生化物质。

在感染性结石的动物模型中观察发现,奇异变形杆菌引起的尿路组织病理学的损害主要表现为肾盂肾炎和膀胱炎。组织形态学变化为肾切面肾盂扩大,黏膜充血、肿胀,部分肾切面可见微小脓肿或锥形炎症灶;输尿管肿胀,内见炎性分泌物;膀胱表面的黏液层被破坏,膀胱表面粗糙糜烂,膀胱壁明显增厚,局部可见到粟粒样脓肿,部分融合成片;膀胱内有大量成形结石形成。肾脏病理学变化为肾小管肿胀,上皮细胞增生,部分上皮细胞脱落,固有层中性粒细胞及淋巴细胞浸润明显,纤维母细胞增生;肾小管脓栓,小管周间质炎细胞浸润,肾小球周间质炎细胞浸润;膀胱组织血管广泛性扩张充血,大量炎细胞浸润,并有组织细胞坏死;膀胱移行上皮呈广泛性增生。

奇异变形杆菌可以产生具有极高活性的脲酶。脲酶是一种含有镍离子的金属酶,它可将尿素迅速分解成二氧化碳和氨,从而使尿液呈碱性。目前,对脲酶抑制剂控制尿素水解作用机制的研究主要集中在以下两种观点:① 由于巯基(—SH)的氧化,降低脲酶活性。脲酶分子量为480 000,它有 129 个半胱氨酰基,47 个巯基(半胱氨酰残基),其中有 4~8 个巯基对酶的活性具有重要意义。醌类和酚类脲酶抑制剂对脲酶的抑制作用具有相同的机制,主要作用于对脲酶活性具有重要意义的巯基。半胱氨酰的巯基被醌氧化脱氢形成 S~S 的胱氨酰,从而降低了脲酶的活性强度。② 争夺配位体,降低脲酶活性。1999 年,Manunza 等解释了尿素、氧肟酸、酰胺类脲酶抑制剂(NBPT)竞争脲酶活性部位的机制,认为脲酶抑制剂是通过与尿素竞争脲酶活性部位起作用的。

黏附定居是细菌感染不可缺少的致病过程。细菌的黏附是通过黏附素来实现的。黏附现象又涉及生物的趋化性、疏水性与亲水性、静电的相吸与相斥以及生化的特异性受体成分等。奇异变形杆菌是仅次于大肠杆菌引起泌尿系统感染的主要病原菌,也是感染性结石形成的主要

病因。奇异变形杆菌可产生尿素酶,可分解尿素产氨。在碱性环境下,有利于奇异变形杆菌的生长和对尿路上皮细胞的黏附。以下是青梅提取液对奇异变形杆菌黏附作用影响的研究。奇异变形杆菌黏附受多种理化因素和生物因素的制约。黏附有两种形式:非特异性黏附和特异性黏附。奇异变形杆菌非特异性黏附主要在于分子间的疏水作用、分子表面的静电荷和分子间力的大小及细菌与靶细胞接触界面的自由能变化。人的上皮细胞表面存在疏水结合区,细菌或细菌某一成分既能吸附于疏水物质如疏水胶、碳氢化合物等,又能黏附于上皮细胞,这种黏附可被外缘性非特异性疏水物质或亲水物质所阻断。奇异变形杆菌特异性黏附是借特异性识别分子黏附素和靶细胞表面的相应受体相结合。黏附素是奇异变形杆菌特异性黏附的重要因子,黏附素通常是通过识别上皮细胞膜上糖脂中的单糖或多糖受体以共价键牢固地结合。其运动形式是借助"布朗运动"克服静电斥力与尿路黏膜表面的黏液胶接近,并分泌蛋白溶解酶、透明质酸酶等破坏靶细胞膜表面的免疫球蛋白(sIgA 和 IgG),此后以较快的速度穿过黏液胶和正常菌群屏障后,向内"渗透"、潜伏,与黏膜细胞的受体以共价键特异性结合,释放大量尿素酶、溶血素、溶蛋白酶等毒力因子,作用于受感染细胞,最终导致相应组织和器官功能异常,引起疾病。青梅提取物对奇异变形杆菌的布朗运动、与受体结合的共价键可能有影响作用。这是因为青梅提取物中的醛类物质可影响细菌与上皮细胞膜上糖脂中的单糖或多糖受体以共价键特异性结合,从而阻碍细菌与黏膜细胞的黏附。

奇异变形杆菌及其脲酶产物对尿路的病理损害可能既是尿路感染造成的结果,又参与了此后的结石的生成。细菌侵入肾脏后,可直接破坏肾盂黏膜及肾小管上皮,受损的上皮细胞坏死脱落后将使肾小管基底膜暴露,为细菌进一步拓殖或尿液中结晶的附着提供了部位。死菌及其碎片可沉积在肾小管上皮表面而加重肾小管的损伤,脱落的上皮细胞可降解为膜碎片与活性下降或死亡的奇异变形杆菌在具有黏性糖蛋白聚集下可成为感染性结石形成的核心。此外,受损的肾小管上皮细胞将发生结构和病理变化,其表达的一些大分子物质和蛋白质可发生质和量的改变,从而影响感染性结晶的成核、聚集和滞留。已知的这些大分子物质和蛋白质有 THP、尿凝血酶片段-1、CD44、骨桥蛋白、透明质酸、磷脂酰丝氨酸、硫酸乙酰肝素、唾液酸、纤维连接蛋白、白细胞介素-6 以及其他一些生化物质。

第六节　Tamm-Horsfall 蛋白与感染性结石

Tamm-Horsfall 蛋白(THP)只在肾脏小管的亨利氏袢上升段和远曲小管近段的上皮细胞产生,由糖脂磷脂酰肌醇锚于小管腔周围。THP 通过一种蛋白酶分解后释放于尿中,是尿液中最丰富的蛋白。但在众多炎性肾病的肾小管基底层和间隙发现也存在 THP。许多的临床疾病与 THP 有联系,如管型肾病、结石病、间质性肾炎、多发性骨髓瘤、尿路感染,以及与 THP 基因突变有关的遗传病,如家族性青少年高尿酸血症肾病(FJHN)、常染色体髓质囊性肾病 2(MCKD2)。

泌尿系统抵御细菌感染的最基本条件是持续性尿流的存在和尿液中的细菌抑制因子的存在。细菌在尿路上皮的拓殖是尿路感染的基础,细菌抑制因子可以抑制细菌的拓殖。一旦细菌在尿路上皮拓殖,细菌抑制因子则启动免疫防御机制,使被细菌拓殖的上皮细胞剥脱,顺尿流排除。THP 作为尿液中最丰富的蛋白可以捕获细菌,阻止细菌的拓殖,使细菌随尿液冲走,同时也强有力的介导免疫调节。有关 THP 与尿路感染的关系主要集中于尿路致病性大肠杆菌(UPEC)引起的尿路感染的研究。有研究将小鼠 THP 基因敲除后发现奇异变形杆菌引起的急性膀胱炎和肾盂肾炎明显高于对照组,说明 THP 在奇异变形杆菌引起的尿路感染中扮演防御因子的作用。

众多临床和实验研究认为,许多炎症性肾病与 THP 有关,在肾小管基底层和间隙也检测到 THP。此外,目前普遍认为,当存在尿路炎症时,THP 可能将粒细胞、单核细胞、树突状细胞等固有免疫细胞激活,扮演内源性启动子的作用。奇异变形杆菌引起的肾脏组织损伤的机制可能与 THP 有着联系。细菌感染和尿路梗阻的程度可能决定了 THP 表达的差异。其实,THP 在尿液中是一把"双刃剑",有人通过将大鼠 THP 基因敲除发现,THP 在草酸钙结石的形成中起到明显的抑制作用。但在感染性结石的研究中,Hottaman 等研究发现尿素的浓度对 THP 有影响,尿中的尿素浓度增高可使 THP 黏性降低,溶解性增加;相反,若尿素浓度降低,THP 发生聚集,黏性增加且易形成凝胶,有利于成为结石形成的核心。感染性结石引起的肾脏组织损伤可以导致 THP 表达增高。

THP 只在肾脏小管的亨利袢上升段和远曲小管近段的上皮细胞产生,与糖脂磷脂酰肌醇结合于肾小管管腔周围,并在一种蛋白酶分解后释放于尿液中,是尿液中最丰富的蛋白。许多炎症性肾病与 THP 有关。感染性结石引起的肾脏组织损伤可以导致 THP 表达增高。

第七节　植物药在感染性结石实验研究中的思路

感染性结石的药物治疗有三大环节:控制尿路感染、促使尿液酸化和抑制脲酶产氨。然而,目前的药物仅能作用其中的一个环节,且因需要长期应用故其副作用尤为明显。例如:长期大量应用抗生素控制尿路感染易使细菌产生耐药性或去除菌群失调,甚至产生肾毒性;酸化尿液目前常用的药物是氯化铵,有助于磷酸铵镁结晶的溶解,但其缺点是长期使用可引起代谢性酸中毒;作为唯一脲酶抑制剂的乙酰氧肟酸虽可抑制产氨,但因其副作用较大,且部分感染性结石患者本身的肾功能已经下降,这将进一步加重药物的毒性反应和降低疗效,故难长期使用。

因此,临床上一直希望能够找到一种对于感染性结石疗效理想且能长期使用,同时又能避免严重不良反应的疗法。现代植物药以及更广泛意义上的天然药物是全球"绿色"浪潮的组成部分,为此能对感染性结石的研究提供较好的选择。然而,植物药要在真正意义上应用于临床感染性结石的治疗,还需要坚实的实验基础。在欧洲、巴西、印度和美国等国家和地区运用现代科学技术研究植物药治疗尿路结石的有效成分和药理作用并取得了一定成果,如珠子草、偃麦草、硬毛治疝草和尿石通等的研究。然而,现代植物药在我国感染性结石的实验研究方面还很不足。

感染性结石形成的先决条件是脲酶阳性细菌引起的持续性尿路感染;必要条件是脲酶将尿中的尿素分解为氨和二氧化碳,进而形成铵离子,同时使尿液呈碱性。因此,控制尿路感染、促使尿液酸化和抑制脲酶产氨是植物药研究的靶向。针对研究的靶向,筛选出能够抗感染、酸化尿液和抑制脲酶的植物药,其基础研究的模式在于构建感染性结石体内外模型、研究植物药针对感染性结石的有效成分以及药理作用。

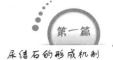

为了研究现代植物药对感染性结石形成的抑制作用,必须在体内外复制出感染性结石形成的模型。感染性结石成石的危险因素主要为铵和pH。可以使用Griffith法配制人工尿液,将稀释后的奇异变形杆菌液接种于人工尿液中,奇异变形杆菌将人工尿中的尿素分解为氨和二氧化碳,氨水可增加尿pH,铵与尿中的镁和磷酸根结合成磷酸铵镁;在碱性尿液中,钙和磷酸根合成磷灰石,并与来自尿素的二氧化碳结合成碳酸磷灰石,当这些成石物质达到过饱和时,结晶也将迅速形成高度过饱和而析出。由此可以建立实验结石的体外模型。从研究角度粗选出能够抗感染、抑制细菌黏附和抑制脲酶的植物药,观察不同浓度植物药的提取液对人工尿液pH、磷酸铵镁结晶生成量以及细菌浓度随时间变化的影响。有不少学者对感染性结石的体内模型进行了研究,如Takeuchi等模拟人类感染性结石分离制备奇异变形杆菌悬浮液,用灭菌金属片蘸取菌液而后植入大鼠膀胱,6天即可形成磷酸铵镁结石。Klausner等将葡萄球菌悬浮液注入狗的膀胱,亦可在20～25周内形成磷酸镁铵结石。在感染性结石造模的前后不同时期,给予粗选的植物药,通过实验可观察植物药对动物感染性结石形成的抑制作用。

基于感染性结石的药物治疗的三大环节——尿路感染、促使尿液酸化和抑制脲酶产氨,植物药对感染性结石的药理作用研究应从以下这些方面开展。

植物药针对感染性结石的药理作用之一,是判断植物药是否具有抑制细菌致病能力的作用。感染性结石中最常见的致病菌是奇异变形杆菌,该菌是仅次于大肠杆菌的泌尿系统感染的主要病原菌,通过定植因子对尿路上皮进行侵袭。细菌或细菌某一成分既能吸附于疏水物质如疏水胶、碳氢化合物等,又能黏附于上皮细胞。这种黏附可被外源性非特异性疏水物质或亲水物质所阻断。外源性非特异性疏水物质或亲水物质可以作为我们研究植物药物抗细菌黏附的重要点。有些植物药物的正丁醇部位和水部位提取物为生物碱,它们具有强极性、很好的亲水性,可以吸附于上皮细胞表面存在疏水结合区,与疏水物质如疏水胶结合,竞争性阻断奇异变形杆菌并吸附于靶细胞表面,同时,生物碱可以破坏奇异变形杆菌表面的黏液层,使奇异变形杆菌的黏附能力下降。植物药提取物中的中等极性化合物有可能直接影响奇异变形杆菌和靶细胞表面的自由能,降低奇异变形杆菌的疏水势能,从而减弱奇异变形杆菌黏附能力。

植物药针对感染性结石的药理作用之二,是判断植物药是否具有酸化尿液的作用。感染性结石患者尿液酸化的目标位是pH为6.2,在此pH点,有利于溶解残石和防止新结石形成,同时亦可强化抗生素的杀菌效果。最初尿液酸化的研究是针对含酒精和蔗糖的植物进行的研究,尤其是针对蔗糖的研究,蔗糖具有酸化尿液的作用,但伴随着体液缓冲对的变化,对体内代谢可产生影响,其最大的缺陷在于不能持续酸化尿液。临床上一直希望能够找到一种理想的、能长期使用的、同时又能避免严重不良反应的酸化尿液的疗法。大部分水果有机酸多在体内被完全氧化代谢,并不能使尿液酸化。但有三种水果例外,就是梅子、李子和蔓越莓。蔓越莓是美洲特产,所以国外将其作为酸化的尿液主要研究对象,应用其尿液酸化的作用,作为抗生素疗法的序贯替代。梅子、李子是我国多产的水果,在我国可将梅子、李子作为酸化尿液的研究对象。

植物药针对感染性结石的药理作用之三,是判断植物药是否具有抑制脲酶产氨的作用。奇异变形杆菌的生物学特性之一是可以产生具有极高活性的脲酶。脲酶是一种含有镍离子的金属酶,它可将从尿素迅速分解成二氧化碳和氨,从而使尿液呈碱性。英国人Ahmad V是第一个用植物来研究天然脲酶抑制剂的研究者,他从大戟属植物Euphorbia decipiens干燥根中应用氯仿一丙酮分离得到二萜酯化合物,这种天然化合物具有抑制脲酶活性。此后,一些研究者发现由金合欢属(Acacia)、桉树属(Eucalyptus)、桑葚(mulberry)、日本扇尾柳(Japanese Fantail Willow)和木兰(Magndia)的提取物中的生物活性成分具有抑制脲酶的作用。

通过基础研究筛选出能够抗感染、酸化尿液和抑制脲酶的植物药后,还需对植物药的有效成分进行进一步分析。植物药对感染性结石有效成分的鉴定首先要有理化常数及其波谱数据或标准品作为对照。找到有效的先导化合物,然后进行修饰确定候选化合物,可以从高度集中有效成分的部位提取制成制剂来使用。随着组合化学、理想药物设计以及高通量药物筛选等先进的植物药开发技术的发展以及现代分离分析仪器的出现,如气相色谱、液相色谱、逆流色谱、电泳技术等分离分析仪器的发展和应用,使植物药有效成分的研究跃上了一个新的高度。

随着现代色谱与波谱技术的迅速发展,在寻找生物活性成分时,生物测试与化学成分的分析可以同时进行。测试植物提取物的特征结构,建立其指纹图谱,利用 X 射线衍射法,测定有活性的分子结构,可以研究其构效关系。复杂部位中有效成分的化学分析可以通过色谱与波谱技术获得,再通过天然产物的化学数据库检索来确认未知或已知的有效化合物,作进一步提取分离及生物验证。近年来,飞速发展的系统生物学,尤其是代谢组学的高通量、整体性的研究技术和研究思路,为植物药对感染性结石有效活性物质分析提供了新思路和新方法。

(吕建林　徐　彦)

第五章

胱氨酸结石

胱氨酸结石是由先天性胱氨酸尿所致,属常染色体隐性遗传。胱氨酸结石是 Wollaston 于 1810 年在膀胱内首次发现的,它称这种来自膀胱的结石为"膀胱氧化物"(希腊语 *kystis*)。Berzelius意识到这种复合物并非氧化物,但是他仍认为这种结石最初源于膀胱,所以他称之为胱氨酸。Friedman 于 1902 年首次描述了该物质的化学结构。1908 年,Garrod 认为胱氨酸尿症是含硫氨基酸代谢异常的先天疾病,这种错误的观点一直持续到 20 世纪中期。后来 Dent 和 Rose 的研究显示,胱氨酸尿症患者的尿二碱基氨基酸排泄量异常升高而血中含量正常。Harris 等人描述了胱氨酸尿症的基因学基础,并指出它是常染色体隐性遗传病。Crawhall 等人于 1963 年首次应用青霉胺治疗胱氨酸尿症。后来随着分子生物学的进步,发现了位于染色体 2*p* 上的转运分子 rBAT,这使我们对胱氨酸尿症的发病机制有了进一步的认识。1994 年首次报道负责编码 rBAT 蛋白的 *SLC3A1* 基因变异与 I 型胱氨酸尿症有关,由此开始了包括 I 型和非 I 型胱氨酸尿症的基因多重性变异的发现。

胱氨酸结石的患病率差异较大,胱氨酸尿症在世界范围内广泛发生。据新生儿筛选系统评估:胱氨酸尿症在英国的患病率为 1:2 000,澳大利亚为 1:4 000,西班牙 1:1 900,美国为 1:15 000。但是,这些结果中包括了非 I 型杂合子,所以结果可能偏高。该病在居住于以色列的利比亚犹太人中的患病率为 1:2 500。筛选系统显示利比亚犹太人学生中杂合子胱氨酸尿症占 3%～4%;高加索人的患病率更高,男性和女性患病率相似。胱氨酸结石占所有泌尿系结石的 1%～2%,占儿童泌尿系结石的 6%～8%;发病高峰期是 30 岁左右。目前胱氨酸尿症唯一明确的表现就是泌尿系统结石。

胱氨酸结石起病年龄较早,占儿童肾结石的 10%～15%。在新生儿中,总的患病率是1/7 000,但受种族影响差异较大。在居住于利比亚的犹太人为1/2 500,而在瑞典却为1/100 000。纯合子胱氨酸尿约为1/20 000,而杂合子为 1/200～1/20。据估计,胱氨酸结石占所有尿路结石的 1%～2%,但其他研究认为这个估计值偏低。Mandel 等发现在美国退伍军人患病率约为 0.6%。在儿科,胱氨酸结石占结石总量的 6%～8%。似乎带有其他单基因病的患者与结石形成也相关,这些病人在年轻的时候就有结石形成的症状。在 5 岁前,儿童通常没有结石虽然尿胱氨酸水平很高。但是在 5～10 岁的年龄阶段,约50%的儿童开始形成初发结石,另外 25%的受累患者在他们青少年时期开始形成结石。

国际胱氨酸尿协会(ICC)提供了一份关于胱氨酸尿患者的统计信息。这些患者首次发病年龄在 2～40 岁,但中位数年龄在男性为 12 岁,女性为 15 岁。在 30 岁之前,男性更有可能发病。

相应地,男性每年平均为 0.42 次出现结石事件,女性为 0.21 次。ICC 数据里,224 位患者中有 10 位没有发展为结石病,但只有 2 位年龄超过 40 岁。ICC 发现,如果不考虑表型和基因型,这些患者的临床症状是相似的。但在带有同样突变的同胞中存在性别差异。这种差异可能是由于其他结石风险因素造成的,环境和基因都可以影响发病风险。

第一节　胱氨酸结石的理化特点

胱氨酸结石除了临床表现与含钙结石相似外,高胱氨酸尿症的结石中几乎一半的结石是混合成分。纯合胱氨酸尿患者的结石可以以钙盐为主要成分而胱氨酸仅占一小部分。胱氨酸结石的物理性质取决于胱氨酸的成分组成和结构。胱氨酸结石结构比较致密,晶体排列相对有序。胱氨酸结石的密度为 1 624 kg/m^3,纵波速度 4.651 km/s,纵波声阻 7.553 × 10^{-6} kg/(m^2·s),杨氏模量 20.1 GPa,韦氏硬度 23.8 MPa,断裂韧性大于 200 kPa·m$^{1/2}$。胱氨酸结石的基质含量高于其他成分的结石(10% vs 3%)。在材料力学上与其他各种脆性结石相比,最大不同之处在于它是唯一的一种韧性结石,抗断裂能力较强。

尿中胱氨酸过饱和是成石的主要因素,目前尚未发现尿中含有胱氨酸成石抑制因子。胱氨酸过度排泄与结石形成的密切关联在其他成分结石的形成中非常少见。胱氨酸的溶解度具有尿 pH 依赖性,尿 pH 越低,溶解度愈小,反之则愈大。在生理范围的尿 pH 中胱氨酸几乎不溶。当 pH 升至 7.5 时,其溶解度才逐渐增加,当 pH 超过 7.5 时,其溶解度将会迅速增加;尿比重大于 1.010 时,其溶解度降低,反之则增高。胱氨酸患者中通常伴随其他生理障碍如高草酸尿(5.3%～18.5%)、高尿酸尿(7%～22%)以及低枸橼酸尿等。也曾有研究胱氨酸尿、高血尿酸和尿酸结石之间关系的报道。但是,所有的胱氨酸结石或混合结石都需要进行代谢评估,也需要考虑其他与高胱氨酸排泄有关的疾病如范科尼氏综合征和 Wilson's 病。此外,高胱氨酸尿与其他基因疾病也有关系如先天愚型、视网膜色素变性、肌无力、遗传性胰腺炎以及血友病等。小于 6 个月的婴儿可能由于肾小管未成熟而引起胱氨酸排泄增加。据报道,高达 34% 的胱氨酸结石患者合并尿路感染。

在正常尿液 pH 情况下,其他双碱基氨基酸是可溶的,不会成为结石成分。胃肠道缺陷并不会导致病理变化,因为这些氨基酸不是必需氨基酸并且它们的双肽形式仍然是能转运的。尿中胱氨酸浓度必须超过尿中溶解度阈值才可形成微结晶。轻微的胱氨酸尿表型(Ⅰ/Ⅲ型)患者尿胱氨酸排泄量较低,较少形成结石,但在 A 类(Ⅰ/Ⅰ)和 B 类(Ⅲ/Ⅲ)中,尿胱氨酸浓度通常高于阈值,尿中高浓度胱氨酸使得肾结石风险极大。目前对胱氨酸结石形成抑制和促进因素了解较少,但是 Daudon 最近提出胱氨酸晶体的数目可以通过晨尿样本分析得出,它强烈提示结石的风险。复发结石者平均胱氨酸晶体数为 8 173 μm^3,而正常人为 233 μm^3。保守治疗前后晶体数分别为 12 000 μm^3 和 2 600 μm^3,高液体摄入和巯丙酰甘氨酸治疗后为 1 141 μm^3,高液体摄入量和青霉胺治疗后为 791 μm^3。

第二节　胱氨酸尿的代谢特点

胱氨酸尿症是由于近端肾小管腔刷状缘对胱氨酸和二碱基氨基酸(鸟氨酸、精氨酸、赖氨酸)重吸收机制障碍引起的遗传性疾病。近年来,分子生物学迅速发展,人们对胱氨酸结石的病理生理和遗传基因等方面有了更深入的认识。肾小管上皮的Ⅱ型膜糖蛋白 rBAT 和 $b^{0,+}$ 膜转运体的协同作用负责胱氨酸的重吸收。$SLC3A1$ 基因和 $SLC7A9$ 基因分别控制两种蛋白的表达,而这两种基因的变异则可引起胱氨酸重吸收障碍,从而导致胱氨酸尿症。

正常情况下,98% ~99% 的这些氨基酸在近端肾小管时被重吸收,但是经典胱氨酸尿症患者的重吸收障碍,些氨基酸负荷使这些氨基酸浓度逐渐升高,使远端肾单位处于酸性环境。当浓度超过酸性 pH 条件下的溶解阈时,胱氨酸(不包括其他二碱基氨基酸)开始析出,形成特征性的六角形胱氨酸结晶。结晶体可以常规地在这些病人的浓缩尿样里通过显微镜发现,而且通过 B 超经常在膀胱内发现无定形晶体。长期如此,这些在肾集合系统或尿路里的微晶体可以聚集为固态结石,但是决定这些事件的基因和环境因素仍未完全清楚。患者肠道和肾近端小管对这些氨基酸重吸收降低。肾重吸收缺陷发生在肾近端小管细胞顶质膜表面。这导致上述氨基酸排泄增加,并且促进尿液胱氨酸过饱和与结晶形成。

（一）胱氨酸的来源

胱氨酸的来源主要有两种:一种是肠内吸收,食物蛋白和寡肽在胰蛋白酶的作用下分解为胱氨酸,并经肠道吸收;另一种是体内蛋白转换,必需氨基酸甲硫氨酸可以转变为半胱氨酸和胱氨酸,两个半胱氨酸分子之间可通过二硫键变成胱氨酸。

（二）胱氨酸的吸收和重吸收

1. 肠上皮

小肠上皮吸收胱氨酸有两个步骤。第一步,肠内刷状缘上的特殊转运机制转运氨基酸进入上皮细胞;第二步,位于基底外侧膜的转运机制将胱氨酸转运入血。胱氨酸尿患者的黏膜活检已经证明单个肠内胱氨酸转运系统的存在。在小肠,氨基酸和寡肽是食入蛋白经胰酶分解的最终产物,经上皮吸收氨基酸有两种转运机制:一种是由肠内刷状缘上的特殊转运机制转运氨基酸入上皮细胞;另一种是位于基底外侧膜的转运机制将氨基酸转运入血。胱氨酸尿症患者的黏膜活检已经证明单个肠内胱氨酸转运系统的存在(图 1-22、图 1-23)。

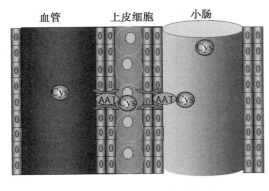

图 1-22　小肠上皮吸收胱氨酸

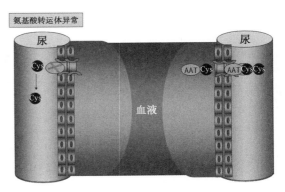

图 1-23　胱氨酸尿的发生

2. 肾小管

正常情况下,氨基酸经肾小球自由滤过,并在近端肾小管几乎完全吸收。微灌注研究表明,近端肾小管是氨基酸重吸收的主要位点。胱氨酸在近端肾小管的重吸收包括被动和主动过程,小管腔内的胱氨酸通过刷状缘膜进入近端小管细胞并通过基底外侧膜离开细胞。在肾小管在重吸收过程中,多种转运蛋白介导氨基酸通过细胞膜,这些转运蛋白识别并结合氨基酸,运载氨基酸于细胞内外转运。正常情况下,氨基酸经肾小球自由滤过,并在近端肾小管几乎完全重吸收。虽然有些氨基酸如L-组氨酸和L-甘氨酸具有更高的分级排泄率,分别为6%和3.5%,但是大多数氨基酸的分级排泄率低于1%,所以在尿液里的浓度都比较低。胱氨酸的分级排泄率为0.4%。微灌注研究表明,近端肾小管是氨基酸重吸收的主要位点。

氨基酸包括胱氨酸在近端肾小管的重吸收包括主动和被动过程。小管腔内的氨基酸通过刷状缘膜进入近端小管细胞并通过基底外侧膜离开细胞。多种转运蛋白介导氨基酸通过细胞膜,这些转运蛋白识别并结合氨基酸,运载氨基酸于细胞内外转运。包括胱氨酸在内的有机溶质通过肾小球滤过时主要有两种肾脏转运系统(表1-3,图1-24)。80%~90%的胱氨酸经非钠依赖性高能低亲和力系统重吸收,剩下10%~20%经低能高亲和力系统吸收。基础研究表明,低亲和力系统位于近端小管曲部(S_1,S_2),而高亲和力转运系统位于近端小管直部(S_3)。后者转运体最大转运速率比较低,而且对氨基酸的吸收可以被其他二碱基氨基酸竞争性抑制。而低亲和力转运体具有更大的容量,而且仅被精氨酸竞争性抑制。此外,只有高亲和力转运体是钠依赖性的。这两种转运体在正常胱氨酸负荷下对胱氨酸的重吸收作用相当。经典胱氨酸尿症(Ⅰ型)是由于肠上皮和肾小管上皮细胞缺乏低能高亲和力转运体引起,其他阳离子氨基酸同样共享这一转运通道。

表1-3 胱氨酸在肾小管内转运系统

	高能低亲和力系统	低能高亲和力系统
程度	80%~90%	10%~20%
部位	曲部(S_1、S_2)	直部(S_3)
钠依赖性	非依赖	依赖
竞争抑制	其他二碱基氨基酸	仅精氨酸

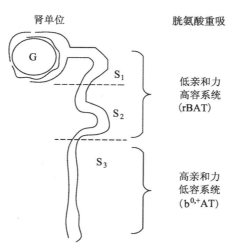

图1-24 胱氨酸肾内重吸收系统

第三节　胱氨酸尿症的分型

典型的胱氨酸尿症是隐性遗传。1955 年，Harris 等人发现胱氨酸尿症的遗传学远不止隐性遗传这么简单。他们通过测量患者父母的胱氨酸排泄量，发现该病具有两种遗传方式：① 完全隐性遗传，父母的胱氨酸排泄量正常；② 显性遗传，父母的胱氨酸排泄量高于正常值。另外，一些学者发现，在一些患者中存在小肠吸收胱氨酸障碍，这提示胱氨酸尿症可能具有三种胱氨酸表型。目前，临床上最方便的分类仍是 Rosenberg 于 1966 年基于杂合子基因变异对胱氨酸排泄量的影响。这样，根据患者父母的胱氨酸排泄量可以分为：

　　Ⅰ型（隐性）：胱氨酸 < 100 μmol/g 肌酐（ < 24 mg/g）；

　　Ⅱ型（显性）胱氨酸 > 1 000 μmol/g 肌酐（ > 240 mg/g）；

　　Ⅲ型（部分显性）：胱氨酸为 100 ~ 1 000 μmol/g 肌酐（24 ~ 240 mg/g）。

　　但这种分型不能与目前的分子分型很好的联系，所以目前主要分为Ⅰ型和非Ⅰ型（临床分为Ⅱ型和Ⅲ型）胱氨酸尿症。Ⅰ型和非Ⅰ型杂合子主要区别在于尿中胱氨酸以及其他二硫基氨基酸的浓度，Ⅰ型杂合子非活动期尿胱氨酸浓度正常，而非Ⅰ型杂合子浓度较高，其中，Ⅱ型更远高于Ⅲ型浓度（表 1-4）。

表 1-4　胱氨酸尿症的分类：基本-表型关系与分子遗传学

Harris		完全隐性	不完全隐性	
Rosenberg		Ⅰ型	Ⅱ型	Ⅲ型
分子		Ⅰ型	非Ⅰ型	
尿胱氨酸	纯合子	升高		
	杂合子	正常	非常高（10 倍）	升高（2 倍）
口服胱氨酸后血浆浓度		无变化	无变化	升高
肠道转运体（纯合子）		缺失	缺失	减少
蛋白		rBAT	$b^{0,+}$ AT（BAT1）	
氨基酸转运系统	纯合子	$B^{0,+}$	$b^{0,+}$	
	杂合子	rBAT/$b^{0,+}$ AT	rBAT/$b^{0,+}$ AT	
近端肾小管的位置		$S_3 > S_1, S_2$ 直部	$S_1, S_2 > S_3$ 曲部	
转运体特性		高亲和力、低容量	低亲和力、高容量	
基因		*SLC3A1*	*SLC7A9*	
染色体		$2p16.3 - p21$	$19q13.1$	
变异数目		> 60	35	
临床症状				
纯合子		有症状	大部分有症状（90%）	
杂合子		无症状	少数有症状（13%）	

第四节 胱氨酸尿症的表型特征

在相关基因被鉴定出之前,很多研究已证实胱氨酸尿症的表型分类。Rosenberg 等首次基于亲代尿液胱氨酸排出的情况,把胱氨酸尿症患者分为三个不同的表型组。Ⅰ/Ⅰ型组,父母胱氨酸排泄均正常(<100 μmol/g 肌酐),提示他们是专性杂合子。这是胱氨酸尿最常见的形式,并被称为经典胱氨酸尿症。患者的肾或肠道内没有胱氨酸和其他二碱基氨基酸的活性转运子,这是隐性遗传。

另外两种胱氨酸尿类型定义为非Ⅰ型胱氨酸尿。它们表现为不完全显性遗传方式。在Ⅱ/Ⅱ型,父母胱氨酸排出均增高(胱氨酸 990~1 740 μmol/g 肌酐),都是专性杂合子。患者肠道和肾脏二碱基氨基酸转运下降。这种缺陷没有Ⅰ/Ⅰ型严重,但杂合子对象就可能发展成为结石。在Ⅲ/Ⅲ型,父母胱氨酸排出值在 100~600 μmol/g 肌酐,也是专性杂合子(Ⅲ/N),患者的肠道和肾二碱基氨基酸转运下降。然而,Ⅲ/Ⅲ型患者的肠道转运比Ⅱ/Ⅱ型患者下降得要多。

ICC 提出的新的基于基因学的分类系统,并且根据一些研究进行了修改。研究发现两个遗传突变决定了胱氨酸尿症的三种表型(A 型,B 型,AB 型)。新的分类系统的根据是,遗传缺陷的位点和专性杂合子患者尿液胱氨酸的排出。在这个系统中,A 型胱氨酸尿症患者表现为 *SLC3A1* 基因的两个突变,B 型患者表现为 *SLC7A9* 基因的两个突变。早期的Ⅰ/Ⅰ型患者在新系统归为 A 型胱氨酸尿,而Ⅱ/Ⅱ和Ⅲ/Ⅲ型患者归为 B 型。A 型胱氨酸尿是完全的显性遗传,而 B 型是不完全显性遗传,这个分类系统更确切,因为一些 *SLC7A9* 杂合子患者尿液排出的表型与 *SLC3A1* 杂合子一样。新的分类系统也能给两个基因都有缺陷的患者一个位子。这类患者归为 AB 型。ICC 研究报道,胱氨酸尿症患者中 38% 为 A 型,47% 为 B 型,14% 为 AB 型。这种分类系统目前虽然还没有临床使用价值,但是,如果将来基因治疗治疗能实现的话,或者如果药理治疗能更"靶向"的话,它可能是非常重要的。目前还没有发现这些基因的突变能影响疾病的严重性。另外,同一血缘相似基因型的患者胱氨酸排出量也是有差异的。

人们在很早就已经认识到,不同的胱氨酸尿症患者的表型具有很大差异。最近的连锁分析和基因表型相关数据已经显示了这种基因表型不均一性的存在。Calonge 等人对Ⅰ型、Ⅲ型或二者都有的胱氨酸尿症患者 rBAT 基因进行连锁分析,结果发现只有Ⅰ型与 rBAT 的变异有关,而Ⅱ型和Ⅲ型胱氨酸尿症则与其他位点有关。Biceglia 等人用相似的连锁分析方法,报道Ⅲ型胱氨酸尿症基因位于 19 号染色体(19*q*13)介于 D19S414 和 D19S220 之间。1999 年,*SLC7A9*(b$^{0,+}$AT)基因被发现,它负责编码 487-氨基酸蛋白,通过连锁分析测得它位于 19 号染色体(19*q*13)。

SLC7A9 基因的变异可以引起非Ⅰ型胱氨酸尿症。最近的研究表明,这一基因的很多变异与非Ⅰ型胱氨酸尿症有关。国际胱氨酸协会显示在 61 个非Ⅰ型胱氨酸尿症患者中 79% 的患者共发生 35 种基因变异。*G105R* 是主要的非Ⅰ型胱氨酸尿症等位基因(25%)。在转运活性完全丧失的杂合子中,可以发现 *G105R*、*V170M* 和 *R333W* 基因明显的错义变异。杂合子存在其他的基因变异,如存在 *A182T* 基因的变异,则表示患者已经存在胱氨酸或其他二硫基氨基酸排泄的

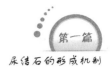

异常,只是这种异常程度比较低。这些数据可以为杂合子表型的多样性提供解释,而且也显示基因变异影响细胞膜区域中 $b^{0,+}$AT 的微小侧链可以引起杂合子中表型的明显不同。

第五节　遗传学基础

近 20 年来,已经有许多哺乳动物细胞膜转运系统被确认。Ⅱ型膜糖蛋白 rBAT 的确认和克隆是我们理解胱氨酸尿症分子基础的突破口。当 rBAT 被确认后,对其氨基酸结构的研究显示,这种Ⅱ型膜糖蛋白包含细胞内的 N 端和细胞外的 C 端、2 到 4 个跨膜区域和大量的胞质尾区(如指跨膜蛋白的胞内小区)。但是后来的研究表明,它只有一个跨膜区(图 1-25)。rBAT 的结构作为转运分子并不适合,相反,比较适合作为多跨膜转运蛋白。它能为氨基酸通过细胞膜提供极性环境,此外,在 COS-7 细胞内 rBAT 并不引起氨基酸转运。由此看来,rBAT 只是作为转运激活物或协同转运体,在胱氨酸转运系统中仍涉及其他转运分子。

1994 年,Calong 等人报道位于欧洲、美洲中东和北部的经典隐性遗传性胱氨酸尿患者在 $2p21$ 染色体上的"rBAT"基因(SLC3A1)具有两个变异。而具有一个 rBAT 变异的杂合子则具有正常的胱氨酸排泄量,典型的纯合子胱氨酸排泄量为 2 000~5 000 μmol/g 肌酐。虽然 rBAT 体外表达研究中对于其能否影响胱氨酸跨膜转运仍有疑问,但 rBAT 蛋白的分子结构能够明确地调节其他已知的分子通道。此后的研究显示基因连锁研究清楚地表明了位于 19 号染色体长臂上的第二种胱氨酸基因;1999 年,国际胱氨酸协会确立了这种胱氨酸基因(SLC7A9),它负责编码具有 12 个跨膜区蛋白。由于 SLC7A9 基因的无效突变引起约 80% 的部分显性胱氨酸尿症。Ⅲ型杂合子胱氨酸尿症的胱氨酸排泄量在 100~1 000 μmol/g 肌酐范围内,而纯合子的排泄量与 rBAT 变异纯合子相当(2 000~5 000 μmol/g 肌酐)。约 4% 的利比亚犹太人具有 SLC7A9 的错义突变(V170M),一般认为在犹太人从西班牙到北美洲大移居的时候开始上升。有趣的是,国际胱氨酸协会的数据表明 10%~15% 的欧洲胱氨酸尿症患者具有轻度的 SLC7A9 基因错义突变(如 A182T),这些家庭中,杂合子的胱氨酸排泄量通常正常的(Ⅰ型)。而具有显性胱氨酸尿症(Ⅱ型)的杂合子在连续世代中患有泌尿系结石病。

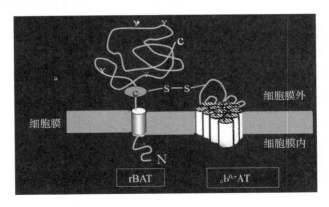

rBAT 是Ⅱ型膜蛋白,N 端位于细胞内,C 端位于细胞外,而且具有一个跨膜区域。

这种蛋白与轻链($b^{0,+}$AT,具有 12 个跨膜区域)通过二硫键相结合

图 1-25　rBAT/$b^{0,+}$AT 结构侧面示意图

哺乳细胞膜上异聚亚基氨基酸转运体家族的发现使我们在胱氨酸尿的分子水平上有了更深的了解。异聚亚基氨基酸转运体由两个亚单位组成，一个重单位(rBAT 和 4F2hc)和一个对应的轻单位(LAT-1，LAT-2，asc-1，y^+ LAT-1，y^+ LAT-2，xCT 和 $b^{0,+}$ AT)，两者通过二硫键相连。$b^{0,+}$ 膜转运体系统第一次是在鼠胚胎上描述的，它对于阳性或中性氨基酸是低亲和力、钠－非依赖性转运系统。动物实验表明，rBAT 能诱导非洲蟾蜍卵母细胞内的钠－非依赖性 $b^{0,+}$ 样膜转运体活性，从而转运胱氨酸和其他二碱基氨基酸。由此可看出，rBAT 和 $b^{0,+}$ AT 协同表达才可激活 $b^{0,+}$ 氨基酸转运系统，它负责肾小管上皮刷状缘的胱氨酸和二碱基氨基酸的重吸收。

在肾脏和肠内，推测 rBAT 和轻单位($b^{0,+}$ AT)通过二硫键形成二聚体，完成转运工作。原位杂交、免疫荧光等技术研究表明，rBAT 在肾小管上的表达具有明显的区域性，$S_1 > S_2 > S_3$。而 $b^{0,+}$ AT 表达则与此相反，$S_3 > S_2 > S_1$。由此可以看出，肾小管内大部分 rBAT 和 $b^{0,+}$ AT 并不协同作用。$b^{0,+}$ AT 在低亲和力转运系统中的作用很难发挥作用，因为 $b^{0,+}$ AT 只有和 rBAT 协同表达才具有完整的转运体功能。有人推测仍有一种新的与 $b^{0,+}$ AT 协作的重链分子目前未被发现。

rBAT 基因表达负责近端肾小管和肠上皮细胞刷状缘上的氨基酸转运系统活性，使其成为胱氨酸尿症的候选基因。通过基因克隆等方法，检出编码 rBAT 的基因位于 2 号染色体短臂(2p21)。Calonge 等人 1994 年首次报道该基因变异并称该变异与 I 型胱氨酸尿症有关。1996 年基因数据库命名委员会称这一基因为"Solute Carrier Family 3，Member 1"，简称为 SLC3A1。通常具有两个 rBAT 缺陷的患者不能以维持回漏的形式来弥补小管曲部未吸收的胱氨酸，而杂合子 rBAT 患者则具有一定的转运能力来保证正常的胱氨酸以及其他二硫基氨基酸排泄。这样，家庭成员中含有杂合子 rBAT 变异的成员具有正常的胱氨酸排泄量(<100 mg/24 h)，而受累的患者则会大于 350 mg/24 h。

最近的连锁分析和基因表型相关数据已经显示了基因表型不均一性的存在。1995 年 Calonge 等人对 I 型或 III 型或二者混合的胱氨酸尿症患者 rBAT 进行连锁分析，结果发现，只有 I 型与 rBAT 的变异有关，而 II 型和 III 型胱氨酸尿症则与其他位点有关。1997 年 Biceglia 等人用相似的连锁分析方法发现，III 型胱氨酸尿症基因位于 19 号染色体(19q13)上的 D19S414 和 D19S220 之间。1999 年，SLC7A9($b^{0,+}$ AT)基因被发现，通过连锁分析，测得它位于 19 号染色体(19q13)。它负责编码具有 12 个跨膜区的蛋白。后来的研究显示，SLC7A9 基因的无效变异引起约 80% 的部分显性胱氨酸尿症。

SLC7A9 变异引起的非 I 型杂合子具有一半的 $b^{0,+}$ AT 表达，而 $b^{0,+}$ AT 的低亲和力高容转运体负责近 80% 的胱氨酸重吸收，$b^{0,+}$ AT 的缺陷可引起尿胱氨酸排泄明显增加。而 SLC3A1 变异引起的 I 型杂合子具有一半的 rBAT 蛋白表达，并且此高亲和力低容转运系统负责胱氨酸的重吸收量较低亲和力系统低，故 I 型杂合子尿中胱氨酸排泄量增加不如非 I 型杂合子明显。而对于纯合子，转运体中的 rBAT 或 $b^{0,+}$ AT 几乎完全不表达，转运体功能丧失，故无论纯合子 I 型还是非 I 型尿胱氨酸浓度都非常高。

至今为止，已经有超过 100 多种 SLC3A1 基因变异被鉴定，然而其中只有 dupE5-E9 基因仅限于 I 型胱氨酸尿，其他基因变异在非 I 型胱氨酸尿中也有发现；至少 66 种 SLC7A9 基因变异被鉴定，而大多数变异在 I 型和非 I 型中共同存在。传统的 SLC3A1 基因变异引起 I 型胱氨酸尿、SLC7A9 基因变异引起非 I 型胱氨酸尿这一学说不能很好地解释这一现象，传统的 I、II、III

型分型并不能很好地与遗传学相联系，这时需要一种新的将遗传学紧密联系的分型。2002年，Dello Strologo 按基因变异原理提出一种新的分型，根据基因型将胱氨酸尿症分为以下几型：A型，两个 *SLC3A1* 隐性变异；B型，两个 *SLC7A9* 显性变异；A/B 混合型，混合（双基因）胱氨酸尿症。A组和B组的结石形成风险基本相同，但混合组的胱氨酸排泄量和结石风险比A组和B组低。这种分型的优点在于将分型与基因变异紧密结合，缺点是需要测定每位患者的基因变异，较为烦琐，临床推广困难。

SLC7A9 的基因产物是一个具有12个跨膜区域的膜蛋白。这一蛋白被命名为 $b^{0,+}$ 氨基酸转运体的 $b^{0,+}AT$。一般认为 rBAT 和 $b^{0,+}AT$ 是 $b^{0,+}$ 氨基酸转运体的亚型。前面已经提到，Palacin 等人认为，这些异二聚体是肾脏和肠上皮细胞刷状缘转运体的主要组成。*SLC7A9* 编码的跨膜蛋白具有典型的转运功能，有力的支持上一假说。最近的一项研究调查了人胱氨酸相关转运体 $hBAT1/b^{0,+}AT$ 的位置和功能特性。使用原位杂交显示与人肾脏有关的 hBAT1 编码互补 DNA（cDNA）位于19号染色体 $19q12-q13.1$，使用印迹杂交（Northern blot）和化学免疫方法来分析它的组织分布和表达，发现 HBAT1 信号主要在肾脏表达，蛋白主要位于近曲小管顶端膜。与之前兔和鼠实验结果相似，当 hBAT1 和 II 型糖蛋白 rBAT 在 COS-7 细胞内共同表达时，会明显抑制 $b^{0,+}$ 氨基酸转运系统的活性，它能通过钠非依赖性模式转运胱氨酸和其他二硫基氨基酸。虽然这些数据支持 rBAT 和 $b^{0,+}AT$ 是 $b^{0,+}$ 氨基酸转运体的亚单位这一假说，但是在近端肾小管内这些分子在不同区域的表达，对这一假说提出了质疑。rBAT 主要位于近端肾小管直部（S_3 部）刷状缘而在曲部（S_1 部）则大幅度下降，与之相反，$b^{0,+}AT$ 则在近曲小管曲部（S_1 部）表达最多。这可以解释 rBAT 和 $b^{0,+}AT$ 变异的杂合子患者临床表现程度的差异，S_1 部 $b^{0,+}AT$ 的高表达与高容量、低亲和力系统有关，它负责90%的胱氨酸重吸收。这可以解释 $b^{0,+}AT$ 变异的杂合子为什么也有胱氨酸尿症。

有一项近端肾小管胱氨酸转运体的简化模型，包括转运通道（*SLC7A9*），它与似乎是上皮细胞刷状缘通道的伴侣蛋白的亚单元（*SLC3A1*）直接相互作用。在这一模型中，一半的通道蛋白的缺失（*SLC7A9* 杂合子）会减少胱氨酸的重吸收，引起显性胱氨酸尿症。与之相反，*SLC3A1* 杂合子具有足够的 rBAT 蛋白来维持所有的转运通道，因此，临床表现正常。转运通道基因或激活蛋白（rBAT）基因的全部缺失具有相同的效果，消除所有近端肾小管的胱氨酸（和其他二碱基氨基酸）的重吸收功能。多数情况下，不可能鉴定每一位患者所有胱氨酸尿基因的变异，而且可能还存在未被发现的其他的胱氨酸尿基因。然而，Dello Strologo 等人将最近的分子遗传学数据与传统胱氨酸尿分型（基于杂合子尿胱氨酸含量）相结合，提出患者具有的所有的基因型（125/224）可以分为以下几类：（A类）两个 *SLC3A1* 隐性变异（44.6%）；（B类）两个 *SLC7A9* 显性变异（52.8%）；（A/B 混合类）混合（双基因）胱氨酸尿症（2.6%）。A类和B类的结石形成风险基本相同，但混合类的胱氨酸排泄量和结石风险比A组和B组低。

第六节　基因突变和胱氨酸结石

SLC3A1 基因编码 rBAT 亚单位，这是与A型胱氨酸尿相关的。连锁分析发现，正常 *SLC3A1* 由 45×10^4 个碱基组成，有10个外显子和9个内含子，大小从500到13 000个碱基对不等。

SLC7A9 基因编码 $b^{0,+}$ AT1 亚单位,与 B 型胱氨酸尿症相关。连锁分析显示,这个基因位于染色体 $19q12-13.1$。目前 rBAT 有超过 103 个突变被鉴定出来。报道的这些突变类型大致有以下几类:无义突变、错义突变、位点剪切、移码突变、染色体重排和缺失突变。最常见的突变是 467 位苏氨酸替换甲硫氨酸(M467T)。在 ICC 的病例组,这种突变占 A 型患者的 26.4%。这种突变导致细胞内物质转运的缺陷,阻止了 rBAT 亚单位到达顶质膜。其他的几个 *SLC3A1* 突变也会导致转运缺陷。rBAT 的突变也会影响 $b^{0,+}$ AT 的转运性质。*SLC3A1* 的遗传异质性比 *SLC7A9* 要高。

　　研究发现种族因素可影响基因突变情况。在欧洲,胱氨酸尿症是第二大常见的隐性遗传病。其次,种族可导致突变多样性丰富。例如,在欧洲的东南部和西部,胱氨酸尿症的主要突变存在明显差异;而另外一种复杂的复制突变仅存在于德国人中。*SLC7A9* 只有 66 个突变有记载。在 ICC 的病例人群中,G105R 是最常见的突变。其他常见的突变有 V170M,主要是甲硫氨酸替代了缬氨酸,这种突变最常见于利比亚的犹太人,它是转运功能全部或几乎全部丧失的 I 型表型突变之一。

　　一些错义突变与转运功能缺陷相关。最常见的五种 B 型胱氨酸尿症的突变占所有鉴定出的 *SLC7A9* 突变的 63.1%。最近,Brauers 等发现了 *SLC7A9* 外显子 3,4,5 和 6 的特异多态性,它们在胱氨酸尿症患者和对照值组之间等位基因频率的分布呈现明显差异。尽管存在差异,这些突变并不影响基因的剪切行为。这种分布可能是与基因存在的未检测到的突变相关。2005 年,Schmidt 等第一次发现胱氨酸尿症基因的一个剪切突变与一个已证实的功能性序列相关。

第七节　胱氨酸尿症相关性疾病

　　胱氨酸尿症与一些疾病相关,这些相关性可用来鉴定胱氨酸尿症的基因位点。胱氨酸尿症与张力减退-胱氨酸尿综合征有关,后者包括出生时全身肌张力减退、小部分面部缺损和发育停滞,而随着个体的生长,这些患者就会出现胱氨酸结石、生长激素缺乏、食欲旺盛和肥胖等症状。这种复杂的表型包括了 *SLC3A1* 的突变和最近发现的被称作 *PREPL* 的 oligo 肽酶的缺失。这些基因都是相关的,*SLC3A1* 位于 $2p16.3$ 而 *PREPL* 位于 $2p21$。一些个案报道和小型病例组研究已经将胱氨酸尿症和一些其他疾病联系起来了,这其中包括智力发育迟缓、凡科尼综合征、高尿酸血症、胱硫醚尿症、苯丙酮尿症、Muckle-Wells 综合症、热纳综合征、色氨酸加氧酶缺乏症和眼-脑-肾营养不良(Lowes 综合征)。

　　新生儿近端肾小管对于二碱基氨基酸的重吸收功能并不成熟,且肾小球滤过率也较成人低,所以正常儿童 95% 的胱氨酸负荷可以被重吸收。但是,胱氨酸基因变异的儿童的氨基酸转运的不成熟性被暴露。在这种情况下,一个显性胱氨酸基因(III 型)的变异就足以引起与纯合子相似的高胱氨酸尿。随着转运系统的成熟,胱氨酸排泄量可以逐渐降至杂合子范围。在多数情况下,该值低于胱氨酸的溶解度而不引起结石。所以,胱氨酸尿症的预后和分型最终定性需在 2 岁以后。

　　通过对胱氨酸尿症基因的确认,大大加深了人们对胱氨酸尿症生理基础的理解。需要重复强调的一点是,多数研究者并不能对所有的胱氨酸尿症进行基因分型,还有一些胱氨酸尿症的

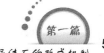

基因型仍然没有确定。此外,分子遗传分析并不是对每个病人都有效。所以,以尿表型(隐性或显性)的方式来对胱氨酸尿症家族分析是有临床意义的。通常可以合理地预测基因型和将胱氨酸尿症根据 Dello Strologo 的建议分为 A 型、B 型和 A/B 型。但是,不管父母是否具有基因型或临床表型,我们对修饰基因和/或胱氨酸结石抑制因子的理解都不足以使我们准确地预测胱氨酸结石的形成。测量尿中胱氨酸晶体数量似乎有一定的意义,但是仍需要常规泌尿系统影像来确定存在结石,并允许在侵入性操作前进行进一步的药物治疗以免尿路梗阻引起肾实质损伤。

（吕建林　周水根　徐　彦）

第六章

甲状旁腺功能亢进症与尿结石

甲状旁腺功能亢进指甲状旁腺分泌过多的甲状旁腺素（PTH）而引起的钙磷代谢失常，简称甲旁亢，主要表现为高血钙和低血磷。该病可分为原发性、继发性、散发性和假性四种。继发性甲旁亢是由各种原因引起的低血钙长期刺激甲状旁腺所致，如慢性肾衰竭，维生素 D 缺乏，肠道、肝和肾脏疾病致维生素 D 吸收不良和生成障碍。妊娠期或哺乳期妇女对钙需要量增加而得不到相应补充时，也会出现继发性甲旁亢。散发性甲旁亢系在继发性甲旁亢的基础上，甲状旁腺受到持久和强烈的刺激，增生腺体中的一个或几个可发展为自主性腺瘤，见于慢性肾衰竭。假性甲旁亢又称异位性甲旁亢，主要由肺、肾、肝、卵巢和胰腺等恶性肿瘤引起，肿瘤分泌甲状旁腺素样多肽物质或溶骨性因子或前列腺素 E 等，刺激破骨细胞，引起高钙血症。

第一节　原发性甲状旁腺功能亢进症相关性尿结石的病理生理

原发性甲状旁腺功能亢进症可引起高钙尿症和肾结石。在许多研究中，在原发性甲状旁腺功能亢进患者中，24% 的患者发展为草酸钙或磷酸钙组成的泌尿系结石，但很难确定为什么仅有部分患者发展为结石病。但有两项研究提供了一些观点：① Park 等发现，与特发性高钙尿症相比，原发性甲状旁腺功能亢进的肾结石患者血清中钙的水平更高，血液磷酸盐的水平低；② Odvina 等发现，在 131 例原发性甲状旁腺功能亢进的患者中，有 78 例伴有尿结石，伴有结石的患者比没有结石的患者排出更多的钙，分别为 343 mg/d 和 273 mg/d，并且伴有结石的患者有更高的尿草酸钙和磷酸氢钙的饱和度。这些研究说明，在原发性甲状旁腺功能亢进患者形成尿结石的风险与高尿钙有关。高钙尿症是导致结石形成的重要因素，但导致肾结石形成的原因目前还不清楚，磷灰石在集合管中沉积是危险因素之一。高钙尿症是肾结石形成的强大的易感生长因子之一。

原发性甲状旁腺功能亢进症的发病率，在欧美国家多采用血钙筛选检查结果，有报道可达 1%。我国的自然发病率尚不明。该病女性较男性多见，女与男之比例为（2～4）∶1。尸体病理检查的资料表明，老年人中约 7% 有甲状旁腺腺瘤。有报告显示，颈部放射治疗后良性或恶性甲状旁腺和甲状腺瘤发生率为 11%～25%。有的家族中父女、母子、兄妹均患此病。故本病的发生与放射性照射和遗传的关系需进一步研究。原发性甲旁亢有腺瘤、增生和腺癌三种。腺瘤最多见，占 78%～90%，大多为单个腺瘤，少数有 2 个或 2 个以上腺瘤；增生占 10%～20%，多数 4 个甲状旁腺腺体都增生肥大。至今尚无明确区分腺瘤和增生的形态标准。甲状旁腺功能亢进典型症状为4S(moans,groans,stones and bones),即悲叹、呻吟、结石、骨病。

原发性甲状旁腺功能亢进症(PHPT)是常见的内分泌疾病,患者血清钙和甲状旁腺素(PTH)水平升高。大部分甲状旁腺功能亢进症源于甲状旁腺的肿瘤,可以进行手术切除或者微创治疗。在美国以及世界上很多国家,大部分甲状旁腺功能亢进症患者都是无症状的,他们没有任何与PHPT或高钙血症有关的症状和体征。原发性甲旁亢的主要病理生理变化是PTH分泌过多。PTH过多使骨质溶解,骨钙释放入血,肾小管和肠道重吸收钙的能力加强,故血钙增高。当血钙升高超过肾阈值时,尿钙排出增多。磷酸钙和草酸钙盐容易沉积而形成泌尿系结石及肾钙化;10%~70%的病人有肾绞痛、血尿、尿砂石等症状,欧美病人有此组症状者比我国多。该病易发生尿路感染,导致肾功能损害,晚期发展成为尿毒症并引起高血压。由于高血钙、高尿钙,因此有溶质性多尿、多饮。PTH过多,骨质溶解加速,骨质普遍性脱钙,长期进展则出现全身性纤维囊性骨炎,我国甲旁亢病人骨骼病变的发生比欧美患者多且严重,可能与我国居民饮食中钙含量较低有关(图1-26)。

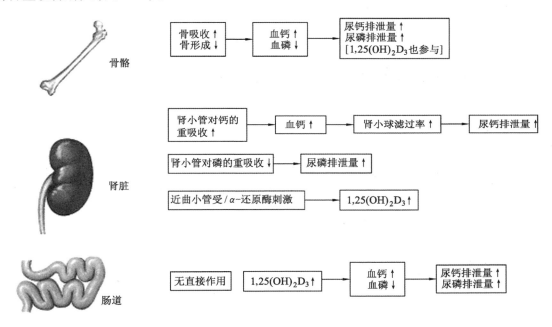

图1-26 PTH的作用与尿路结石

(吉田修,尿石症及泌尿男生殖系感染,2006)

甲旁亢可单独表现为单纯高血钙或泌尿系统结石或骨骼病变,或两组、三组症状同时存在。自采用血钙作为本病的筛选手段后,发现约40%的病人为无症状的高钙血症。PTH过多能降低肾小管对磷的重吸收,因此尿磷增多,血磷降低,磷呈负平衡,磷的亏损也由骨骼组织承担。PTH过多使破骨细胞活性增强,同时成骨细胞活性也增强,成骨细胞分泌碱性磷酸酶增多,造成血碱性磷酸酶升高。原发性甲旁亢手术切除成功后,高血钙和高尿钙便可得以纠正,不再形成新的泌尿系统结石。但已形成的结石不会消失,已造成的肾功能损害和高血压也不易恢复。

现在已经广泛认识到正常血钙PHPT通常表现为,血清总钙和游离钙都在正常范围而PTH却升高,需首先排除PTH升高的继发因素如维生素D缺乏和高尿钙。这些患者并非如无症状的高钙血症患者一样被偶然发现，而一般是绝经后妇女在检查骨骼健康或骨质疏松时发现。这些患者是否以及何时转化为典型的 PHPT 尚在研究。可以预见，只有一部分 PHPT 患者会出现明显的高钙血症。PTH 对肾脏的生理作用是促进肾小管对钙的重吸收。很多患者的尿钙处于正常高值或者偏高，是由于高钙血症导致肾小球滤过增多。正常钙饮食的情况下，计算尿钙的含量可以用来评估 PHPT，但是尿钙并不能预测肾结石的发生。当然，PHPT 评估中还是要包括尿钙以及其他结石的危险因素。如果存在高钙血症时测量 24 h 尿钙对手术具有指导意义。

甲旁亢患者维生素 D 缺乏在美国非常普遍。由于维生素 D 对甲状旁腺功能的抑制作用，所以维生素 D 缺乏时会导致继发性甲状旁腺功能亢进症。PTH 可以促进 25-二羟维生素 D 转化为 1,25-二羟维生素 D_3，所以可以推测 PHPT 患者更容易发生维生素 D 缺乏。另外，维生素 D 缺乏 [低水平的 25-二羟维生素 D] 可能加剧原发性甲状旁腺功能亢进症，因为维生素 D 对甲状旁腺功能的抑制作用减弱。现在认识到维生素 D 缺乏的患者原发性甲状旁腺的功能是活跃的。在发展中国家维生素 D 缺乏更为普遍，故原发性甲状旁腺功能亢进症的症状更为明显。虽然没有证据显示 PHPT 患者的高尿钙是肾结石的危险因素，但是目前仍认为 24 h 尿钙可以用来排除家族性低尿钙性高钙血症（FHH）。

第二节　原发性与继发性甲状旁腺功能亢进症相关性结石的区别

高钙尿是草酸钙结石的一种常见风险因子，血清 PTH 的升高与再吸收性高钙尿和肾性高钙尿有关。然而再吸收性高钙尿患者的血清 PTH 是正常或偏低的，再吸收性高钙尿或原发性甲状旁腺功能亢进源于甲状旁腺腺瘤或增生导致的 PTH 产生过多。肾性高钙尿表现为肾小管对钙的丢失，随后刺激 PTH 的分泌；该类属于继发性甲状旁腺功能亢进。区分原发性和继续性甲状旁腺功能亢进是一个挑战，因为血清 PTH 在这两种情况中均是升高的，且血钙水平也升高或正常。

虽然这两种疾病均能引起高钙尿，但是它们的治疗方案是完全不同的。

原发性甲旁亢常见于：① 甲状旁腺瘤（86.5%）；② 甲状旁腺增生（13.3%）；③ 甲状旁腺癌（罕见）。

继发性甲旁亢：血钙降低→甲状旁腺激素（PTH）升高，表现为：① 血氯与血磷比值大于 30；② 尿液中尿磷升高、尿钙降低；③ 血清出现三高一低，即高血钙、高 AKP、高血氯、低血磷。

原发性甲状旁腺功能亢进需内分泌外科来移除甲状腺腺瘤，而对于肾漏引起的继发性甲状旁腺功能亢进，则需长时间服用噻嗪类利尿剂。再吸收性和肾性高钙尿均导致结石患者的 PTH 升高，在此我们提出一种简单而可靠的方法来区别二者：噻嗪类利尿负荷试验。

对于患有高钙尿、血清 PTH 升高且高钙尿原因不明的患者，给予氢氯噻嗪 25 mg 口服，每天 2 次，服用 2 周。测定服药前和服药后 2 周的血清 PTH 水平。对于原发性甲状旁腺功能亢进、甲状旁腺腺瘤或增生的患者，甲状旁腺分泌异常，血清 PTH 升高，且不受噻嗪类利尿剂的影响（即使是短程治疗）。因此，PTH 在服药前和服药后均是升高的。对于肾性高钙尿患者，噻嗪类利尿负荷试验后血钙水平恢复正常，随后血清 PTH 也下降至正常水平。有文献也证实了这类患者在短期服用噻嗪类利尿剂后血清 PTH 能降至正常。根据噻嗪类利尿负荷试验的结果，对于原发性

甲状旁腺功能的亢进患者,泌尿外科医生仅需对其行内分泌评估,随后行内分泌外科干预。而对于因肾漏引起的继发性甲状旁腺功能亢进,则需采用长程噻嗪类利尿剂治疗,这样可以避免不必要的内分泌评估(图1-27)。

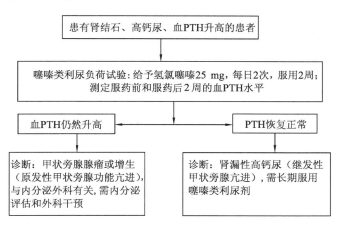

图 1-27　原发与继发性甲旁亢的结石患者间的区别

　　理论上,噻嗪类利尿负荷试验会引起急性甲状旁腺病(甲状旁腺危象),即一种以血钙和PTH升高为特征的综合征,需要紧急处理。症状包括疲劳、不适、虚弱、神志改变、昏迷(很少)、恶心、呕吐、便秘、背部疼痛、肌肉疼痛、烦渴、多尿、骨痛和心律不齐。甲状旁腺危象很少发生,据报道,仅在不到2%的原发性甲状旁腺功能亢进的患者中发生。噻嗪类利尿负荷试验不能用于慢性肾脏功能不全的患者,因为GFR下降会提高血清PTH水平,使结果判断困难。最后,我们不确定更短程的噻嗪类利尿负荷试验是否也能达到类似结果。将来的研究可能在更短的时间内就能区分原发性甲状旁腺功能亢进和肾性高钙尿引起的甲状旁腺功能亢进。

　　噻嗪类利尿负荷试验能有效地区分再吸收性高钙尿(原发性甲状旁腺功能亢进)和肾性高钙尿(继发性甲状旁腺功能亢进)。在噻嗪类利尿负荷试验后,泌尿外科医生可以自信地对PTH仍升高的患者进行诊断,并使该类患者的管理合理化。

（周水根　徐　彦）

第七章

远端肾小管性酸中毒性尿结石

肾小管性酸中毒(renal tubular acidosis,RTA)自 1936 年首次报告以来,逐渐引起人们的重视。肾小管性酸中毒是一种以肾小管酸化功能障碍为主的综合征,具有高氯性代谢性酸中毒的特点。RTA 多属常染色体显性遗传病,亦可继发于其他损害肾小管的疾病。过去认为,RTA 少见,但随着对该病病理生理的了解及各种检查手段的应用,有关 RTA 的报道逐渐增多。肾小管性酸中毒的特征是由近端肾小管重吸收碳酸氢盐障碍及/或远端肾小管排氢离子功能障碍,而致发生持续性代谢性酸中毒。按肾小管受损的部位可分为近端和远端肾小管性酸中毒;按病因可分为原发性和继发性肾小管性酸中毒;按是否合并全身代谢性酸中毒可分为完性与不完全性肾小管性酸中毒。20 世纪 30 年代就有人注意到,婴儿患双肾钙化与高氯性酸中毒有关,此后 Lightwood 证实了 RTA 可引起婴儿肾钙化。RTA 引起肾结石形成的病例报道也随之增多。

第一节 远端肾小管性酸中毒的病理生理

RTA 可导致肾钙化及肾结石形成,严重者可导致肾衰而死亡。由于患 RTA 时,肾小球功能正常或损害较轻,为了维持体液中的阳离子和阴离子的对等,肾脏会代偿性地大量重吸收氯,导致血清氯浓度升高,形成高血氯性酸中毒,而阴离子间隙是正常的。一般认为,RTA 最少有 4 个类型:1 型和 2 型常为遗传性;3 型罕见,是 1 型和 2 型的混合型;4 型为获得性。

远端肾小管性酸中毒(distal renal tubular acidosis,DRTA),亦称经典型 RTA,是由远端肾小管酸化功能障碍引起的,主要表现为管腔与管周液间无法形成高浓度 H^+ 梯度。远端肾小管酸化尿液的作用不同于近端肾小管,对 HCO_3^- 重吸收作用不同,在酸化过程中仅重吸收剩下的 HCO_3^- 形成 1/3 的可滴酸。其主要形式是分泌 H^+,使 NH_4^+ 形成增多,最终将体内产生的酸排出体外。远端肾小管细胞的功能和形态可分两类:① 主细胞:与分泌 K^+ 和重吸收 Na^+ 有关,对酸化过程不起直接作用;② α 细胞(闰细胞,intercalated cell):与分泌 H^+ 有关,直接参与酸化过程。该细胞分泌 H^+ 依赖于 H^+ – ATP 酶(即氢泵)与 Na^+ 无直接关系。细胞内有大量 Ⅱ 型碳酸酐酶(CA),将分泌 H^+ 后产生的 OH^- 与 CO_2 结合生成 HCO_3^-,通过管周 Cl^-、HCO_3^- 交换系统使 HCO_3^- 重吸收。远端肾小管泌氢大部分通过与氨形成 NH_4^+,主要在近端肾小管内由谷氨酸脱氨后生成,再与 H^+ 结合形成 NH_4^+ 而分泌入小管腔。在髓袢升支粗段可主动重吸收 NH_4^+。远端肾小管主要通过 H^+ 泵主动分泌 H^+,NH_3 主要通过跨膜浓度差被动弥散进入管腔从而使 NH_3

浓度升高。NH_3 与 H^+ 结合形成 NH_4^+，再与管腔中的强酸盐（如 $NaCl$、Na_2SO_4 等）所解离的 Na^+ 交换，并结合为 NH_4Cl、$(NH_4)_2SO_4$ 等从尿中排出；Na^+ 进入细胞内，重吸收入血液，从而达到泌 H^+、酸化尿及生成碳酸氢钠，使尿 pH 下降到 $4.5 \sim 5.5$，比血 pH 低 $2 \sim 3$ 个 pH 单位。

皮质集合管是 Na^+ 与 H^+、K^+ 交换的部位，其 H^+ 泵分泌速率受管腔中电位的影响。在醛固酮的作用下，小管液中 Na^+ 被重吸收，腔内形成负电位促使 H^+、K^+ 沿电位差向管腔中分泌。髓质集合管无 Na^+ 重吸收，H^+ 分泌是对抗电梯度进行的腔内呈正电位，其净 HCO_3^- 重吸收速率比皮质集合管大 10 倍左右。正常时，远端肾小管上皮细胞间紧密连接，分泌至管腔中的 H^+ 不易反漏，因而能维持肾小管腔与血液间陡峭的 H^+ 浓度梯度，使该部尿液 pH 降至 6.0 以下。当远端小管和集合管主动排泄 H^+ 和维持 H^+ 梯度的功能下降，尿酸化出现障碍。人体每日代谢过程中的酸性代谢产物不能完全排出，导致血浆 HCO_3^- 下降而 Cl^- 代偿性地增高，从而发生高氯性酸中毒。尿酸化障碍可因以下机制引起肾小管酸中毒。

（1）H^+ 泵的缺陷：由先天性或获得性损伤引起 H^+ 泵功能障碍时均使 H^+ 分泌减低。当有酸中毒或静脉输入硫酸钠时尿液不能酸化，尿 pH 平均 >5.5。给 $NaHCO_3$ 或磷酸盐时，尿 P_{CO_2} 亦不能升高大于 10 mmol/L。

（2）依赖电压的 H^+ 转运缺陷（defect of voltage-dependent hydrogen transport）：远端肾小管必须重吸收 Na^+ 使管腔产生负电位差，H^+ 才分泌，若远端肾单位 Na^+ 的重吸收障碍或 Cl^- 重吸收增加则使管腔内负电位差降低，尽管 H^+ 泵功能正常也不能刺激 H^+ 分泌，同时 K^+ 的排出也发生障碍，因一部分 K^+ 是由 Na^+-K^+ 被动交换排泌的，此类病人有高血钾及高尿钠，由于病人的醛固酮分泌正常或增高，$NaHCO_3$ 负荷时尿 P_{CO_2} 并不升高，此类属高血钾 4 型 RTA。

（3）酸的回漏（acid backleak）：只发现于应用两性霉素 B 的病人，有远端 HCO_3^- 回漏至肾小管细胞，$NaHCO_3$ 负荷时尿 P_{CO_2} 低。

（4）碳酸氢盐的分泌增加（increased bicarbonate secretion）：集合管也有分泌 HCO_3^- 的功能，如 HCO_3^- 分泌过多可引起 DRTA。这种缺陷表现在当 $NaHCO_3$ 负荷时尿 P_{CO_2} 升高，肾小管内 HCO_3^- 增多，H_2CO_3 和 CO_2 生成亦增加。

（5）羟基处理功能缺陷（defect in hydroxyl disposal）：一般情况下体内的水可产生 OH^- 和 H^+，OH^- 在肾小管细胞内由碳酸酐酶的作用与 CO_2 结合形成 HCO_3^-，释放出 H^+。HCO_3^- 产生后立即被重吸收，当碳酸酐酶缺乏时近端和远端尿酸化同时出现障碍，产生混合型肾小管性酸中毒。

（6）H^+ 分泌速率依赖缺陷（rate-dependent defect in H^+ secretion）：当 H^+ 分泌速率减慢不足以维持远端肾小管腔内陡峭的 H^+ 浓度梯度时，尿酸化发生障碍。此时特点为：$NaHCO_3$ 负荷时尿 P_{CO_2} 不上升，但严重酸中毒时尿酸化可正常，尿 pH 可低于 5.5。此类病人常不出现代谢性酸中毒。实际上 H^+ 分泌速率减慢常是远肾单位多种尿酸化缺陷的早期表现，现在称为不完全性 Ⅰ 型肾小管酸中毒。

第二节　远端肾小管性酸中毒的成石机制

远端肾小管排氢离子障碍，在管腔液与管周液之间不能建立适当的氢离子梯度差，引起高氯血性代谢性酸中毒，尿 pH 不降至 6.0 以下。由于肾小管排氢离子障碍，氢离子潴留体内，氢离子呈正平衡，血内缓冲碱下降，血浆二氧化碳结合力降低，体内呈代谢性酸中毒，远端小管 H^+-Na^+ 交换增加，K^+、Na^+、HCO^- 从尿液中排出量增加，继发醛固酮分泌增多，重吸收 Na^+、Cl^- 增多，于是引起高血氯性代谢性酸中毒及低血钾。尿铵和可滴定酸形成减少，重吸收枸橼酸盐增多，尿呈碱性，尿 pH 不能降至 6.0 以下，钾的损失可加重肾脏浓缩功能损伤，肾脏对水的重吸收受损，结果排泄低渗尿和多尿。机体在长期慢性酸中毒时，骨钙动员增加，虽增加了缓冲碱，但同时也促使尿钙排出。于是血钙降低，引起继发性甲状旁腺功能亢进，进一步动用骨钙和磷，并增加尿磷排出，产生高尿磷、低血磷和高尿钙。钙磷不能沉着于骨，导致骨质疏松或骨软化。

酸中毒时肾小管重吸收枸橼酸盐增加而致低枸橼酸尿，促使结石形成。碱性尿又利于钙盐沉积于肾髓质，形成肾髓质钙化或结石。肾钙化和肾结石形成是高尿钙、高尿 pH、高尿磷及低枸橼酸尿综合作用的结果，且形成的结石是磷酸钙和草酸钙的混合结石。肾钙化和肾结石的形成，加重了肾小管的损伤，易发生继发感染及间质性肾炎，进一步使肾脏受损，发展为肾功能不全。对不典型病例或不完全远端型肾小管性酸中毒需做氯化铵负荷试验。氯化铵负荷试验是检查远端肾小管分泌氢离子的能力。正常人服用一定量的氯化铵药物后致使机体产生代谢性酸中毒时，远端肾小管加强分泌氢离子、产氨及重吸收 HCO_3^- 等功能，以酸化尿液，排出氢离子而维持机体的酸碱平衡。远端肾小管泌酸功能障碍时，尿 pH 在 5.5 以上。该试验用于诊断不完全性远端型肾小管性酸中毒，完全性远端型肾小管酸中毒已有明显的代谢性酸中毒，所以不应该做此试验。

（1）尿铵测定：正常人每日尿排 NH_4^+ 量约为 40 mmol/d，肾功能正常而有代谢性酸中毒时尿 NH_4^+ 排出可增高达 300 mmol/d。当肾小管酸中毒时尿 NH_4^+ 不增加，有助于 DRTA 的诊断，尿 NH_4^+ 排量 <40 mmol/d 提示肾小管排泌 H^+ 障碍。

（2）氯化铵负荷试验：氯化铵负荷试验可分为短程试验和长程试验两种方法，临床上常用短程试验。方法是：按每千克体重口服氯化铵 0.1 g，1 h 内服完，以后每小时间隔留尿 1 次，共 5 次，每次留尿后可适当饮水（成人可饮水 200~300 mL）。服药前及服药后 3 h 分别取血测 pH 和 HCO_3^- 浓度，以了解酸中毒程度。测定每小时尿 pH。远端肾小管酸化功能正常时，尿 pH 可降到 5.5 以下，如尿 pH >5.5，则说明远端肾小管酸化尿功能障碍，为试验阳性。

（3）碳酸氢钠负荷试验：静脉注射 7.5% $NaHCO_3$，以 1~2 mL/min 的速度滴入，每 15~30 min 直立位排尿 1 次，测尿 pH 和 P_{CO_2}，直到连续 3 次尿 pH 均达到 7.8 以上为止。在 2 次尿中间取血测血 P_{CO_2}。也可采用口服法：在试验日晚间禁水，分次口服 $NaHCO_3$ 200 mmol。次日晨同时收集尿液，取血测 P_{CO_2}。正常情况下尿 HCO_3^- 增高到 150 mmol/L 或尿 pH >7.80 时，尿 P_{CO_2} 应大于 9.31 kPa（70 mmHg）或超过血 P_{CO_2} 2.66 kPa（20 mmHg），若尿与血 P_{CO_2} 之差小于 15 mmHg 时，高度提示 DRTA。

（4）硫酸钠负荷试验：试验前数日开始低盐饮食（Na 摄入量 20 mmol/d，连续 3 d），试验前

12 h 口服 9α-氟氢考地松 1 mg 或在试验前 12 h 及 4 h 二次注射去氧皮质酮（DOCA）5 mg 后，开始静脉注射 4% Na$_2$SO$_4$ 500 mL 于 40 ~ 60 min 内滴入（儿童可酌减量如 7 ~ 10 mL/kg），注射完后收集 2 ~ 3 h 尿测尿 pH，正常人 pH 应 <5.5，若尿 pH >5.5 则为异常。本试验有助于 DRTA 发病机制的鉴别。

第三节　远端肾小管性酸中毒组织病理学变化

肾小管酸中毒患者结石形成的肾组织变化主要表现为肾髓质内层集合管（IMCD）和 BD 管经常被大量的磷灰石结晶堵塞，被堵塞的小管严重扩张，上皮细胞被破坏，其周围的间质发生炎症和纤维化。在皮质层，与正常对照组相比，肾单位丢失非常明显。这种病理表现与原发性草酸钙（CaO$_x$）结石患者的表现完全不同，原发性草酸钙结石疾病缺少皮质异常的任何证据，其唯一的髓质异常是间质碳灰石沉积，即所谓的 Randall 斑。

近半的磷酸钙结石含磷酸氢钙（BR），其主要成分是磷灰石，但是关于磷灰石结石形成的肾脏病理学我们知道的甚少。一些有 DRTA 的症状，包括阴离子间隙正常型代谢性酸中毒以及 pH 不能随着外源性酸的需求而相应地下降所导致的碱性尿和由于肾脏失钾所导致的低钾血症。一种可能的假设是，DRTA 作为一种特殊形式的肾功能不全，显示出其独特的病理学特征，但现有的知识不够完备。DRTA 患者肾乳头组织广泛纤维化，而磷酸氢钙结石可导致局灶性肾乳头病变，纤维化仅在充满结晶的 IMCD 和 BD 管周围形成。肾白斑（间质磷灰石沉积）在 DRTA 患者中非常稀疏。可能 DRTA 的多尿症减少了白斑的产生。

在遗传性 DRTA 中最初的损害被定义为弥散性的，所有肾单位酸化异常，早期发生系统性酸中毒，由于肾小管液 pH 异常升高，磷灰石沉积在所有小管内形成。干燥综合征、系统性红斑狼疮、质子调节的免疫介导损伤等疾病也可导致弥漫性病变。Feest 等对 10 例 DRTA 患者进行皮质活检发现，7 例患者有免疫性疾病，3 例没有。有免疫性疾病的患者中，肾小球硬化和肾小管萎缩明显，其中 5 例有肾钙质沉着及显著的间质纤维化。Pasternack 和 Linder 研究了 4 例患者发现远端肾小管周围有单核细胞的间质浸润。其中 1 例患者表现为肾小球透明样变伴肾小管萎缩和间质纤维化及中度小管内钙质沉积。一项对 49 例免疫介导性疾病患者的研究显示，肾脏存在超微改变，但没有明确提到 DRTA 的情况。几项关于干燥综合征引起的 DRTA 的研究证实参与 H$^+$-ATP 酶活性的润细胞染色完全丧失。染色的缺失在仅有干燥综合征的患者中出现，也在未知病因的 DRTA 患者中出现。

（吕建林　周水根　徐　彦）

参考文献

1. Babic-Ivancic V, Furedi-Milhofer H, Brown WE, Gregory TM. *Precipitation diagrams and solubility of uric acid dihydrate*. J Crystal Growth. 1987, 83:581 – 587.

2. Barbey F, Joly D, Rieu P, Mejean A, Daudon M, Jungers P. *Medical treatment of cystinuria: Critical reappraisal of*

long-term results. J Urol. 2000,163:1419 – 1423.

3. Daudon M, Traxer O, Conort P, et al. *Type 2 diabetes increases the risk for uric acid stones.* J Am Soc Nephrol. 2006,17(7):2026 – 2033.

4. Ekeruo WO, Tan YH, Young MD, et al. *Metabolic risk factors and the impact of medical therapy on the management of nephrolithiasis in obese patients.* J Urol. 2004,172(1):159 – 163.

5. Evan AP. *Physiopathology and etiology of stone formation in the kidney and the urinary tract.* Pediatr Nephrel. 2010, 25(5):831.

6. Goodyer P, Clow C, Reade T, Girardin C. *Prospective analysis and classification of patients with cystinuria identified in a newborn screening program.* J Pediatr. 1992,122:568 – 572.

7. Grases F, Ramis M, Villacampa AI, Costa-Bauza A. *Uric acid urolithiasis and crystallization inhibitors.* Urol Int. 1999,62:201 – 204.

8. Hossain RZ, Ogawa Y, Hokama S, et al. *Urolithiasis in Okinawa, Japan: a relatively high prevalence of uric acid stones.* Int J Urol. 2003,10(8):411 – 415.

9. Lemieux G, Vinay P, Gougoux A, et al. *Relationship between the renal metabolism of glutamine, fatty acids and ketone bodies.* Curr Probl Clin Biochem, 1977,8:379 – 388.

10. Leusmann DB. *A classification of urinary calculi with respect to their composition and micromorphology.* Scand J Urol. 1991,25:141 – 450.

11. Pak CY, Holt K, Zerwekh JE. *Attenuation by monosodium urate of the inhibitory effect of glycosaminoglycans on calcium oxalate nucleation.* Invest Urol. 1979,17(2):138 – 140.

13. Pak CYC, Barilla D, Holt K, et al. *Effect of oral purine load and allopurinol on the crystallization of calcium salts in urine of patients with hyperuricosuric calcium urolithiasis.* Am J Med. 1978,65:593 – 599.

14. Pritchard JB, Miller DS. *Mechanisms mediating renal secretion of organic anions and cations.* Physiol Rev. 1993, 73:765 – 796.

15. Saadi I, Chen XZ, Hediger M, et al. *Molecular genetics of cystinuria: Mutation analysis of SLC3A1 and evidence for another gene in the type I (silent) phenotype.* Kid Int. 1998,54:48.

16. Sadi MV, Saltzman N, Feria G, Gittes R. *Experimental observation on dissolution of uric acid calculi.* J Urol. 1985,134:575 – 579.

17. Scriver CR, Clow C, Reade T, et al. *Ontogeny modifies expression of cystinuria genes: implications for counseling.* J Peds Pediatr. 1985, 106:411.

18. Sloand J, Izzo JL. *Captopril reduces urinary cystine excretion in cystinuria.* Arch Intern Med. 1987, 147: 1409 – 1412.

19. Abdelhadi M, Nordenstrom J. *Bone mineral recovery after parathyroidectomy in patients with primary and renal hyperparathyroidism.* J Clin Endocrinol Metab. 1998,83:3845 – 3851.

20. Abramson RG, Lipkowitz MS. *Evolution of the uric acid transport mechanism in vertebrate kidney: basic principles in transport.* Basel Switzerland:Karger. 1990, 115 – 153.

21. Asplin JR. *Uric acid nephrolithiasis.* Semin Nephrol. 1996,16:412 – 424.

22. Asselman M, Verkoelen CF. *Crystal-cell interaction in the pathogenesis of kidney stone disease.* Curr Opin Urol. 2002,12:271 – 276.

23. Assimos DG, Leslie SW, Ng C, Streem SB,Hart LJ. *The impact of cystinuria on renal function.* J Urol. 2002,168: 27 – 30.

24. Backov R, Khan SR, Mingotaud C, et al. *Precipitation of calcium oxalate monohydrate at phospholipid monolayers.*

J Am Soc Neph. 1999, 10: S359 - S363.

25. Backov R, Lee CM, Khan SR, et al. *Calcium oxalate monohydrate precipitation at phosphatidylglycerol langmuir monolayers.* Langmuir. 2000, 16: 6013 - 6019.

26. Baggio B, Gambaro G, Marchini F, et al. *Correction of erythrocyte abnormalities in idiopathic calcium-oxalate nephrolithiasis and reduction of urinary oxalate by oral glycosaminoglycans.* Lancet. 1991, 338: 403 - 405.

27. Baggio B, Marzaro G, Gambaro G, et al. *Glycosaminoglycan content, oxalate self-exchange and protein phosphorylation in erythrocytes of patients with "idiopathic" calcium oxalate nephrolithiasis.* Clin Sci, 1990, 79: 113 - 116.

28. Begun FP, Foley WD, Peterson A, et al. *Patient evaluation: laboratory and imaging studies.* Urol Clin North Am. 1997,2:97 - 116.

29. Bergman RN, Ader M. *Free fatty acids and pathogenesis of type 2 diabetes mellitus.* Trends Endo Metab. 2000,9: 351 - 356.

30. Bilezikian JP, Silverberg SJ, Gartenberg F, et al. *Clinical presentation of primary hyperparathyroidism. In:* Bilezikian JP, ed. *The parathyroids: basic and clinical concepts.* New York: Raven Press. 1994,457 - 470.

31. Bilezikian JP. *Surgery or no surgery for primary hyperparathyroidism.* Ann Intern Med. 1985,102:402 - 403.

32. Broer S, Wagner CA. *Structure-function relationships of heterodimeric amino acid transporters.* Cell Biochem Biophys. 2002,36:155 - 168.

33. Cameron MA, Maalouf NM, Adams-Huet B, et al. *Urine composition in type 2 diabetes: predisposition to uric acid nephrolithiasis.* J Am Soc Nephrol. 2006,17(7):1422 - 1428.

34. Cao L-C, Jonassen Honeyman TW, Scheid C. *Oxalate-induced redistribution of phosphatidylserine in renal epithelial cells, implication for kidney stone disease.* Am J Nephrol. 2001, 21: 69 - 77.

35. Cerini C, Geider S, Dussol B, et al. *Nucleation of calcium oxalate crystals by albumin: involvement in the prevention of stone formation.* Kidney Intl. 1999, 55: 1776 - 1786.

36. Cha SH, Sekine T, Fukushima JI, et al. *Identification and characterization of human organic anion transporter 3 expressing predominantly in the kidney.* Mol Pharmacol. 2001,59:1277 - 1286.

37. Coe FL, Favus MJ. *Does mild, asymptomatic hyperparathyroidism require surgery?* N Engl J Med. 1980,302:224 - 225.

38. Coe FL, Strauss AL, Tembe V, et al. *Uric acid saturation in calcium nephrolithiasis.* Kidney Inter. 1980,17:662 - 668.

39. Coe FL, Evan AP, Worcester EM, et al. *Three pathways for human kidney stone formation.* Urol Res. 2010,38(3): 147 - 160.

40. Cohen TD, Streem SB, Hall P. *Clinical effect of captopril on the formation and growth of cystine calculi.* J Urol. 1994,154:164 - 166.

41. Cruz Guerra NA, Gomez Garcia MA, et al. *Silica urolithiasis: report of a new case.* Actas Urol Esp. 2000, 24(2): 202.

42. Daudon M, Cohen-Solal F, Barbey F, et al. *Cystine crystal volume determination: A useful tool in the management of cystinuric patients.* Urol Res. 2003,31:207 - 211.

43. Daudon M, Lacour B, Jungers P. *High prevalence of uric acid calculi in diabetic stone formers.* Nephrol Dial Transplant. 2005,20(2):468 - 469.

44. De Duve C, Baudhuin P. *Peroxisomes.* Physiol Rev. 1966,46:323 - 357.

45. De Water R, Leenen PJM, Noordermeer C, et al. *Macrophages in nephrolithiasis: cytokine production induced by binding and processing of calcium oxalate crystals.* Am J Kidney Dis. 2001, 38: 331 - 338.

46. Dean C, Kanellos J, Pham H, et al. *Effects of inter-alpha-inhibitor and several of its derivatives on calcium oxalate crystallization in vitro.* Clin Science. 2000, 98: 471.

47. Deganello S. The uric acid-whewellite association in human kidney stones. Scanning Electron Microsc. 1985,4: 1545 – 1550.

48. Dello Strologo L, Pras E, Pontesilli C, et al. *Comparison between SLC3A1 and SLC7A9 cystinuria patients and carriers: a need for a new classification.* J Am Soc Nephrol. 2002,13:2547 – 2553.

49. Drach GW. *Secondary and miscellaneous stones.* Urol Clin North Am. 2000, 27: 269 – 273.

50. Durrbaum D, Rodgers AL, Sturrock ED. *A study of crystal matrix extract and urinary prothrombin fragment 1 from a stone prone and stone free population.* Urol Res. 2001, 29: 83 – 88.

51. Dussol B, Geider S, Lilova A, et al. *Analysis of the soluble organic matrix of five different kidney stones: Evidence for a specific role of albumin in the constitution of stone protein matrix.* Urol Res. 1995, 23: 45 – 51.

52. Enomoto A, Kimura H, Chairoungdua A, et al. *Molecular identification of a renal urate anion exchanger that regulates blood urate levels.* Nature. 2002,417(6887):447 – 452.

53. Fasano JM, Khan SR. *Intratubular crystallization of calcium oxalate in the presence of membrane vesicles: an in vitro study.* Kid Int. 2001, 59: 169 – 178.

54. Feliubadalo L, Arbones ML, Manas S, et al. *SLC7A9-deficient mice develop cystinuria non-I and cystine urolithiasis.* Hum Mol Genet. 2003,12:2097 – 2108.

55. Fellstrom B, Danielson BG, Karlstrom B, et al. *The influence of a high dietary intake of purine-rich animal protein on urinary urate excretion and supersaturation in renal stone disease.* Clin Sci. 1983,64(4):399 – 405.

56. Finalyson B, Reid F. *The expectation of free or fixed particles in urinary stone disease.* Invest Urol. 1978, 15: 442 – 448.

57. Finlayson B, Smith A. *Stability of first dissociable Ht of uric acid.* J Chem Eng Data. 1974,19:94 – 97.

58. Fjellstedt E, Harnevik L, Jeppsson JO, et al. *Urinary excretion of total cystine and the dibasic amino acids arginine, lysine and ornithine in relation to genetic findings in patients with cystinuria treated with sulfhydryl compounds.* Urol Res. 2003,31:417 – 425.

59. Fleury C, Mignotte B, Vayssiere JL. *Mitochondrial reactive oxygen species in cell death signaling.* Biochimie. 2002, 84:131 – 141.

60. Font MA, Feliubadalo L,et al. *International cystinuria consortium: functional analysis of mutations in SLC7A9, and genotype-phenotype correlation in non-type I cystinuria.* Hum Mol Genet. 2001,10:305 – 316.

61. Goodyer P, Saadi I, On P,et al. *Cystinuria subtype and the risk of nephrolithiasis.* Kidney Int. 1998,54:56 – 61.

62. Grases F, Costa-Bauza A, March JG, So hnel O. *Artificial simulation of renal stone formation. Influence of some urinary components.* Nephron. 1993;65:77 – 81.

63. Grases F, Ramis M, Costa-Bauza A. *Effects of phytate and pyrophosphate on brushite and hydroxyapatite crystallization-Comparison with the action of other polyphosphates.* Urol Res. 2000, 28: 136 – 140.

64. Grover PK, Moritz RL, Simpson RJ, Ryall RL. *Inhibition of growth and aggregation of calcium oxalate crystals in vitro, a comparison of four human proteins.* Eur J Biochem. 1998, 253: 637 – 644.

65. Grover PK, Ryal RL, Marshall VR. *Dissolved urate promotes calcium oxalate crystallization: epitaxy is not the cause.* Clin Sci. 1993,85:303 – 307.

66. Grover PK, Ryall RL. *Effect of prothrombin and its activation fragments on calcium oxalate crystal growth and aggregation in undiluted human urine in vitro: relationship between protein structure and inhibitory activity.* Clin Sci. 2002, 102: 425 – 434.

67. Grover PK, Ryall RL. *Inhibition of calcium oxalate crystal growth and aggregation by prothrombin and its fragments in vitro, relationship between protein structure and inhibitory activity.* Eur J Biochem. 1999, 263: 50 – 56.

68. Gunes A, Ugras MY, Yilmaz U, et al. *Percutaneous nephrolithotomy for pediatric stone disease.* Scand J Urol Nephrol. 2003, 37:477 – 481.

69. Halabe A, Sperling O. *Uric acid nephrolithiasis.* Miner Electrolyte Metab. 1994, 20:424 – 431.

70. Hedgepeth RC, Yang L, Resnick MI, et al. *Expression of proteins that inhibit calcium oxlate crystallization in vitro in urine of normal and stone forming individuals.* Am J Kid Dis. 2001, 37: 104 – 112.

71. Hediger MA, Johnson RJ, Miyazaki H, et al. *Molecular physiology of urate transport.* Physiology (Bethesda). 2005, 20:125 – 133.

72. Hess B, Jordi S, Zipperle L, et al. *Citrate determines calcium oxalate crystallization kinetics and crystal morphology-studies in the presence of Tamm-Horsfall protein of a healthy subject and a severely recurrent calcium stone former.* Nephrol Dial Transplant. 2000, 15:366 – 374.

73. Hess B, Meinhardt U, Zipperle L, et al. *Simultaneous measurements of calcium oxalate crystal nucleation and aggregation: impact of various modifiers.* Urol Res. 1995, 23: 231 – 238.

74. Hijgaard I, Tiselius H-G. *Crystallization in the nephron.* Urol Res. 1999, 27: 397 – 403.

75. Hodgson SE, Heath H III. *Asymptomatic primary hyperparathyroidism: treat or follow?* Mayo Clin Proc. 1981, 56: 521 – 523.

76. Ichida K, Hosoyamada M, Hisatome I, et al. *Clinical and molecular analysis of patients with renal hypouricemia in Japandinfluence of URAT1 gene on urinary urate excretion.* J Am Soc Nephrol 2004, 15(1):164 – 173.

77. Inahara M, Amakasu M, Nagata M, et al. *Silicate calculi: report of four caes.* Hinyokika Kiyo. 2002, 48 (6): 359.

78. Feliubadalo L, Font M, Purroy J, et al. *Nontype I cystinuria caused by mutations in SLC7A9, encoding a subunit ($b^{0,+}AT$) of rBAT.* Nature Genet. 1999, 23:52 – 57.

79. Janssen U, Thomas G, Glant T, et al. *Expression of inter-α-trypsin inhibitor and tumor necrosis factor-stimulated gene 6 in renal proximal tubular epithelial cells.* Kidney Int. 2001, 60: 126 – 136.

80. Kamel KS, Cheema-Dhadli S, Halperin ML. *Studies on the pathophysiology of the low urine pH in patients with uric acid stones.* Kidney Int. 2002, 61:988 – 994.

81. Kavanagh JP. *Enlargement of a lower pole calcium oxalate stone: a theoretical examination of the role of crystal nucleation, growth, and aggregation.* J Endourol. 1999, 11:605 – 610.

82. Khan SR, Byer KJ, Thamilselvan S, et al. *Crystal-cell interaction and apoptosis in oxalate-associated injury of renal epithelial cells.* J Am Soc Nephrol. 1999, 10: S457 – 463.

83. Khan SR, Glenton PA. *Increased urinary excretion of lipids by patients with kidney stones.* Br J Urol. 1996, 77: 506 – 511.

84. Khan SR, Maslamani SA, Atmani F, et al. *Membrane and their constituents as promoters of calcium oxalate crystal formation in human urine.* Calcified Tissue Int. 2000, 66: 90 – 96.

85. Khan SR, Shevock PN, Hackett RL. *In vitro precipitation of calcium oxalate in the presence of whole matrix or lipid components of the urinary stones.* J Urol. 1988, 139: 418 – 422.

86. Khan SR, Canales BK. *Genetic basis of renal cellular dysfunction and the formation of kidney stonily.* Urol Res. 2009, 37(4):169 – 180.

87. Kim KM. *The stones.* Scanning Electron Microsc. 1982, 4:1635 – 1660.

88. Knight J, Holmes RP, Assimos DG. *Intestinal and renal handling of ox. alate loads in normal individuals and stone*

formers. Urol Res. 2007,35(3):111 - 117.

89. Knorr BA, Beck JC, Abramson RG. *Classical and channel-like urate transporters in rabbit renal brush border membranes*. Kidney Int. 1994,45:727 - 736.

90. Knorr BA, Lipkowitz MS, Potter BJ, et al. *Isolation and immunolocalization of a rat renal cortical membrane urate transporter*. J Biol Chem. 1994,269:6759 - 6764.

91. Kohri K, Nomura S, Kitamura Y, et al. *Structure and expression of the mRNA encoding urinary stone protein (osteopontin)*. J Biol Chem. 1993, 268(20): 15180 - 15184.

92. Koide T, Yoshioka T, Miyake O, et al. *Long-term study of tiopronin in patients with cystinuria*. Hinyokika Kiyo. 2003,49:115 - 120.

93. Kok DJ. *Clinical implications of physicochemistry of stone formation*. Endocrinol Metab Clin N Am. 2002, 31: 1 - 13.

94. Leal-Pinto E, Cohen BE, Abramson RG. *Functional analysis and molecular modeling of a cloned urate transporter/channel*. J Membr Biol. 1999,169:13 - 27.

95. Leclerc D, Boutros M, Suh D, et al. *SLC7A9 mutations in type Ⅱ and type Ⅲ cystinuria*. Am J Hum Genet. 2000,67:A2169.

96. Lifshitz DA, Shalhav AL, Lingeman JE, et, al. *Metabolic evaluation of stone disease patients: a practical approach*. J Endourol. 1999,11:669 - 678.

97. Lindell A, Denneberg T, Hellgren E, et al. *Clinical course and cystine stone formation during tiopronin treatment*. Urol Res. 1995,23:111 - 117.

98. March JG, Simonet BM, Grases F. *Determination of pyrophosphate in renal calculi and urine by means of an enzymatic method*. Clin Chim Acta. 2001, 314: 187 - 194.

99. Mazzali M, Kipari T, Ophascharoensuk V, et al. *Osteopontin: a molecule for all seasons*. QJM. 2002, 95: 3 - 13.

100. McLeod MK, Monchik JM, Martin HF. *The role of ionized calcium in the diagnosis of subtle hypercalcemia in symptomatic primary hyperparathyroidism*. Surgery. 1984,95: 667 - 673.

101. Miyake O, Yoshioka T, Yoshimora T, et al. *Expression of Tamm-Horsfall protein in stone forming rat models*. Br J Urol. 1998, 81: 14 - 19.

102. Moe OW, Abate N, Sakhaee K. *Pathophysiology of uric acid nephrolithiasis*. Endocrinol Metab Clin North Am. 2002,31:895 - 914.

103. Monchik JM, Martin HF. *Ionized calcium in the diagnosis of primary hyperparathyroidism*. Surgery. 1980,82: 185 - 192.

104. Moriyama MT, Glenton PA, Khan SR. *Expression of inter-α-inhibitor related proteins in kidneys and urine of hyperoxaluric rats*. J Urol. 2001, 165: 1687 - 1692.

105. Murry CE, Giachelli CM, Schwartz SM, Vracko R. *Macrophages express osteopontin during repair of myocardial necrosis*. Am J Pathol. 1994, 145: 1450 - 1462.

106. Okamoto N, Aruga S, Matsuzaki S, et al. *Associations between renal sodium-citrate cotransporter (hNaDC-1) gene polymorphism and urinary citrate excretion in recurrent renal calcium stone formers and normal controls*. Int J Urol. 2007,14 (4):344 - 349.

107. Pak CYC, Arnold LH. *Heterogeneous nucleation of calcium oxalate by seeds of monosodium urate*. Pro Soc Exp Biol Med. 1975,149:930 - 932.

108. Pak CYC, Sakhaee K, Moe OW, et al. *Biochemical profile of stone-forming patients with diabetes mellitus*. Urology. 2003,61:523 - 527.

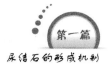

109. Pak CYC, Sakhaee K, Peterson RD, et al. *Biochemical profile of idiopathic uric acid nephrolithiasis.* Kidney Int, 2001,60:757 – 761.

110. Pak CYC, Waters O, Arnold L, et al. *Mechanism for calcium urolithiasis among patients with hyperuricosuria.* J Clin Invest. 1977,59:426 – 431.

111. Parfitt AM. *Interpretation of bone densitometry measurements: disadvantages of a percentage scale and a discussion of some alternatives.* J Bone Miner Res. 1990,5:537 – 540.

112. Parisien M, Cosman F, Mellish RWE, et al. *Bone structure in postmenopausal hyperparathyroid, osteoporotic, and normal women.* J Bone Miner Res. 1995,10:1393.

113. Parisien M, Mellish RWE, Silverberg SJ, et al. *Maintenance of cancellous bone connectivity in primary hyperparathyroidism: trabecular strut analysis.* J Bone Miner Res. 1992,7:913 – 920.

114. Parisien M, Silverberg SJ, Shane E, et al. *The histomorphometry of bone in primary hyperparathyroidism: preservation of cancellous bone.* J Clin Endocrinol Metab. 1990,70:930 – 938.

115. Parvex P, Pippi-Salle JL, Goodyer PR. *Rapid loss of renal parenchyma after acute obstruction.* Pediatr Nephrol. 2001,16:1076 – 1079.

116. Parvex P, Rozen R, Dziarmaga A, et al. *Studies of urinary cystine precipitation in vitro: ontogeny of cystine nephrolithiasis and identification of meso-2,3-dimercaptosuccinic acid as a potential therapy for cystinuria.* Mol Genet Metab. 2003,80:419 – 425.

117. Patarca R, Saavedra RA, Cantor H. *Molecular and cellular basis of genetic resistance to bacterial infection: role of the early T-lymphocyte activation-1/osteopontingene.* crit Rev Immunol 1993,13: 225 – 246.

118. Pattaras JG, Roehrborn CG, Pak CYC. *Citrate in the management of urolithiasis.* J Endourol. 1999,11:687 – 692.

119. Peters T, Thaete C, Wolf S, et al. *A mouse model for cystinuria type I.* Hum Mol Genet. 2003,12:2109 – 2120.

120. Pietrow PK, Auge BK, Weizer AZ, et al. *Durability of the medical management of cystinuria.* J Urol. 2003,169: 68 – 70.

121. Powell CR, Stoller ML, Schwartz BF, et al. *Impact of body weight on urinary electrolytes in urinary stone formers.* Urol. 2000,55:825 – 830.

122. Parfitt AM, Rao DS, Kleerekoper M. *Asymptomatic primary hyperparathyroidism discovered by multichannel biochemical screening: clinical course and considerations bearing on the need for surgical intervention.* J Bone Miner Res. 1991,6:Suppl 2:S97 – S101.

123. Riese RJ, Sakhaee K. *Uric acid nephrolithiasis: pathogenesis and treatment.* J Urol. 1992,148:765 – 771.

124. Rivers K, Shetty SD, Menon M. *When and how to evaluate a patient with nephrolithiasis.* Urol Clin North Am. 2000,5:203 – 213.

125. Rodgers AL, Wandt MA. *Influence of ageing, pH and various additives on crystal formation in artificial urine.* Scanning Microsc. 1991,5:697 – 706.

126. Ruml LA, Pearle MS, Pak CYC. *Medical therapy: calcium oxalate urolithiasis.* Urol Clin North Am. 1997,2: 117 – 133.

127. Ryall RL. *The future of stone research: rummagings in the attic, Randall's plaque, nanobacteria, and lessons from phylogeny.* Urol Res. 2008,36(2):77 – 97.

128. Sakhaee K, Adams-Huet B, Moe OW, et al. *Pathophysiologic basis for normouricosuric uric Acid Nephrolithiasis. Kidney Inter.* 2002,62:971 – 979.

129. Sakhaee K, Nicar M, Hill K, et al. *Contrasting effects of K citrate and Na citrate therapies on urinary chemistries and crystallization of stone-forming salts.* Kidney Int. 1983,24: 348 – 352.

130. Seibel MJ, Gartenberg F, Silverberg SJ, et al. *Urinary hydroxypyridinium crosslinks of collagen in primary hyperparathyroidism*. J Clin Endocrinol Metab. 1992,74:481 – 486.

131. Sekine T, Watanabe N, Hosoyamada M, et al. *Expression cloning and characterization of a novel multispecific organic anion transporter*. J Biol Chem. 1997,272:18526 – 18529.

132. Selvam R. *Calcium oxalate stone disease: Role of lipid peroxidation and antioxidants*. Urol Res. 2002,30:35 – 47.

133. Senthil D, Subha K, Saravanan N, et al. *Influence of sodium pentosan polysulphate and certain inhibitors on calcium oxalate crystal growth*. Mol Cell Biochem. 1996, 56: 31 – 35.

134. Shankland SJ. New insights into the pathogenesis of membranous nephropathy. Kidney Int 2000,57:1204 – 1205.

135. Sidi R, Levy-Nissenbaum E, Kreiss I, Pras E. Clinical manifestations in Israeli cystinuria patients and molecular assessment of carrier rates in Libyan Jewish controls. Isr Med Assoc J. 2003,5:439 – 442.

136. Silverberg SJ, Bilezikian JP. *Incipient "primary hyperparathyroidism: a forme frusta" of an old disease*. J Clin Endocrinol Metab. 2003,88:5348 – 5352.

137. Silverberg SJ, Gartenberg F, Jacobs TP, et al. *Longitudinal measurements of bone density and biochemical indices in untreated primary hyperparathyroidism*. J Clin Endocrinol Metab. 1995,80:723 – 728.

138. Silverberg SJ, Shane E, Jacobs TP, Bilezikian JP. *A ten-year prospective study of primary hyperparathyroidism with or without parathyroid surgery*. N Engl J Med. 1999,341:1249 – 1255.

139. Slavkovic A, Radovanovic M, Siric Z, et al. *Extracorporeal shock wave lithotripsy for cystine urolithiasis in children: outcome and complications*. Int Urol Nephrol. 2002,34:457 – 461.

140. Slovik DM, Rosenthal DI, Doppelt SH, et al. *Restoration of spinal bone in osteoporotic men by treatment with human parathyroid hormone (1-34) and 1,25-dihydroxyvitamin D*. J Bone Miner Res. 1986,1:377 – 381.

141. Suzuki K, Ryall RL. *The effect of heparan sulfate on the crystallization of calcium oxalate in undiluted, ultrafiltered human urine*. Br J Urol. 1996, 78: 15 – 21.

142. Suzuki S, Kobayashi H, Kageyama S, et al. *Excretion of bikunin and its fragments in he urine of patients with renal stones*. J Urol. 2001, 166: 268 – 274.

143. Tannen RL, Sahai A. *Biochemical pathways and modulators of renal ammoniagenesis*. Miner Electrolyte Metab. 1990,16:249 – 258.

144. Taylor EN, Stampfer MJ, Curhan GC. *Diabetes mellitus and the risk of nephrolithiasis*. Kidney Int. 2005,68(3): 1230 – 1235.

145. Tiselius HG. *Epidemiology and medical management of stone disease*. BJU Int. 2003,91:758 – 767.

146. Trump BF, Berezeski IK. *Calcium-mediated cell injury and cell death*. FASEB J. 1995, 9:219 – 228.

147. Turken SA, Cafferty M, Silverberg SJ, et al. *Neuromuscular involvement in mild, asymptomatic primary hyperparathyroidism*. Am J Med. 1989,87:553 – 557.

148. Uchino H, Tamai I, Yamashita K, et al. *P-aminohippuric acid transport at renal apical membrane mediated by human inorganic phosphate transporter NPT1*. Biochem Biophys Res Commun. 2000,270:254 – 259.

149. Verkoelen, CF, van der Boom, BG, Romijn, JC. *Identification of hyaluronan as a crystal-binding molecule at the surface of migrating and proliferating MDCK cells*. Kidney Int. 2000, 58: 1045 – 1054.

150. Wiessner JH, Hasegawa AT, Hung LY, et al. *Mechanisms of calcium oxalate crystal attachment to injured renal collecting duct cells*. Kidney Int. 2001, 59: 637 – 644.

151. Wiessner JH, Hasegawa AT, Hung LY, et al. *Oxalate-induced exposure of PS on surface of renal epithelial cells in culture*. J Am Soc Nephrol. 1999, 10: S441 – 445.

152. Worcester EM. *Urinary calcium oxalate crystal growth inhibitors*. J Am Soc Nephrol. 1994, 5:S46 – S53.

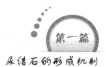
153. Wright PA. *Nitrogen excretion: Three end products, many physiological roles.* J Exp Biol. 1995,198:273 - 281.

154. Yasui T, Fujita K, Kiyofumi A, et al. *Osteopontin regulates adhesion of calcium oxalate crystals to renal epithelial cells.* Int J Urol. 2002, 9: 100 - 109.

155. Yasui T, Sato M, Fujita K, et al. Effects of citrate on renal stone formation and osteopontin expression in a rat urolithiasis model. Urol Res 2001; 29: 50 - 56.

156. Yu XQ, Fan JM, Nikolic-Paterson DJ, et al. *IL-1 up-regulates osteopontin expression in experimental crescentic glomerulonephritis in the rat.* Am J Path. 1999, 154: 833 - 841.

157. Atmani F, Opalko FJ, Khan SR. *Association of urinary macromolecules with calcium oxalate crystals induced in vitro in normal human and rat urine.* Urol Res. 1996, 24: 45 - 50.

158. Khan SR, Glenton PA, Backov R, et al. *Presence of lipids in urine, crystals and stones: implications for the formation of kidney stones.* Kidney Int. 2002, 62: 2062 - 2072.

159. Pietrow PK. *Preminger GM Evaluation and medical manage ment of urinary lithiasis. //Wein AJ. Campbell-Walsh urology.* 9th ed. Philadelphia: Saunders. 2007:2704 - 2720.

160. 孙西钊,贺雷,叶章群. 正确区分不同性质的尿路结石. 临床泌尿外科杂志.2009, 24(2):85 - 86.

161. Abugassa S, Nordenstrom J, Eriksson S, et al. *Skeletal remineralization after surgery for primary and secondary hyperparathyroidism.* Surgery. 1990,107:128 - 133.

162. Assimos DG, Holmes RP. *Role of diet in the therapy of urolithiasis.* Urol Clin North Am. 2000,5:255 - 268.

163. Atmani F, Khan SR. *Quantification of proteins extracted from calcium oxalate and calcium phosphate crystals induced in vitro in the urine of healthy controls and stone-forming patients.* Urol Int. 2002, 68: 54 - 59.

164. Bernardo NO, Smith AD. *Chemolysis of urinary calculi.* Urol Clin North Am. 2000,5:355 - 365.

165. Brikowski TH,Lotan Y,Pearle MS. *Climate-related increase in the prevalence of urolithiasis in the United States.* Proc Natl Acad Sci USA. 2008,105:9841 - 9846.

166. Broadus AE, Horst RI, Littledike FT,et al. *Primary hyperparathyroidism with intermittent hypercalcemia: serial observation and simple diagnosis by means of an oral calcium tolerance test.* Clin Endocrinol. 1980,12:225 - 235.

167. Carlsson MS, Denneberg T, Emanuelsson BM,et al. *Pharmacokinetics of oral tiopronin.* Eur J Clin Pharmacol. 1993,45:79 - 84.

168. Chow GK, Streem S. *Medical treatment of cystinuria: Results of contemporary clinical practice.* J Urol. 1996,156: 1576 - 1578.

169. Christiansen P, Steiniche T, Mosekilde L, et al. *Primary hyperparathyroidism: changes in trabecular bone remodeling following surgical treatment evaluated by histomorphometric methods.* Bone. 1990,11:75 - 79.

170. Coe FL, Nakagawa Y, Asplin J, et al. *Role of nephrocalcin in inhibition of calcium oxalate crystallization and nephrolithiasis.* Miner Electrolyte Metab. 1994, 20: 378 - 384.

171. Curhan GC, Stamfer MJ. *Diabetes mellitus and risk of kidney stones.* J Am Soc Nephrol. 2001,12:752.

172. Curhan GC, Willet WC, Speizer FE, et al. *Twenty-four hour urine chemistries and he risk of kidney stones among women and men.* Kidney Inter. 2001;59:2290 - 2298.

173. Daudon M, Lacour B, Jungers P. *Influence of body size on urinary stone composition in men and women.* Urol Res. 2006,34(3):193 - 199.

174. Dent CE, Senior B. *Studies on the treatment of cystinuria.* Brit J Urol. 1955,27:317 - 332.

175. Erturk E, Kiernan M, Schoen SR. *Clinical association with urinary glycosaminoglycans and urolithiasis.* Urology. 2002, 59: 495 - 499.

176. Finlayson B, Smith LH. *Stability of the first dissociable proton of uric acid.* J Chem Engineering Data. 1974,19:

94 - 97.

177. Galan JA, Conte A, Llobera A, et al. A comparative study between etiological factors of calcium oxalate monohydrate and calcium dihydrate urolithiasis. Urol Int. 1996,56:79 - 85.

178. Gao B, Yasui T, hoh Y, et al. *Association of osteopontin gene haplotypes with nephrolithiasis.* Kidney Int. 2007,72 (5):592 - 598.

179. Glendenning P, Gutteridge DH, Retallack RW, et al. High prevalence of normal total calcium and intact PTH in 60 patients with proven primary hyperparathyroidism. Aust N Z J Med. 1998,2:173 - 178.

180. Gokhale JA, Glenton PA, Khan SR. *Characterization of Tamm-Horsfall protein in a rat nephrolithiasis model.* J Urol. 2001, 166: 1492 - 1497.

181. Grover PK, Dogra SC, Davidson BP, et al. *The prothrombin gene is expressed in the rat kidney.* Eur J Biochem. 2000, 267: 61 - 67.

182. Harnevik L, Fjellstedt E, Molbaek A, et al. *Mutation analysis of SLC7A9 in cystinuria patients in Sweden.* Genet Test. 2003,7:13 - 20.

183. Hildebrandt P, Sayyad M, Rzany A, et al. *Prevention of surface encrustation of urological implants by coating with inhibitors.* Biomaterials. 2001, 22: 503 - 507.

184. Katsuma S, Shiojima S, Hirasawa A, et al. *Global analysis of differentially expressed genes during progression of calcium oxalate nephrolithiasis.* Biochem Biophys Res Commun. 2002, 296: 544 - 552.

185. Khan SR, Johnson JH, Peck AB, et al. *Expression of osteopontin in rat kidneys: induction during ethylene glycol induced calcium oxalate nephrolithiasis.* J Urol. 2002,168: 1173 - 1181.

186. Khan SR, Maslamani SA, Atmani F, et al. *Membranes and their constituents as promoters of calcium oxalate crystal formation in human urine.* Calcif Tissue Int. 2000,66,90 - 96.

187. Khan SR, Whalen PO, Glenton PA. *Heterogeneous nucleation of calcium oxalate crystals in the presence of membrane vesicles.* J Crystal Growth. 1993, 134: 211 - 218.

188. Khan SR. *Heterogeneous nucleation of calcium oxalate crystals in mammalian urine.* Scanning Microsc. 1995, 9: 597 - 616.

189. Leal-Pinto E, Tao W, Rappaport J, et al. *Molecular cloning and functional reconstitution of a urate transporter/ channel.* J Biol Chem. 1997,272:617 - 625.

190. Marengo SR, Chen DH-C, Kaung H-LC, et al. *Decreased renal expression of the putative calcium oxalate inhibitor Tamm-Horsfall protein in the ethylene glycol rat model of calcium oxalate urolithiasis.* J Urol. 2002, 167: 2192 - 2197.

191. Martin P, Bergmann P, Gillet C, et al. *Long-term irreversibility of bone loss after surgery for primary hyperparathyroidism.* Arch Intern Med. 1990,150:1495 - 1497.

192. Marvani G, Hertig A, Paillard M, et al. *Normocalcemic hyperparathyroidism: evidence for a generalized target tissue resistance to parathyroid hormone.* J Clin Endocrinol Metab. 2003,88:4641 - 4648.

193. Maslamani S, Glenton PA, Khan SR. *Changes in urine macromolecular composition during processing.* J Urol. 2000, 164: 230 - 236.

194. Mundy GR, Cove DH, Fisken R. *Primary hyperparathyroidism: changes in the pattern of clinical presentation.* Lancet. 1980,1:1317 - 1320.

195. Neter P, Bannwarth B, Nicolas A. *Clinical pharmacokinetics of D-penicillamine.* Clinical Pharmacokinetics. 1978, 13:317 - 333.

196. Pak CYC, Waters O, Arnold L, et al. *Mechanism for calcium urolithiasis among patients with hyperuricosuria: supersaturation of urine with respect to monosodium urate.* J Clin Invest. 1977,59:426 - 441.

197. Portis AJ, Hermans K, Culhane-Pera KA, et al. *Stone disease in the Hmong of Minnesota: initial description of a high-risk population.* J Endourol. 2004,18(9):853 – 857.

198. Rafey MA, Lipkowitz MS, Leal-Pinto E, et al. *Uric acid transport.* Curr Opin Nephrol Hypertens. 2003, 12(5): 511 – 516.

199. Ricchiuti V, Hartke DM, Yang LZ, et al. *Levels of urinary inter-α-trypsin inhibite as a function of age and sexhormone status in males and females not forming stones.* BJU Int. 2002, 90: 513 – 517.

200. Silverberg SJ, Gartenberg F, Jacobs TP, et al. *Increased bone mineral density following parathyroidectomy in primary hyperparathyroidism.* J Clin Endocrinol Metab. 1995,80:729 – 734.

201. Tiselius HG. *Metabolic evaluation and therapy.* Curr Opin In Urol. 2000,10:545 – 549.

202. Umekawa T, Chegini N, Khan SR. *Oxalate ions and calcium oxalate crystals stimulate MCP-1 expression by renal epothelial cells.* Kid Intl. 2002, 61: 105 – 112.

203. Verkoelen CF, Schepers MSJ. *Changing concepts in the aetiology of renal stones.* Curr Opin In Urol. 2000,10: 539 – 544.

204. Vezzoli G,Soldati L,Gambaro G. *Update on primary hypercalciuria from a genetic perspective.* J Urol. 2008. 179(5): 1676 – 1682.

205. *Watts RW. Idiopathic urinary stone disease:possible polygenic aetiofogi-cat factors.* QJM. 2005,98(4):241 – 246.

206. Wei DC, Politano VA, Selzer MG, et al. *The association of elevated urinary total to sulfated glycosaminoglycan ratio and high molecular mass hyaluronic acid with interstitial cystitis.* J Urol. 2000, 163: 1577 – 1583.

207. Wesson JA, Worcester EM, Kleinman JG. *Role of anionic proteins in kidney stone formation: interaction between model anionic polypeptides and calcium oxalate crystals.* J Urol. 2000, 163:1343 – 1348.

208. Wesson JA, Worcester EM. *Formation of hydrated calcium oxalates in the presence of poly-Laspartic acid.* Scanning Microsc. 1996, 10: 415 – 424.

209. Wilcox WR, Khalaf A, Weinberger A, et al. *The solubility of uric acid and monosodium urate.* Med Bio Eng. 1972,10:522 – 531.

210. Xie YS, Sakatsume M, Nishi S, et al. *Expression, roles, receptors, and regulation of osteopontin in the kidney.* Kidney Int. 2001, 60: 1645 – 1657.

211. Yasui T, Sato M, Fujita K, et al. *Effects of allopurinol on renal stone formation and osteopontin expression in a rat urolithiasis model.* Nephron. 2001, 87: 171 – 176.

212. 陈志强. 尿石症病因诊断及预防. 临床外科杂志. 2008,16(11):734 – 736.

213. 孙西钊. 问题奶粉致尿路结石形成机制初探及诊治建议. 临床泌尿外科杂志. 2008,23(11):805 – 809.

213. 孙西钊,郭宏骞,叶章群. 尿石的成因. 临床泌尿外科杂志. 2003,18(6):321 – 326.

214. 叶章群,邓耀良,董诚,等. 泌尿系结石. 北京:人民卫生出版社. 2003,1 – 10.

215. 叶章群. 应重视尿石病的病因诊断和防治. 中华泌尿外科杂志. 2011,32:6.

尿液成石的危险因素

第八章

尿液成石的危险因素概述

尿路结石实际上主要由人体不同的代谢产物构成,因此结石的形成与人体的新陈代谢有着非常密切的联系,而人体代谢的变化是如何影响结石的形成的,最终要通过尿液量、酸碱度和尿中各种成分的变化直接影响结石的形成。所以研究肾结石形成的原因,预防结石复发,对人体尿液中结石形成危险因素的研究是必由之路。

关于尿液成分与成石关系的研究要最早见于1918年,Ambery 和 Mcclure 发现枸橼酸对尿液草酸钙结晶的形成有抑制作用。1931年,Ostery 提出了尿液枸橼酸的降低可能会促进含钙尿路结石形成的观点。1953年 Albright 研究了特发性高钙尿的数值范围;1957年 Watts 首次描述了原发性高草酸尿;1968年 Williams 和 Smith 描述了原发性高草酸尿Ⅱ型。经过不断发展,尿液成石的危险因素分析技术逐渐成熟,并确定将24 h尿液成石危险因素分析作为检查尿路结石患者代谢异常的最重要手段之一。

西方国家因在疾病预防领域研究得较为深入,因此在24 h尿液成石危险因素分析应用和研究方面也较领先。国内直到20世纪初才开始加强了尿路结石成因方面的研究,目前能够开展此方面研究的单位甚少,许多领域仍未涉及。有机盐是尿液中重要的构成,尿液中常见的有机盐有草酸盐、枸橼酸、尿酸、焦磷酸盐等。尿液中这些物质含量的多少,均会对尿中结晶的形成过程产生影响,成为结石成石的危险因素。尿液中成石的有机盐危险因素主要有高草酸尿、低枸橼酸尿、高尿酸尿、低焦磷酸盐尿。

Pak CY 等认为,要达到预防尿路结石复发的目的,一个较全面的尿液代谢评估应该包括2次24 h尿液样本的成石危险因子检查和口服钙负荷试验,但是完成这些检查需要较长的时间,且费用很高。Lotan Y 和他的同事进行效价对比研究后认为,进行上述复杂的代谢检查来治疗尿路结石复发,在费用和效果上同单次24 h尿液分析相比没有什么优势。因此,有学者认为,单次的24 h尿液分析对判断尿路结石形成的代谢异常已经足够。但也有学者认为,单次的24 h尿样本可能会导致诊断结果有偏差。我国尿结石患者合并最常见的代谢异常为低枸橼酸尿,另外也有一定比例的远端肾小管性酸中毒、高草酸尿、低镁尿、高尿酸尿等。

尿液中枸橼酸的浓度是24 h尿液分析的主要检查项目之一。正常人每天经过尿液排泄枸橼酸大约为3 mmol/L,而75%的枸橼酸被肾小管吸收,尿液排出仅占其中大约25%。机体合并酸中毒时,肾小管对枸橼酸的重吸收增强,尿液中的枸橼酸排泄减少,而碱中毒时情况相反。Pak 认为,枸橼酸在尿液中可以起到抑制含钙结晶形成的作用,是尿含钙结石形成的抑制因素。Adams 认为,尿枸橼酸的浓度与含钙结石的形成成反比。Caruana 认为,低枸橼酸尿、尿 pH 升高和高钙尿是尿结石形成的重要危险因素。Harem 发现,含钙性结石患者中 20% ~60% 会出现低枸橼酸尿。国外的实验研究已经证实尿液中枸橼酸可从几个方面抑制以草酸钙为主结石的形成:枸橼酸与尿液中钙离子螯合,形成溶解度较高的枸橼酸钙,可经尿液排泄,起到降低尿液钙离子浓度,从而降低草酸钙和磷酸钙的饱和度;直接或间接抑制草酸钙结晶的形成;提高尿液 pH 而增加尿液中尿酸的溶解度,可抑制草酸钙结晶形成的异质成核作用。

高草酸尿的原因可粗略分为:原发性和继发性高草酸尿。原发性高草酸尿为常染色体隐性遗传的草酸代谢障碍性疾病,又分为 Ⅰ 型和 Ⅱ 型,均为基因变异导致机体草酸酶代谢的缺陷,致草酸分解障碍,草酸负荷重而排泄增加,这类病例一般在儿童时期即发病,而且会出现肝肾的疾病。继发性高草酸尿的出现可能与形成草酸物质的摄入增加或肠道内的草酸吸收增加有关。食物脂肪类物质和胆汁酸盐的吸收不良也可导致高草酸尿,这是因为不吸收的脂肪食物和胆汁酸类与肠道腔内的钙形成复合物,使钙与草酸的结合减少,导致肠道内游离草酸增加而增加吸收,而致高草酸尿。饮食中钙的不足,也可使肠道内游离草酸、复杂草酸钙与磷酸钙混合性肾结石患者成石相关性代谢异常检查的应用和意义酸的浓度增加,致吸收增加而引起高草酸尿。维生素 C 摄入过多和维生素 B 缺乏,也可导致高草酸尿。有了离子色谱仪,增加了尿草酸浓度测定的准确性。Pak CY 等报道草酸钙和磷酸钙混合性结石患者高草酸尿的比例为 12%(56/485)。我国报道的比例较小,但一些数据仍提示我国的高草酸尿比例较高,分析其原因,可能与我国饮食中素食量较多且食物中钙偏少,导致肠道内游离草酸浓度较高而吸收增加有关。尿液中草酸与钙离子结合,形成溶解度较低的化合物,过饱和后易形成结晶,黏附聚集后形成结石。

尿酸是人体内嘌呤核苷酸分解代谢的最终产物,人体代谢的尿酸约 1/3 通过肠道排出,2/3 经过尿液排泄。尿酸通过肾小球滤过,并在肾小管处重吸收和分泌。高嘌呤饮食是导致高尿酸尿的常见原因,痛风体质也是高尿酸尿的原因之一。尿液中尿酸浓度增高容易导致尿酸结石形成,而且尿酸结晶也可以通过取向附生的机制诱发草酸钙结石形成。尿酸为酸性物质,可以降低尿液 pH,这也有利于草酸钙结晶的形成。Kourambas 等报道,草酸钙结石和磷酸钙结石患者合并高尿酸尿的比例分别为 28% 和 31%;Pak CY 报道,草酸钙和磷酸钙混合性结石患者中高尿酸尿的比例为 28%。

高尿钙是形成含钙性肾结石的重要危险因素。导致尿中钙离子浓度升高的因素很多。伴有血钙升高的高钙尿最常见的原因是甲状旁腺功能亢进,而其中 90% 源于单个腺瘤。另外,维生素 D 补充过多、结节病和恶性肿瘤,也可对钙磷的代谢产生影响,导致高血钙性高尿钙。血钙正常,主要表现为尿钙升高的高尿钙在尿路结石中相对较多,从原因上又可分为饮食性、特发性和继发性肾小管性酸中毒。而特发性高钙尿又有吸收性高钙尿、溶骨性高钙尿、肾性高钙尿和肾漏磷性高钙尿之分。较多见的吸收性高钙尿,其基本机制为肠道对钙的吸收亢进,同时抑制PTH 的分泌而减少尿液中钙的重吸收。对尿路结石患者进行尿钙检查的目的一是要寻找高尿钙的原因进行相应治疗;二是采取措施控制高尿钙来减少结石复发的机会。Pak CY 等报道,草酸钙和磷酸钙混合性结石患者血钙正常而尿钙增高的比例为 44%,且通过检查确认为是吸收性高钙尿,同时发现 3% 的原发性甲状旁腺功能亢进。Kourambas 等报道草酸钙结石和磷酸钙结石患者合并高尿钙的比例分别为 66% 和 69%。

Levy FL 等将低尿量定义为每天尿量小于 1 000 mL。最常见的低尿量产生的原因为液体摄入过少,有时大量出汗或者腹泻导致液体丢失等。若长期液体量摄入少,导致尿液浓缩,尿液中溶质浓度升高而成为结石的促进因素,最有效的办法即为增加液体摄入量。

Lowenstam 指出,在正常生物矿化过程中,生物体内无机质的沉积是由有机大分调控的,即尿内蛋白质大分子物质如 THP 富含糖醛酸蛋白、肾钙素、尿骨桥蛋白、尿凝血酶原片段 1 等,它们在结石形成过程中所起的作用要大于无机小分子物质如枸橼酸、焦磷酸、ADP、ATP、磷酸枸橼酸等。Doyle 等研究表明,与结石形成有关的蛋白质分为三种:一种为结石形成的"因",亦称第一基质;另一种为结石形成的"果",亦称第二基质;第三种为无关蛋白质。尽管尿中存在着数百种蛋白质,实际上只有为数不多的蛋白质直接参与结石的成核及生长,并且与结石形成有关的蛋白质具有高选择性,并不与其尿中含量正相关。如 THP 在尿中含量丰富而在结石中含量甚微,相反,结石基质蛋白尿凝血酶原片段 1 虽然在尿中含量甚低,但在结石中含量却超过其他蛋白,并且尿凝血酶原片段 1 的含量是尿凝血酶原片段 2 的 10 倍。

尿液中氨基酸对结石形成的影响表现为三方面:① 以酸性氨基酸为主,对尿液中结石形成有抑制作用;② 以碱性氨基酸为主,对尿液中结石形成有促进作用;③ 以二碱基代谢紊乱为主,胱氨基酸结石的形成。Cody 等研究了 16 种氨基酸均对一水草酸钙(COM)的生长影响较小。Fleming 等在 pH 为 5~8 的水溶液中,测定了 20 种氨基酸在 COM 晶体表面的吸附。结果表明,随着 pH 的增大,吸附强度逐渐减弱。当 pH 为 5 时,氨基酸在 COM 晶体表面的吸附强度最大,且酸性氨基酸的吸附强度明显大于中性和碱性氨基酸,因而酸性氨基酸抑制晶体生长能力最强。

(顾晓箭 吕建林)

第九章

尿结石患者 24 h 尿液标本的保存

  尿液的成分与结石的形成密切相关,当尿液的成分发生变化时,在尿液中就可能有结石的形成。尿液成分的变化,主要与体内代谢的变化有关。结石的形成从化学动力看大致可分为成核、生长、聚焦、固相转化等过程。在这些过程中,有多种促进成石物质与抑制成石物质的参与。促进成石物质包括钙离子、草酸、磷酸、尿酸、蛋白质等因素;抑制成石物质包括枸橼酸、镁离子、焦磷酸盐、大分子物质葡胺聚糖、RNA 分子片段等。Curhan 等指出,尿液中的尿量、钙、镁、草酸、枸橼酸、钠、钾、磷和尿酸等与结石形成最密切,它们的浓度会影响结石的发生。尿石症的患病率及复发率高,通过 24 h 尿成石危险因素评估患者的代谢状况,结合药物及饮食指导能有效降低尿石症的复发率。然而 24 h 尿液的保存及检测方法不同会对尿成石危险因素的分析结果产生一定影响,从而导致检测结果不能真实地反映人体的代谢水平。成石危险因素测定所需24 h 尿液的长时间保存一直都是一个难题。因为 24 h 尿中各成石危险因素在不同情况下的溶解度不同,不同的保存方法会对结果产生影响。另外,24 h 尿标本收集周期较长,尿中成石危险因素真实水平易受其他因素的影响。

  不同研究者对 24 h 尿标本的保存方法的报道也不尽相同。不同的尿液保存方法,其原理虽然不尽相同,但都可用于尿液保存,因而也缺乏统一。与其他的 24 h 尿液检测项目不同,由于 24 h 尿成石危险因素分析指标较多,特别是枸橼酸、草酸等易受尿液中其他成分包括细菌等微生物的影响。因此,特定的保存方法对 24 h 尿成石危险因素分析准确的结果及客观地评价人体的代谢水平尤为重要。目前,24 h 尿成石危险因素分析标本有效保存剂仍存在一定争议。欧洲泌尿外科协会 2012 版《尿结石指南》建议,尿结石的代谢评估需要连续两次的 24 h 尿液的评估,尿液样本应用 5% 的麝香草酚异丙醇液防腐,储存于低于 8℃ 的温度中。尿液 pH 的评估,应收集新鲜尿,每天评估 4 次。在特殊情况下,盐酸也可以用作防腐剂,以防止草酸钙和磷酸钙的沉淀。盐酸保存的尿标本,不能用来测 pH。如果需要测定尿液中的尿酸,还需要对尿液标本进行尿液的碱化。

  文献报道,常用的尿液保存剂有麝香草酚、浓盐酸、甲苯、甲醛、碳酸氢钠、硼酸等,或是将标本置于低温保存,甚至不用任何防腐剂。

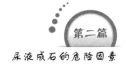

第一节　24 h尿液标本的保存方法

一、尿液标本保存麝香草酚法

麝香草酚是一种能抑菌和杀菌的固体有机物,能杀灭尿液中的细菌,减少尿液成分的分解。因此,有学者提出用麝香草酚保存尿液,并发现24 h后取少量用于检测尿肌酐,取部分尿液用浓盐酸酸化至pH为1.5～2.5,取少量加热至56 ℃、10 min,检测尿钙、尿磷、尿镁、尿草酸及尿枸橼酸,剩余的尿液加入浓氢氧化钠碱化至pH为9.0～10.0,取少量尿液加热至56 ℃、10 min后,用于检测尿尿酸。结果证明,麝香草酚能有效保存24 h尿中各种成石的危险因素。但操作过于复杂。Pak等也发现,用麝香草酚保存后的尿液也能有效反映尿液中的成石危险因素。Albrecht等认为,用5 %的麝草酚溶液就可以有效保存尿液中各成石危险因素。酸化保存尿液可以降低尿液pH,抑制尿液中维生素C向草酸转化,但是由于尿液pH降低,会导致尿酸的溶解度减少。

麝香草酚是固体,无特殊气味,毒性较小,便于携带,是保存24 h尿液标本较好的方法。尿液麝香草酚的保存,常按每100 mL尿液中加入0.1 g麝香草酚,8 ℃以下低温保存。收集瓶内应备用5%麝香草酚异丙醇并存放在凉爽的温度下(<8 ℃或更低)。尿液pH应该收集新鲜尿液每天4次,当难以进行24 h尿收集时,例如在幼童,可应用新鲜尿液样本替代24 h尿液取样的方法。但对新鲜尿的研究,可能会因不同性别、体重和年龄的差异造成结果的差异。

二、尿液标本保存酸碱化交替保存法

2009年欧洲《泌尿外科指南》曾推荐使用酸化、碱化交替的保存方法收集24 h尿液:① 连续收集2次24 h尿液时,第1次以30 mL、6 mol/L的浓盐酸作为保存剂,检测除尿酸外的其他成分;第2次以0.3 mmol/L的叠氮化钠为保存剂,检测尿酸。② 收集1次24 h尿标本时,6点～22点时段以6 mol/L的浓盐酸为保存剂收集用于除尿酸外的其他各种成分的分析;22点至次日6点的尿液以0.3 mmol/L的叠氮化钠作为保存剂,用于尿酸的分析。Laerum等指出,向收集尿液的容器中预先加入浓盐酸后再收集尿液,可以抑制钙、镁和草酸盐沉淀,同时能防止尿液中草酸前体转变为草酸。

Renato Ribeiro等研究发现,无论是在收集前还是收集后对尿液行酸化或碱化处理,都能准确反映尿液中成石危险因素水平,两者之间无差异。但在尿液中加入酸保存,降低了尿液pH,可导致尿酸溶解度减低,引起尿酸沉淀。需要在收集前或收集后向尿液中加入碱以中和盐酸。一般每100 mL尿液加入1 mL浓盐酸,但由于浓盐酸具有腐蚀性,贮存不方便,且会改变尿液pH,因此,盐酸并不能完美的保存尿液中所有的成石危险因素。碱化尿液能增加尿液中尿酸的溶解度,国内外推荐使用叠氮化钠对尿液进行保存,能准确检查尿液中尿酸。Renato Ribeiro等研究发现,加入碳酸氢钠来碱化尿液也能有效保存尿液中尿酸,因此推荐碱化尿液来保存尿液中尿酸。

三、尿液标本保存甲苯法

甲苯不溶于尿液,可用于24 h尿的保存。其检测的值也可以准确反映成石危险因素水平。甲苯是一种有机防腐剂,能在尿液表面形成薄膜,防止尿液细菌污染,减少尿液中有机成分的分

解。一般与尿液按 1：100 的比例预先加入到收集容器中。甲苯为中性溶液,不会对尿液引起任何酸化或碱化,对机器和设备腐蚀作用较小,国内既往一般用甲苯作为 24 h 成石危险因素分析标本的保存剂,然而,甲苯本身具有一定的毒性和强挥发性,对人体有一定的副作用,长期接触可引起慢性中毒。

四、尿液标本低温保存法

尿液标本低温保存是指将尿标本置于 4 ℃ 冰箱恒温保存。Nicar 等研究发现,4 ℃ 低温能有效保存尿液中各成石危险因素,即使保存 5 天,尿液中成分也能稳定不变,但是这样检测有诸多不便之处,所需设备要求也较高。Ronald 等研究发现,将暂时不检测的尿液置于低温,可以减少尿中有机成分特别是枸橼酸的分解。但低温保存会导致晶体析出,同时对设备要求高,依从性差,不适合 24 h 尿标本的保存。

五、尿液标本常态保存法

Yilmaz 等研究发现,对 24 h 尿液不进行酸化处理检测尿钙、尿镁、尿磷及不行碱化处理检测尿尿酸结果同酸化或碱化处理后的结果无差别,同时也发现检测前是否通过加热来提高溶解度对检查结果无影响。但尿液标本常态保存法并不能为大多数研究者所认同。

六、尿液标本甲醛法

甲醛是一种有机防腐剂,能凝固尿液中的蛋白质,故可抑制细菌生长并固定尿液中有形成分,一般按 1：200 的比例加入尿液中。常用于保存尿液中的细胞管型,而较少用于保存 24 h 尿液成石危险因素分析标本的保存。

第二节　24 h 尿液标本的收集

由于 24 h 尿成石危险因素水平易受多种因素影响,每天排泄的水平不稳定,因此实践中要考虑收集标本的次数以准确反映人体代谢状况,同时也要考虑患者的依从性。从逻辑上讲,收集 24 h 尿液的次数愈多,结果越能反映人体代谢水平。Grampsas 等研究发现,92% 的初发结石患者愿意收集 24 h 尿液进行代谢评估,99% 复发结石患者愿意收集 24 h 尿液进行代谢评估。Chandhok 等研究认为 99% 的复发性结石患者愿意行长期结石预防。我国泌尿系统结石治疗指南中也指出,需要连续收集患者正常饮食下 2 次 24 h 尿液。欧洲泌尿外科指南也推荐,条件许可的情况下,应收集 2 次 24 h 尿定量分析以保证结果更准确。但在临床实践中,收集多次 24 h 尿会增加患者费用和降低患者对该项目的信任度,因此常收集单次 24 h 尿用于分析成石危险因素,但其准确性仍存在争议。Ronald 等认为,单独收集一份 24 h 尿液后先酸化、后碱化就能有效保存尿液中成石危险因素,这样可以增加患者依从性。

一般来说,收集尿液次数愈多,结果越可靠,但为了减轻患者经济上和时间上的负担,在我国指南中指出,需要连续收集患者正常饮食下 2 次 24 h 尿液,但也有学者认为,2 次 24 h 尿定量分析,隔周一次,其中一份于收集前以 30 mL、6 mol/L 的浓盐酸为保存剂,检查除尿酸外的所有的成石危险因素,另一份以 30 mL、0.3 mmol/L 叠氮化钠碱化尿液用以保存和检查尿液中尿酸,但过程比较繁琐。Ronald 等认为,单独收集一份 24 h 尿液后先酸化、后碱化就能有效保存尿液

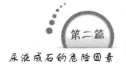
中成石危险因素,这样可以增加患者依从性。Renato 等研究发现,24 h 尿液收集前和收集后行酸化/碱化等处理都能正确反映尿液中成石危险因素水平,两者之间并无差异。国外学者指出,收集 24 h 尿液可能会遗漏尿液的收集或过多的收集尿液。采用检测尿液中肌酐,男性一般为 $20 \sim 25$ mg/(kg·d),女性为 $15 \sim 20$ mg/(kg·d),通过标准化尿液后可以只收集一次尿液就能有效检测尿液中各成分。刘晓等研究发现,通过晨尿或上午随意尿液的钙/肌酐、磷/肌酐能较好的反应 24 h 尿磷和尿钙值。

（徐　彦　周水根）

第十章

尿液中成石危险因素的检测方法

尿液成分复杂,且收集 24 h 尿过程较长,每种方法检测方法不尽相同,有多种因素可影响尿液中成石危险因素各成分的浓度。因此,只有选择合适的保存方法和检测手段才能得到准确的结果。目前各成分特别是阴离子检测方法相对独立,手工操作较多,影响结果准确性的因素较多,期望 24 h 尿成石危险因素分析能全自动化以得到更准确结果,以利于结石治疗和预防。

第一节　尿草酸的测定

一、离子色谱法

离子色谱法分离的原理是基于离子交换树脂上可离解的离子与流动相中具有相同电荷的溶质,离子之间进行可逆交换和分析物溶质对交换剂亲和力的差别而被分离。适用于亲水性阴、阳离子的分离。离子色谱仪分离测定常见的阴离子是它的专长,一针样品打进去,约在 20 min 以内就可得到 7 个常见离子的测定结果,这也是其他分析手段所无法达到的,但阳离子的测定离子色谱法与原子吸收光谱法(AAS)和电感耦合等离子体发射光谱仪(ICP)法相比,则未显示出优越性。

离子色谱仪包括离子交换柱和电导检测,离子交换柱需经过 0.036 mol/L 硫酸再生液和高纯水处理,洗脱液为 17.5 mol/L 碳酸钠和 3.5 mmol/L 碳酸氢钠配制而成。经常检测的常见离子有:

阴离子:F^-, Cl^-, Br^-, NO_2^-, PO_4^{3-}, NO_3^-, SO_4^{2-},甲酸,乙酸,草酸等。

阳离子:Li^+, Na^+, NH_4^+, K^+, Ca^{2+}, Mg^{2+}, Cu^{2+}, Zn^{2+}, Fe^{2+}, Fe^{3+} 等。

样品处理:先将 24 h 尿标本以 30 mL、6 mol/L 浓盐酸处理,使其 pH 为 1.0～2.5。取部分样本,用高纯水以 20:1 的比例稀释,装于注射器中,以 0.2 μm 有机系微孔滤膜过滤以清除可能阻塞的离子交换柱的杂质,每次推注 2 mL。标本经过离子交换柱的分离和浓集后进入分析程序。

取 10 μg/L 浓度的溴酸根离子标准溶液,在上述条件下重复进样 9 次,计算其的相对标准偏差(RSD)。草酸离子的保留时间、峰高、峰面积的 RSD 分别为 0.20%,0.69%,0.63%。该方法的线性范围为 0.1～1.0 mg/L,平均回收率为 96.5%～105.2%,$CV = 3.1\%$,其检测下限浓度为 1.0 μg/L,日内和日间精密度 $RSD < 6.1\%$。张泽的研究发现,其最小检测值为 0.04 ppm,$RSD <$

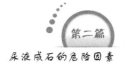

1.5%。该法操作简单,检测精度高,可以批量检测,同时可以测定尿液枸橼酸。

二、高效液相色谱法

高效液相色谱法(High Performance Liquid Chromatography,HPLC)又称高压液相色谱、高速液相色谱、高分离度液相色谱、近代柱色谱等。高效液相色谱是色谱法的一个重要分支,以液体为流动相,采用高压输液系统,将具有不同极性的单一溶剂或不同比例的混合溶剂、缓冲液等流动相泵入装有固定相的色谱柱,在柱内各成分被分离后,进入检测器进行检测,从而实现对试样的分析。高效液相色谱法是在经典色谱法的基础上,引用了气相色谱的理论,在技术上,流动相改为高压输送(最高输送压力可达 4.9107 Pa);色谱柱是以特殊的方法用小粒径的填料填充而成,从而使柱效大大高于经典液相色谱(每米塔板数可达几万或几十万);同时柱后连有高灵敏度的检测器,可对流出物进行连续检测。

样品处理方法:先将 24 h 尿标本以 30 mL、6 mol/L 浓盐酸,使其 pH 为 1.0～2.5。然后以 0.22 mm 孔径有机滤过膜滤过。取续滤液 0.5 mL,加入 25 mg 磺基水杨酸溶解,混匀,4 ℃放置 30 min 后,12 000 r/min 离心 10 min,取清亮尿液供作样本,再以 0.45 μm 聚丙烯滤膜过,即可进样测定。测定色谱条件为:检测波长为 210 nm,反相 C18 色谱柱,流动相为 0.25% 磷酸二氢钾(含 0.002 5 mmol/L 四丁基硫酸氢铵,硼酸调 pH 至 2.0)。测定草酸和枸橼酸的浓度范围分别为 0.0～4.0 mmol/L 和 0.0～16.0 mmol/L,最低定量限为 0.2 μmol/L 和 1.0 μmol/L,回收率为 97% 和 102%,日内和日间精密度 $RSD<4.0\%$。该法的优点也是可以同时测定尿液中草酸和枸橼酸。

三、毛细管电泳法

毛细管电泳(capillaryelectrophoresis,CE)又叫高效毛细管电泳(HPCE),是近年来发展最快的分析方法之一,是以弹性石英毛细管为分离通道,以高压直流电场为驱动力,依据样品中各组分之间滴度和分配行为上的差异而实现分离的电泳分离分析方法。1981 年,Jorgenson 和 Lukacs 首先提出在 75μm 内径毛细管柱内用高电压进行分离,创立了现代毛细管电泳。1984 年 Terabe 等建立了胶束毛细管电动力学色谱。1987 年 Hjerten 建立了毛细管等电聚焦,Cohen 和 Karger 提出了毛细管凝胶电泳。CE 和高效液相色谱法(HPLC)相比,其相同之处在于都是高效分离技术,仪器操作均可自动化,且二者均有多种不同分离模式。二者之间的差异在于:CE 用迁移时间取代 HPLC 中的保留时间,CE 的分析时间通常不超过 30 min,比 HPLC 速度快;相对 CE 而言,从理论上推得其理论塔板高度和溶质的扩散系数成正比。检测器则除了未能和原子吸收及红外光谱连接以外,其他类型检测器均已和 CE 实现了连接检测;一般电泳定量精度差,而 CE 和 HPLC 相近;CE 操作自动化程度比普通电泳要高得多。总之,CE 的优点可概括为三高二少:高灵敏度,常用紫外检测器的检测限可达(10—13)～(10—15) mol,激光诱导荧光检测器则达(10—19)～(10—21) mol;高分辨率,其每米理论塔板数为几十万,高者可达几百万;高速度,最快可在 60 s 内完成,在 250 s 内可分离 10 种蛋白质,1.7 min 分离 19 种阳离子,3 min 内分离 30 种阴离子;样品少,只需纳升级(1 nL = 10^{-9} L)的进样量;成本低,只需少量(几毫升)流动相和价格低廉的毛细管。由于以上优点以及分离生物大分子的能力,使 CE 成为近年来发展最迅速的分离分析方法之一。

CE 和高效液相色谱法(HPLC)相比,其相同处在于都是高效分离技术,仪器操作均可自动化,且二者均有多种不同分离模式。二者之间的差异在于:CE 用迁移时间取代 HPLC 中的保留时间,CE 的分析时间通常不超过 30 min,比 HPLC 速度快;相对 CE 而言,从理论上推得其理论塔板高度和溶质的扩散系数成正比,对扩散系数小的生物大分子而言,其柱效就要比 HPLC 高得多;CE 所需样品为纳升级,最低可达 270 fL,流动相用量也只需几毫升,而 HPLC 所需样品为微升级,流动相则需几百毫升乃至更多;但 CE 仅能实现微量制备,而 HPLC 可作常量制备。

样品处理方法:24 h 尿液中加入 30 mL、6 mol/L 盐酸防腐,硼酸调节尿液 pH 至 1.5 ~ 2.5,无法立即测定的样本保存于 4 ℃,测定前于 50 ℃ ~ 60 ℃ 水浴 10 min 溶解草酸结晶,分析前以去离子水稀释 100 倍。测定条件使用聚胺覆膜的熔融硅胶毛细管作为载体,汞灯 254 nm 检测,电解液含 130 mg/L 氯化钠,22 mg/L 硫酸钠,155 mg/L 磷酸。本法回收率为 94% ~ 101%,日间和日内 $RSD < 5.6\%$。

四、酶法

酶分析法是一种生物药物分析方法。酶分析法在生物药物分析中的应用主要有两个方面:① 以酶为分析对象,根据需要对生物药物生产过程中所使用的酶和生物药物样品所含的酶进行酶的含量或酶活力的测定,称为酶分析法;② 利用酶的特点,以酶作为分析工具或分析试剂,用于测定生物药物样品中用一般化学方法难于检测的物质,如底物、辅酶、抑制剂和激动剂(活化剂)或辅助因子含量的方法称为酶法分析。

酶是一种专一性强、催化效率高的生物催化剂。利用酶的这些特点进行分析的酶法分析,与其他分析方法相比有许多独特的优点。当待测样品中含有结构和性质与待测物十分相似(如同分异构体)的共存物时,要找到被测物特有的特征性质或者要将被测物分离纯化出来,往往非常困难。而如果有仅作用于被测物质的酶,利用酶的特异性,不需要分离就能辨别样品中的被测组分,从而对被测物质进行定性和定量分析。所以,酶法分析常用于复杂组分中结构和物理化学性质比较相近的同类物质的分离鉴定和分析,而且样品一般不需要进行很复杂的预处理。酶法分析具有特异性强,干扰少,操作简便,样品和试剂用量少,测定快速精确,灵敏度高等特点。通过了解酶对底物的特异性,可以预料可能发生的干扰反应并设法纠正。在以酶作分析试剂测定非酶物质时,也可用偶联反应,而且利用偶联反应的特异性可以增加反应全过程的特异性。此外,由于酶反应一般在温和的条件下进行,不需使用强酸或强碱,它还是一种无污染或污染很少的分析方法。很多需使用气相色谱仪、高压液相色谱仪等贵重的大型精密分析仪器才能完成的分析检验工作,应用酶法分析方法即可简便快速地进行。

样品处理方法:24 h 尿液样品加入 30 mL 浓盐酸,酸化尿液 pH 至 1.0 ~ 2.0,取 10 mL 尿液以 10 mmol/L EDTA 稀释至 pH = 5.0。取 1 mL 稀释尿液,加入 300 mg 活性炭后行低速离心,取上清液 0.05 mL 进行酶试剂反应,反应液于 590 nm 测定吸光度。测定试剂中的草酸氧化酶能氧化草酸生成过氧化氢和二氧化碳,过氧化物酶对生成的过氧化氢进行定量,从而计算出草酸的量。该法线性范围为 0.0 ~ 2.0 mmol/L,精密度 $RSD < 2.18\%$,平均回收率为 100.5%。

五、比色法

比色法(colorimetry)是通过比较或测量有色物质溶液颜色深度来确定待测组分含量的方法。早在公元初古希腊人就曾用五倍子溶液测定醋中的铁含量。1795 年,俄国人也用五倍子的酒精溶液测定矿泉水中的铁含量。但是,比色法作为一种定量分析的方法,开始于 19 世纪 30 ~

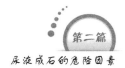

40年代,以生成有色化合物的显色反应为基础,通过比较或测量有色物质溶液颜色深度来确定待测组分含量的方法。比色分析对显色反应的基本要求是:反应应具有较高的灵敏度和选择性,反应生成的有色化合物的组成恒定且较稳定,且和显色剂的颜色差别较大。选择适当的显色反应和控制好适宜的反应条件,是比色分析的关键。

常用的比色法有两种:目视比色法和光电比色法。两种方法都是以朗伯-比尔定律($A = \varepsilon bc$)为基础。常用的目视比色法是标准系列法,即用不同量的待测物标准溶液在完全相同的一组比色管中,先按分析步骤显色,配成颜色逐渐递变的标准色阶。试样溶液也在完全相同的条件下显色,和标准色阶作比较,目视找出色泽最相近的那一份标准,由其中所含标准溶液的量,计算确定试样中待测组分的含量。光电比色法是在光电比色计上测量一系列标准溶液的吸光度,将吸光度对浓度作图,绘制工作曲线图,然后根据待测组分溶液的吸光度在工作曲线上查得其浓度或含量。与目视比色法相比,光电比色法消除了主观误差,提高了测量准确度,而且可以通过选择滤光片来消除干扰,从而提高了选择性。但光电比色计采用钨灯光源和滤光片,只适用于可见光谱区和只能得到一定波长范围的复合光,而不是单色光束,还有其他一些局限,使其无论在测量的准确度、灵敏度和应用范围上都不如紫外-可见分光光度计。20世纪30~60年代,是比色法发展的旺盛时期,此后就逐渐被分光光度法所代替。

样本处理方法:按1 mL浓盐酸加入100 mL尿液的比例加入浓盐酸保存24 h尿。取尿0.5 mL加水1.5 mL,麝香草酚蓝指示剂一滴,用1 mol/L碳酸氢钠调pH至7.0。加饱和硫酸钙溶液2 mL,摇匀后加入无水乙醇14 mL,摇匀,密闭,常温下放置3 h以上。2 000 r/min离心10 min,弃上清液,倒入1 mol/L硫酸2 mL中。加入锌粒,沸水浴30 min。蒸发至剩余液少于0.5 mL。用小勺的玻璃棒移锌粒至管口,用10 g/L变色酸液0.5 mL冲洗锌粒,冲洗液全部入管内,移出锌粒。缓慢向试管中加入浓硫酸,混合,沸水浴30 min。冷却,用1 mol/L硫酸补至10 mL,混合,离心取上清液,570 nm波长比色,回收率在89%~98%。

第二节　尿枸橼酸的测定

枸橼酸是重要的代谢中间物,人体内的枸橼酸经肾脏代谢及排泄。枸橼酸通过表面活性机制阻碍钙盐结晶的形成及聚集并阻止尿液中草酸盐及磷酸盐的过度饱和。国外研究表明,一些泌尿系统钙盐结石患者常有低枸橼酸尿症。目前测定枸橼酸浓度的方法主要是基于枸橼酸裂解酶、苹果酸脱氢酶、乳酸脱氢酶及NADH的连锁反应。测定枸橼酸的方法基本上都是基于枸橼裂解酶反应,早期手工法测定最适反应pH为8.2,实验证明使用pH为7.8的双甘氨肽缓冲液作为反应体系可以保证枸橼酸裂解酶的最佳活性。

Michele Petrarulo等建立以苯胺作为枸橼酸的反应底物,该法不需乳酸脱氢酶、苹果酸脱氢酶及NADH,与传统酶法具有较高的相关性($r = 0.999$),被认为是一种更加廉价、更简单及更快速的检测方法,但该法底物具有较高的毒性,临床应用应具备较好的防护措施。Dale Tompklr研究证实,室温下血清内的枸橼酸能保持长时间稳定,认为血清中枸橼酸主要在体内代谢而不在体外,标本可以长期保存。尿液中细菌常常导致其中枸橼酸浓度的降低,因此检测枸橼酸的尿液标本需要新鲜,或者冷藏和/或加防腐剂。

24 h 尿的生化指标中,无机离子的检测较为简单,而尿枸橼酸为有机酸,含量低,检查难度较大。目前国内外常用方法为比色法和滴定法,但这两种方法灵敏度低,难以对尿液样品中微量的草酸、枸橼酸进行准确的定量分析。常用的变色酸比色法需用浓硫酸,化学比色法需用溴,对工作人员及环境均有影响。国内外应用离子色谱法、高效液相色谱法对枸橼酸的测定具有较好的可靠性。

一、离子色谱法

1. 色谱条件

KOH 梯度淋洗,淋洗液流速为 1.0 mL/min。进样体积为 10 pL。以保留时间定性,峰面积定量。

2. 样品处理

采集新鲜尿液于聚乙烯瓶中,按照尿液:浓盐酸 = 100:1 的比例加入浓盐酸酸化。取部分样品于 5 000 r/min 的速度离心 15 min,取上清液通过 0.2 μm 的微孔滤膜。分析前,取 1 mL 上述处理的样品稀释 100 倍,通过 On. Guard H 柱及 C18 预处理小柱以过滤可能阻塞及污染离子色谱柱的任何物质。标本经过离子交换柱的分离和浓集后进入分析程序。该方法的线性范围为 0.1 ~ 1.0 mg/L,平均回收率为 96.5% ~ 105.2%,$CV = 3.1\%$,其检测下限浓度为 1.0 μg/L,日内和日间精密度 $RSD < 6.1\%$。

3. 标准曲线的制备

取 10 μg/L 浓度的溴酸根离子标准溶液,在上述条件下重复进样 9 次,计算 RSD。枸橼酸离子的保留时间、峰高、峰面积的 RSD 分别为 0.23%、1.21%、1.19%。

二、高效液相色谱法

1. 色谱条件

色谱柱:LC - C18(250 mm × 4.6 mm,5 μm),保护柱:LC - C18(4.6 mm × 12.5 mm,5 μm);流动相:0.25% 磷酸二氢钾(含 2.5 mmol/L 四丁基磷酸氢铵和 2.65×10^{-5} mol/L 二乙胺四乙酸二钠,pH = 2.0);检测波长:210 nm,流速:1.0 mL/min,柱温:25 ℃,进样量:20 μL。

2. 标准曲线的制备

按照倍比稀释的方法配制成枸橼酸的标准液。各浓度液以 12 000 r/min 离心 10 min,取上清液供进样。以枸橼酸峰面积 A_{cit} 对浓度 C_{cit}(μmol/mL)进行线性回归,得枸橼酸的标准曲线:$A_{cit} = 1\ 607.5 C_{cit} - 13.8(r = 0.999\ 0, n = 5)$,在 3.125 ~ 200 μg/mL 范围内有良好的线性关系。

三、反向液相高效色谱法

反向高效液相色谱仪是目前应用最广泛的液相色谱仪,其分离模式与检测方法多种多样,可以根据样品来选择合适的色谱条件(色谱柱、流动相、检测器)。一些常见的 ODS 色谱柱有:Hypersil、EclipseZorbax XDB、Sinochrom、Nucleosil。

样品处理方法:按 1 mL 浓盐酸加 100 mL 尿液的比例加入浓盐酸保存 24 h 尿,然后以 0.22 μm 孔径的微孔滤膜滤过。取续滤液 0.5 mL,加入 25 mg 磺基水杨酸溶解,混匀。4 ℃ 放置 30 min 后,12 000 r/min 离心 10 min。取上清液再以 0.45 μm 聚丙烯滤膜滤过,即可进样。测定色谱条件为:检测波长 210 nm,反相 C18 色谱,0.01 mol/L 磷酸二氢钾(pH = 3.0,用磷酸调节),本法回收率为 95% ~ 102%,日内和日间精密度 $RSD < 2\%$。

四、酶法

尿枸橼酸会在柠檬酸裂合酶催化下生成草酰乙酸和乙酸,草酰乙酸与 NADH 结合在苹果酸脱氢酶作用下生成苹果酸。枸橼酸的量和 NADH 相关,那么可以通过检测 NADH 在 330 nm 波长下的吸光度,计算其含量,从而计算出枸橼酸的量。样品处理方法:按 1 mL 浓盐酸加 100 mL 尿液的比例加入浓盐酸保存 24 h 尿液,取部分样品以 0.22 μm 微孔滤膜滤过。测定方法:20 μL 进样,样本管、空白管或标准管加入 1.0 mL Bis2 Tris 溶液混匀,于 330 nm 测定吸光度 A_1,加入 20 μm 柠檬酸裂解酶,室温温孵 10 ~ 40 min 后测定吸光度 A_2。

计算公式如下:

$$(\Delta A_{样品} - \Delta A_{空白}) / (\Delta A_{标准} - \Delta A_{空白}) \times C_{标准} = C_{样品}$$

其中 $\Delta A = A_1 \times A_2$。该法已有市售试剂盒(如美国 Sigma 公司),可测定的线性范围为 170 ~ 3 400 μmol/L。回收率为 98.6% ~ 100.1%,日内和日间精密度 $RSD < 3.1\%$。

五、容量法

容量法又称滴定法,即化学中常用的酸碱滴定法。因柠檬酸是酸类,所以用碱进行滴定。该法虽然操作简便,但灵敏度低,不能测定微量柠檬酸,且变有机酸干扰非常严重。

六、毛细管电泳分析法

毛细管电泳分析法是近年来才进入实际应用的仪器分析方法,由于它采用高电压、快速的方法,减少了溶质在毛细管内的停留时间,降低了由于分子扩散而引起的区带扩展,突破性地解决了分析小分子离子的难点,可同时测定尿液中草酸、枸橼酸和尿酸的含量。

七、其他方法

微分电位溶出法、气相色谱法等应用较少。

第三节　尿胱氨酸的测定

胱氨酸本身不含有芳香环等生色团,无法直接检测,因此选用柱前衍生试剂——丹酰氯,先将胱氨酸衍生为具有较强紫外和荧光吸收的衍生物,通过测定胱氨酸衍生物的紫外吸收量对胱氨酸进行定量分析。但尿液中的半胱氨酸在衍生过程中极易自氧化为胱氨酸,对胱氨酸准确定量造成干扰。高胱氨酸尿是形成胱氨酸结石的重要原因。国内一般用氨基酸分析仪测定尿液样品中的胱氨酸,但半胱氨酸常会干扰胱氨酸的测定,而氨基酸分析仪无法分辨两者,只能测得两者的总量。

胱氨酸溶解度受 pH 影响明显,在正常尿液的 pH 范围(5.5 ~ 6.5)其溶解度很小,为 250 ~ 300 mg/L。当 pH 提高到 7.5 时,其溶解度为 500 mg/L。正常成人每日经尿液排泄的胱氨酸很少,不形成结石。杂合子胱氨酸结石患者 24 h 胱氨酸排泄量为 100 ~ 300 mg,纯合子胱氨酸尿患者胱氨酸排泄量为 400 ~ 1 000 mg/d,也有高达 3 000 mg/d,超过其溶解度即可引起结晶沉淀而形成胱氨酸结石。在尿液中胱氨酸超过正常水平但未形成结石之前,准确测定尿液中胱氨酸的量,采取有效的治疗措施,可防止胱氨酸结石的形成。文献报道,测定胱氨酸方法有比色法、HPLC 法、CE 法、IEC 法和液相色谱串联质谱法。目前临床上胱氨酸检测主要用氨基酸分析仪、薄层色谱法、比色法。这些方法或者缺乏足够的灵敏度,或者需要昂贵的仪器,或者不能同时检测胱氨酸和半胱氨酸,大多未考虑半胱氨酸对胱氨酸定量的影响。而尿液中氨基酸成分复杂,半胱氨酸也是其成分之一,半胱氨酸很不稳定,在样品的前处理及测定的过程中,两个半胱氨酸的疏基极易脱氢氧化为胱氨酸。

高效液相色谱法:应用邻苯二胺(OPA)衍生化法进行测定。尿液分成等量两份,一份对半胱氨酸进行衍生化反应,测定半胱氨酸的量;另一份先将尿液中的胱氨酸还为磺半胱氨酸再行衍生测定。尿液中胱氨酸的量即二者之差。样品处理方法:尿液中加入磺基水杨酸(30%,100 mL/2.5 L),调节 pH 至 1.0~2.0,以 0.2 μm 超生物滤膜滤过。尿液稀释 10~40 倍,胱氨酸尿症患的尿液稀释 20~150 倍以供测定。OPA 衍生化方法:尿液、胱氨酸尿或者半胱氨酸以及内标同型半胱氨酸加入磷酸缓冲液(12.5 mol/L 磷酸调节至 pH 7.2)、硼酸钾、DDT(dithiothreitol)和碘乙酸,使生成羧甲基半胱氨酸,然后用 OPA 进行衍生化。全部操作均在室温下完成。测定方法:采用梯度洗脱、荧光检测。洗脱液 A 为磷酸缓冲液配置的 0.35% 四氢呋喃,洗脱液 B 为磷酸缓冲液与乙腈 3∶2 混合。流速 1.0 mL/min,流动相中洗脱液 B 的比例在 12 min 内逐渐增大至 100%,30 min 内降低 0%,30 min 完成一个样品。荧光检测的激发波长 330 nm,发射波长 450 nm。该法平均回收率为 101.6%,日内和日间 RSD 精密度 < 5.9%。

一、标准液

将 10 mg 半胱氨酸溶于 10 mL 双蒸水中配制成半胱氨酸储存液(1 g/L)。因为胱氨酸在酸性和中性溶液中溶解度很低,所以将 10 mg 胱氨酸溶于 160 μL 氢氧化钾溶液(5 mol/L)中,然后用双蒸水稀释溶液到 10 mL。使用时用双蒸水反复稀释直到达到工作浓度。将内标物溶于甲醇溶液,初始浓度 1 g/L,反复稀释至 0.25 g/L,配制内标物储存液。所有的溶液放于 4 ℃ 的黑暗环境中。DNS-Cl 溶液则是在衍生化前将 200 mg DNS-Cl 溶于 10 mL 丙酮中迅速配制。

混合物用 Shim-pack C18 柱分离,内径为 150 mm × 4.6 mm,粒径为 5 μm。所有的检验分析都在“isocratic”模式下进行。移动相是 35∶65 容积比率,用 2.5 mol/L 枸橼酸调节 0.05 mol/L 甲醇-醋酸钠液 pH 到 3.5,流速是 1mL/min。溶液和移动相在使用前立即配制,紫外检测仪检测波长 386 nm。测量用于定量分析。总运行时间是 21 min。所有的检验都在室温下相同的环境下进行。

二、样本处理

尿液样本于 −20℃ 保存,在进行检测前需待其恢复至室温。在离心管内加入样本和内标物(500 μL),并用碳酸氢钠至其饱和,然后加入 5 μL 丙烯腈。加盖后旋涡混匀 30 s,超声处理 10 min,然后置于室温下培养 20 min。加入 250 μL、20 g/L 的 DNS-Cl 后再次旋涡混匀 30 s,将样本放于黑暗环境下 80℃ 的水浴中反应 30 min。10 000 r/min 离心 5 min,转移上清液(400 μL)至另一试管。加入 50 μL 醋酸调节 pH 至 5.0,加入内标物操作溶液(稀释标准溶液),然后剧烈混匀溶液 30 s。二氯甲烷-异丙醇(4∶1,v/v;2.5 mL)作为萃取溶剂加入溶液,剧烈混匀溶液 60 s 后进行离心(10 000 r/min 持续 5 min)。移除上清液并在氮气流轻吹下烘干。将残留物深于 100 μL 移动相,取 20 μL 溶液进行 HPLC 检测。

三、测定法的验证

标准贮存液中加入双蒸去离子水稀释到胱氨酸浓度分别为 1、10、200、300 和 500 mg/L。按

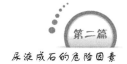

照上面描述的操作进行保护反应和衍生化。校准曲线由胱氨酸－内标物峰面积比和胱氨酸浓度构成,并计算它们的线性回归方程。

第四节　尿液中尿酸的测定

一、酶法

酶法包括临床上常用的检测尿酸的单酶法,及在此基础上发展的酶紫外法和重组尿酸氧化酶法。其基本原理是通过单一酶促反应后利用各种方法测定底物或者产物的浓度来求待测物含量。反应利用磷酸盐作为缓冲体系,在一定温度下反应一定时间,观察吸光度值,通过计算可以得到尿酸的浓度值。酶紫外法:该法利用尿酸氧化酶对尿酸催化水解作用的特异性及尿酸在293 nm处有特定的紫外线吸收。随尿酸不断被氧化,吸光度成比例降低,方法回收率101% ~ 106%,变异系数$CV = 1.44\%$,线性范围172.5 ~ 594.81 mmol/L。此法中酶的用量减少了一半,时间缩短,不需要沉淀蛋白质,但基质中其他组分会产生干扰。目前常规测定法中主要为重组尿酸氧化酶法。采用酶试剂盒分析血清中的尿酸,回收率99% ~ 104%,批内CV波动于2.2% ~ 46%,线性范围10 ~ 250 mg/L,此方法操作简单。

二、液相色谱仪法

在收集24 h尿液的聚乙烯瓶中加30 mL、6 mmol/L浓盐酸,取0.5 mL尿液,加蒸馏水3.5 mL,加入0.5 mL浓度为0.33 mol/L硫酸溶液,沉淀尿中的尿酸,同时加入浓度为10%的钨本钠溶液0.5 mL,离心沉淀蛋白质等大分子。色谱条件:NovaPak C18色谱柱(39 min × 150 mm,水),以0.02 mol/dL磷酸二氢钠为流动相,pH = 6.5,流速1.6 mL/min,检测波长为220 min,柱温为室温。此方法的检测限为0.2 mg/mL,回收率为95.5%。

三、反向液相色谱法

按1 mL浓盐酸:100 mL尿的比例加入浓盐酸保存24 h尿液,取0.5 mL尿液,加蒸馏水3.5 mL,加入0.5 mL浓度为0.33 mol/L硫酸溶液,沉淀血清中尿酸,同时加入浓度为10%的钨酸钠溶液0.5 mL,离心沉淀蛋白质等大分子。色谱条件:ODS-C18反相柱(150 ~ 46 mm,5 μm粒径),流动相为30 mmol/L的乙酸铵与156 mmol/L的甲醇混合溶液,pH = 7.0,方法回收率94.4%,检测限9.5 mmol/L,线性范围高达1.5×10 mol/L,批内$CV = 4.25\%$,批间$CV = 2.78\%$。

四、吸附溶出伏安法

此法灵敏度高,有一定选择性,是测定尿酸的新方法。具体实验方法是在电解池中加入Britton-Robinson缓冲液(pH = 7.5)及适量尿液,除去体系中的氧气,插入三电极系统,选择合适的富集时间,在0.10 ~ 0.80 A范围内用溶出伏安仪记录其伏安曲线,可用于血浆中尿酸的分析。此方法线性范围为$2.0 \times 10 ~ 1.0 \times 10$ mol/L,检出下限为1.0×10 mol/L。该法抗干扰能力较强,操作简便,样品处理简单,易于推广。

第五节　尿钙的测定

尿液中钙离子的测定方法已经比较成熟,多采用原子吸收分光光度法。以 30 mL、6 mol/L 浓盐酸酸化尿液,取 1 mL 稀释至 20~50 倍,运用配置好的 2 ppm、4 ppm、8 ppm 的标准液,调节至钙吸收灯,并将吸光谱调至波长为 422.8 nm,检测尿中钙的含量。该方法回收率为 98%~104%,对同一样品测试的标准偏差为 118%,$P < 0.005$。此外还有邻甲酚络合酮(OCPC)法(试剂盒)在全自动生化分析仪上进行比色测定,但专属性不如原子吸收分光光度法。

第六节　尿镁的测定

一、原子分光光度法

最常用的方法是原子分光光度法。以 30 mL、6 mol/L 浓盐酸酸化尿液,取 1 mL 稀释至 20~50 倍,运用配置好的 2 ppm、4 ppm、8 ppm 的标准液,调节至镁吸收灯,并将吸光谱调至波长为 285.2 nm,检测尿中镁的含量。该方法回收率为 98%~104%,对同一样品测试的标准偏差为 118%,$P < 0.05$。

二、酶法

该法仅用为种酶-异柠檬酸脱氢酶(NADP$^+$),以镁离子为激动剂,在酶的作用下,异柠檬酸脱氢酶使 NADP$^+$ 减少,使得反应增快,生成 α-酮戊二酸、NADPH 和二氧化碳,故可通过 NADP$^+$ 降低的速率测定镁离子的浓度。

测定方法:该法可在全自动生化分析仪上使用试剂盒进行测定。试剂盒中包括两种试剂:试剂 1 含 5 mmol/L 异柠檬酸,试剂 2 含 10 mmol/L NADP$^+$。测定时取 5 μL 样品,加入 240 μL 试剂,37 ℃ 温孵 5 min,加入 60 μL 试剂 2 启动反应,340 nm 测定 3 min 的反应速率。该法线性范围为 0~20 mmol/L,最低检出限为 0.040 mmol/L,批内和批间精密度 $RSD < 2.6\%$,回收率 96%~100%。钠、钾、钙、铵、锰、铜等离子不干扰测定。

(吕建林　徐　彦)

第十一章

有机盐在尿成石危险因素中的评估

有机盐是尿液中重要的构成,尿液中常见的有机盐有草酸、枸橼酸、尿酸、焦磷酸盐等。这些物质的多少,会对尿中结晶的形成产生影响,成为结石成石的危险因素。尿液中成石的有机盐危险因素主要有高草酸尿、低枸橼酸尿、高尿酸尿、低焦磷酸盐尿。

第一节　高草酸尿症

一、草酸盐的代谢

草酸学名乙二酸(oxalic acid),分子量为 90.2,草酸属强酸。草酸参与体内的三羧酸循环,其代谢过程及产物见图 2-1。正常情况下,尿中草酸排泄量为 228～456 μmol/24h(20～40 mg/24h,换算系数为 11.4)。草酸存在于大多数食物和饮料中。在饮料中,叶茶和粉状咖啡中草酸含量最高;而在食物中,菠菜和大黄含量最高。在一项比较研究中,离子层析法可以用来测定低浓度的草酸盐,而高浓度的草酸盐可由电泳法测定。

在正常人群中,由肠道吸收的草酸很少,摄入高量的草酸盐,代谢后尿液中草酸仅升高 3%。Holmes 发现利用毛细管电泳法可以精确测量尿草酸量。在对两组受试人群的研究发现,摄入去除草酸盐配方饮食的受试者,其尿中草酸量平均下降 67%。尽管整个肠管都具有吸收草酸盐的功能,但主要的吸收部位可能是胃和远端肠管。绝大多数草酸盐在肠内是由被动扩散吸收的,但也可在刷状缘由膜囊易化扩散(刷状缘膜囊)吸收。饮食摄入的草酸盐近一半由细菌分解。常见的细菌为产甲酸草酸杆菌(Oxalobacter formigenes)和假单孢草酸处理菌(Pseudomonas oxaliticus)。两种细菌在一定的 pH 范围内具有酶解草酸盐的能力。产甲酸草酸杆菌是一种寄生在脊椎动物肠道内的特异性草酸盐降解厌氧菌。有一些结石病患者是因为肠道缺少甲酸草酸杆菌,如囊性纤维化病患者由于长时间抗生素治疗,肠内缺少甲酸草酸杆菌,从而表现出高草酸尿。

约 25% 的草酸盐从粪便中排泄,其余由尿液排泄。尿液中草酸盐的 80% 来自于肝脏的内源性代谢产物(40% 来自抗坏血酸,40% 来自甘氨酸);10% 来自饮食摄入。经酶和非酶途径,抗坏血酸可转变为草酸盐。不足 15% 的甘氨酸转变为尿草酸盐,但甘氨酸在饮食中广泛性存在,使其成为草酸盐的重要前体。

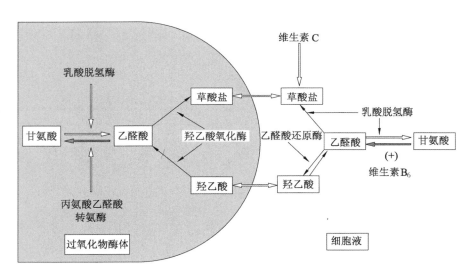

图 2-1　草酸的代谢及代谢产物

草酸盐在肾小球中可自由滤过,也可由全段近端小管分泌。草酸盐在人类肾小管的转运是双向转运。微穿刺研究证实肾脏净分泌草酸盐,并且这种分泌主要在近端小管。在正常情况下,10% ~30% 的尿草酸盐来自于近端小管净分泌,近端小管草酸盐的有效分泌,需要细胞由基底外侧面摄取草酸盐,然后通过顶膜向管腔分泌。这一观点被顶膜膜囊的草酸盐-氯化物交换和基底外侧膜囊的草酸盐-磷酸盐交换的直接证实所支持。1994 年 Koul 在肾近端小管上皮细胞(LLC-PK1 cells)的组织培养的研究也证实,在这些完整存活的上皮细胞上可以利用顶膜膜囊的草酸盐-氯化物交换和基底外侧膜囊的草酸盐-磷酸盐交换进行分离转运草酸盐的。Baggio比较了 114 例草酸钙结石患者和 25 例对照组人群的草酸盐穿透红细胞膜的速度。结果显示,70% ~80% 的结石患者有草酸盐转运速度加快现象,其中有 5 例还伴有肠道摄入草酸盐的增加。

二、高草酸尿症的定义与类型

从理论上说,尿草酸盐浓度的改变比同样程度钙的改变更能决定尿草酸钙的饱和度。结石在尿液中形成,尿中草酸的过饱和是结石形成的重要原因。结石形成的风险取决于尿中绝对的草酸排泄总量和浓度,草酸排泄总量有特定的个体差异如性别、体重、饮食等。考虑到个体的差异,关于高草酸尿较为严谨的定义为:24 h 排泄的每克肌酐量所对应的尿草酸大于 30 mg。但常用的高草酸尿(hyperoxaluria)的定义仍为:尿草酸高于 448 μmol/24 h(40 mg/24 h)。高草酸尿是成人和儿童中最常见的代谢异常的类型,在结石患者中占 10% ~20% 。

根据病因高草酸尿症主要有四种类型:① 原发性高草酸尿症(Ⅰ型和Ⅱ型),主要原因为内源性草酸产生过多,多见于儿童;②肠源性高草酸尿症,主要因为肠道性疾病所致外源性草酸吸收过多;③ 膳食性高草酸尿症,包括维生素 C 的过量摄入、饮食中草酸及其前体物质的过量摄入、饮食中钙的摄入减少等,其亦属外源性草酸吸收过多;④ 特发性或轻度高草酸尿症,可能与红细胞转运草酸的功能增强有关,有基因表达的异常(图 2-2)。

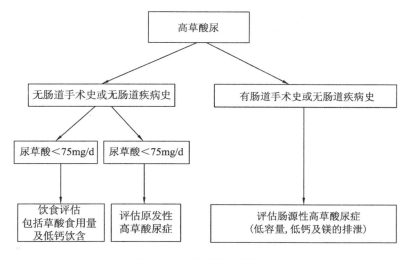

图 2-2　高草酸尿症的评估

1.原发性高草酸尿症

原发性高草酸尿症是一种罕见的常染色体隐性遗传病,尿液中草酸、糖脂、乙醛酸排泄增多。临床表现为难以治愈的复发性草酸钙结石、钙质沉着、尿路感染等,多幼年起病,在 20 岁以前死于肾衰竭。原发性高草酸尿有两种类型:Ⅰ型是由于肝脏特异的过氧化物酶中丙氨酸乙醛酸转氨酶(AGT)缺陷造成的;Ⅱ型是由于 D-甘油酸脱氢酶缺乏所致又称 L-甘油酸尿。

(1) 原发性高草酸尿症Ⅰ型:

主要为内源性草酸合成增加。1978 年 Williams 和 Smith 认为尿液中草酸、糖脂、乙醛酸排泄增多等生化指标异常是由 α-酮戊二酸聚醛酶功能缺陷引起。1986 年 Danpure 和 Jennings 推翻了他们的观点并最终确定原发性尿草酸盐过多Ⅰ型是由于肝脏丙氨酸乙醛酸氨基转移酶(AGT)缺陷所致。人类 AGT 一般位于肝脏过氧化物酶体。Ⅰ型原发性尿草酸盐过多可能是过氧化物酶体中 AGT 完全性缺乏或 AGT 错误地线粒体转运所致。Ⅰ型原发性尿草酸盐过多患者肝脏活检表明,2/3 患者未检测到 AGT 活性,剩下的 1/3 患者只是在线粒体中有明显活性。尽管杂合子减弱了过氧化物酶体中 AGT 的酶活性,但足够进行正常乙醛酸盐的解毒作用。在正常人的肝脏中,AGT 可以催化转氨基反应或将乙醛酸盐解毒为甘氨酸,但这一功能只在其位于过氧化物酶体时可以进行。

Ⅰ型患者 AGT 的缺乏导致乙醛酸盐氧化为草酸盐。人类 AGT 基因已被克隆和测序,导致异常转运的突变点也已确定。纵使患者出现晚期肾功能不全,通过肝脏经皮针穿刺活检中 AGT 数量和分子分布的测定可以确诊Ⅰ型原发性尿草酸盐过多。Ⅰ型产前诊断可以通过胎儿肝活检 AGT 测定或者绒毛膜的 DNA 分析进行Ⅰ型原发性尿草酸盐过多的产前诊断。人类肝脏 AGT-cDNA 和基因组 DNA 已被克隆和定序,正常 ACT 基因(即 AGXT)定位于 2 号染色体长臂(2q37.3)上。丙氨酸乙醛酸氨基转移酶(AGT)缺陷,导致内源性草酸合成增加,血草酸、尿草酸含量明显升高,最终出现全身草酸盐沉着症、尿草酸钙结石、终末期肾病。近几年发现 AGXT 基因的突变导致 AGT 错误定位于线粒体或无法形成二聚体等异常可能是原发性高草酸尿症Ⅰ型的分子基础。

（2）原发性高草酸尿症Ⅱ型：

原发性高草酸尿症Ⅱ型，或 L－甘油酸尿症是非常罕见的疾病。Ⅱ型较Ⅰ型更为罕见，临床症状较Ⅰ型轻，起病稍晚。肝脏 D－甘油酸脱氢酶和乙醛酸还原酶缺陷导致尿液中草酸盐和甘油酸盐排泄增多。这两种原发性尿草酸盐过多都导致草酸盐产生增多，每天尿液排泄量在 5～3 mmol。Ⅱ型在儿童时期就形成结石。常表现为肾钙质沉着、肾小管间质性肾病变、慢性肾衰竭。约 1/3 的患者最终表现为完全性肾衰竭。血清草酸盐升高，草酸盐在心脏、骨、关节、眼睛，及其他组织沉积。

Ⅱ型是由于 D－甘油酸脱氢酶缺乏，使羟基丙酮酸聚集，不能将羟基丙酮酸转化成右旋甘油酸，从而转向形成草酸和左旋甘油酸，这两种物质被大量排入尿中形成高草酸尿伴左旋甘油酸尿。因此，D－甘油酸脱氢酶缺乏时使羟基丙酮酸代谢发生障碍，除尿草酸盐排泄增加外，还有尿 L－甘油酸排泄增加，故Ⅱ型又称 L－甘油酸尿症（glycericaciduria）。

2. 肠源性高草酸尿症

高草酸尿症的常见原因是肠道疾病，包括各种炎性肠道疾病和短肠综合征等。另一方面，小肠切除或短路手术后、脂肪痢或 Crohn 病时也可以出现与胆酸代谢紊乱和水分丢失过多有关的高草酸尿症。肠源性高草酸尿症一般表现为尿草酸排泄量中度升高，大约 60 mg/24 h。其发生机制与肠道脂肪吸收紊乱有关，在消化过程中所产生的胆酸多在近端胃肠道重吸收，当这一功能发生障碍时，就会产生皂化作用，即胆酸与钙、镁之类的二价阳离子结合，使可溶性的钙不再与肠道内的草酸结合，肠内游离草酸被吸收后，就导致了尿中草酸的排泄量提高。此外，肠道内未被重吸收的胆盐和脂肪酸还会增加结肠黏膜对草酸的通透性，从而进一步增加了尿中草酸的浓度。草酸盐吸收不良的原因很多，包括小肠切除术、空肠－回肠旁路术，当结肠上皮暴露于胆盐时就增加了草酸盐的渗透性。此外，粪便中钙大量丧失造成结肠腔低钙环境，这将使草酸盐以可溶性的形式存在。Earnest 证实广泛回肠切除的患者，100 mg 菠菜饮食中有 30% 的草酸盐被吸收，而正常受试者或回肠造口术患者只有 6%。

3. 膳食性高草酸尿症

饮食中的草酸过去被认为在尿草酸中扮演相对次要的角色，高草酸尿症中 10%～20% 与饮食中的草酸有关。最近证据表明膳食中的草酸是尿草酸的重要来源，并可能占到总尿草酸的 50%。另一项研究发现，食物来源的草酸占到是直接负责总量的尿中草酸排泄量的 80%。饮食中的草酸来源常见于维生素 C 的过量摄入、饮食中草酸及其前体物质的过量摄入、饮食中钙的摄入减少等。摄入较多的富含草酸的食物（如巧克力、坚果、菠菜）和动物蛋白的饮食可以导致高草酸尿症。

膳食中钙摄入量低也可以导致高草酸尿，这是因为降低了肠内结合草酸的形成，从而促进了草酸的吸收。抗坏血酸可以转换成草酸，导致尿草酸水平增高。多达 80% 的病人，因为有异常或变异的草酸细胞膜转运机制，从而导致膳食中异常高的草酸盐的吸收。草酸盐摄入的生物利用度，以及膳食中钙和镁的水平，肠转运时间，磷酸纤维素钠的使用情况（从肠道中转运钙和镁），或肠道草酸结合物的缺乏都可以影响草酸的吸收。乙二醇摄入和接触甲氧氟烷也能通过肝代谢途径引起高草酸。

此外，由于肠道内缺乏了特有的厌氧性的嗜草酸杆菌。嗜草酸杆菌可以消化草酸，如果长期使用抗生素或其他原因而使肠内失去这种细菌,草酸的肠道吸收增加。一些研究表明,这种细菌在肠道内的减少与草酸结石的形成有关。嗜草酸杆菌对青霉素、磺胺类耐药,但对大环内酯类、氟喹诺酮类、四环素敏感。人类从 3 岁起,肠道内始有嗜草酸杆菌,但肠内一旦失去草酸杆菌,肠道内再恢复嗜草酸杆菌就非常困难了。肠内失去嗜草酸杆菌寄生的尿结石患者平均尿草酸水平比肠内有正常嗜草酸杆菌的尿结石患者要高 40%。在中国,滥用抗生素的现象很普遍,这可能是中国人草酸钙结石发病比例较高,感染石发病比例较低的一个重要原因之一。

4. 特发性高草酸尿(idiopathic hyperoxaluria,IH)

特发性高草酸尿又称为轻度代谢性高草酸尿,是一个复杂的、多病因的疾病,是环境和遗传因素共同作用的结果。其特征是高尿钙、高草酸、低枸橼酸和高尿酸。一般来说利用不精确的测定方法,可能会认为这一病症为低发病率,但利用精确的测定方法时可发现这一病症的发病率较高。Wallace 报道,37% 的结石病患者具有特发性高草酸尿。1986 年,巴乔等人发现大约80% 的特发性肾结石患者的红细胞膜对草酸转运功能的增强,推测可能与细胞膜的蛋白磷酸化有关。

特发性高草酸尿表现为尿草酸轻度、持续性升高,尚未找到明显的病因。在无肠道疾病的情况下,尿中草酸含量轻度升高,为 45 ~ 60 mg/24 h。其重要性对于结石的形成不亚于高钙尿症。对于特发性高草酸尿的遗传机制,目前还需要进一步阐明,基因控制草酸盐代谢、肠内草酸盐的吸收和肾脏草酸盐的排泄将成为研究的重点。近曲小管参与氯化物 - 草酸盐的交换过程,并调节血中草酸盐的浓度,$SLC26A6$ 基因敲除的小鼠表现为高草酸尿并有草酸钙结石形成。肠道对草酸吸收过多是特发性高草酸尿症和特发性草酸钙结石形成的关键因素,这也提示人们$SLC26A6$ 基因在此疾病中的作用。

确切的草酸尿排泄增多的病因还有待于进一步研究。一些研究者主张食物蛋白摄入增加和肾脏草酸盐排泄的改变是其原因。一些结石患者具有轻度代谢性高草酸尿,具有尿液羟乙酸盐和草酸盐排泄增多的表现,Wilson 研究表明,此类患者肾小管排泄草酸盐的异常表现为分级排泄的增加。Marangella 认为,肠道对草酸盐吸收的增加是结石患者高草酸尿的成因。Hodgkinson 发现高草酸尿患者同时也有高钙尿,高钙尿患者的 ^{14}C 草酸盐的吸收是增加的。当饮食钙受限,草酸盐保持正常时,尿液草酸盐的排泄进一步增多。研究者根据这些观察认为,钙吸收增多的患者草酸盐吸收也是增多的。Kleinschmidt 的研究认为,复发草酸钙结石患者肠道甲酸酶的减少导致肠道草酸盐降解的减少是结石形成的主要原因。草酸盐饮食的限制将导致草酸盐排泄的减少,但这种减少不明显。饮食钙限制的结果适得其反,尿液草酸盐排泄将会增多。维生素 B_6能够减少50% 的轻度代谢性高草酸尿患者的草酸盐排泄。给予噻嗪类利尿药能够降低草酸盐的排泄和使红细胞膜草酸盐流动趋于正常。

三、高草酸尿症的相关因素

1. 种族差异

从种族来看,白人肾结石的发病比黑人高,这被认为是与社会经济地位和饮食的差异有关。南非的 Lewandowski 等研究发现,在控制饮食中草酸的含量后,白人的尿草酸排泄较黑人高。研究认为,这是因为白人肠道内转运草酸的能力较黑人强。但是 Rodgers 的一项研究显示,黑人普遍存在低钙饮食,低钙饮食可以促进黑人的尿草酸排泄明显增高,与白人相比较,有明显的统计学差异。这些种族差异的原因尚未确定,但遗传因素是种族差异的重要原因之一。

高草酸尿症多见于发达国家如日本。在日本,随着逐步改变的饮食趋势,草酸钙结石症的发病率也越来越高。这是由于日本人饮食中动物蛋白和脂肪的摄入量增加,草酸的吸收增加,从而尿草酸排泄增加,草酸钙结石的发病也增多。增加食物中的脂肪摄入量,可以增加肠内草酸盐与钙的络合,从而引起轻度的膳食性的高草酸尿。随着我国经济的发展,尤其是沿海地区人们膳食结构的改变,高草酸尿症和比例也在增加。此外,多项研究认为,尿草酸排泄量没有明显的年龄差异,青年人与老年人的尿草酸排泄量水平基本相同。

2. 性别差异

草酸钙结石更多发生于男性,而不是女性,其比例为 3:1。即使考虑到女性更易罹患甲状旁腺功能亢进,男性结石患者的比例也高于女性。此外,空肠-回肠旁路术患者可见高草酸尿症,但只有 8/84 例(10%)的女性患者发生草酸钙结石,而男性为 6/14 例(42%)。一些观察表明,性激素在肾石形成中扮演一定的作用。雌激素、孕酮及睾酮通过刺激肾脏 1α-羟化酶调节 $1,25$-二羟维生素 D_3 的合成和肠道钙的吸收。

雌激素可能是预防女性肾结石的重要因素,一项涉及四组大鼠的研究证实了此点。此研究中两组大鼠进行卵巢切除术,其中一组仅去势,另一组去势后给予补充雌性激素;另外两组分别为对照组和假手术组(保留卵巢组)。除了对照组,各组分别给予乙二醇和补充维生素 D 以促使草酸钙肾结石的形成。结果显示,去势组与保留卵巢组、补充雌性激素组大鼠相比,其尿草酸排泄明显增高。在卵巢切除组,其肾的钙含量、晶体沉积、骨桥蛋白水平也较高。研究人员得出结论,认为女性雌激素可能是防止草酸钙结石形成的重要因素,其关键可能在于减少草酸的排泄量。Fan 的一项类似研究显示,给予绝育大鼠补充雌激素后,尿和血液中的草酸水平下降,而且尿中并没有草酸钙结晶的形成,即使给予乙二醇亦未诱导高草酸尿症的发生。相比之下,补充睾酮的大鼠,88% 产生了显著的草酸钙结晶,并有较高的血清和尿草酸的水平。这说明,睾酮在草酸钙结石的形成以及男性高草酸尿的发展中起着重要的角色。

Fan 进行了另外一项动物研究,发现双氢睾酮是乙二醇肾法石病小鼠模型高草酸尿的部分原因。其介绍了去势大鼠和给予高剂量非那雄胺的大鼠的尿草酸水平都显著下降。这表明,双氢睾酮可能是不同性别间尿草酸排泄差异的一个重要原因。很显然,更多的研究将有助于确定性激素在高草酸尿症、草酸钙结石中的真正作用。睾酮能够增加去势喂食羟乙酸盐小鼠的肾脏草酸盐沉积和尿液草酸盐的排泄。给予原发性高草酸尿过多的患者雌激素能够降低其尿液草酸盐的排泄。

然而,Tiselius 发现去势治疗的转移性前列腺癌患者尿液草酸盐排泄没有明显改变。Drach 亦未检查出血液睾酮与尿液草酸盐排泄存在某种关系。Van 发现年轻结石患者的尿液睾酮水平较低。他们认为较低的睾酮水平会导致尿激酶水平较低,从而使尿黏蛋白水平升高。他们推测,尿黏蛋白的上升可能诱发草酸钙晶体的聚集和结石的形成。尽管目前认为男性明显具有患草酸钙肾结石病的危险,性激素可能会影响涉及结石形成的代谢因子,但他们在结石形成病因学中的地位仍有待确定。

轻度和中度的高草酸尿症的女性对维生素 B_6 有较好的治疗作用。但男性却没有相应的效果,目前并不清楚这种差异的原因。此外,男性结石患者尿中的黏多糖的平均浓度低于女性结

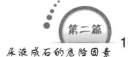

石患者,这可能是结石形成具有性别差异的又一原因。

3. 体重差异

最近的一些证据表明,个体尿草酸分泌的差异,主要来自于体重的差异。为了纠正这些差异。有研究将高尿草酸定义为 24 h 每克肌酐排泄尿草酸 30 mg,或者应用草酸/肌酐比值测定。由于草酸排泄受到食物蛋白影响,尿草酸排泄与尿肌酐排泄存在正相关,有的高草酸尿患者,草酸排泄绝对量并无明显增高,但与尿肌酐比值则大大增高。因此,尿草酸/肌酐比值也是观察高草酸尿的重要指标。然而,由哈佛大学的 Gary 等基于几项较大的研究发现,男性平均尿草酸和尿酸水平大大高于体重相近的妇女。这表明,即使体重差异得到纠正,男性仍比女性有较高的平均尿草酸水平。不管是男性还是女性,肥胖的结石患者的尿草酸水平要高于非肥胖的结石患者的 1/3,但是当考虑到尿量和浓度时,男性肥胖的结石患者的尿草酸水平仅略有增加,但女性并非如此。Powell 回顾分析了肥胖与肾结石形成的关系,发现在一般情况下肥胖女性比正常体形的女性形成结石的风险略高。然而,此现象并未见于男性。

第二节　低枸橼酸尿

枸橼酸是一种三羧酸,为弱酸,又称柠檬酸。枸橼酸可从胃肠道中吸收,也可以通过乙酰辅酶 A 与草酰乙酸缩合在体内形成。从肾小球滤过的枸橼酸在近端肾小管重吸收,只有 10% ~ 35% 从尿液排出。尿液中的枸橼酸可以抑制尿液中钙盐结晶的形成。枸橼酸的排泄需经过滤过、重吸收、管周转运、肾小管上皮细胞合成的过程。正常人每天尿枸橼酸的平均排泄量是 640 mg。低枸橼酸尿是指尿中的枸橼酸含量较低,是尿结石形成的重要危险因素。低枸橼酸尿常见于肾结石、代谢性酸中毒、慢性腹泻综合征的患者。在尿液中,枸橼酸可与 Ca^{2+} 形成含有 1 个五元环和 1 个六元环的螯合物。尿内枸橼酸主要由未被肾小管重吸收的枸橼酸组成,而由肾小管分泌得很少,它可经肾小球自由滤过,主要是在近端肾小管被重吸收。从 20 世纪 30 年代起就有人提出尿液枸橼酸盐排泄减少在钙性结石病因学中具有重要作用,当时 Sabatini 证实了枸橼酸具有与钙结合的能力。1934 年,Boothby 和 Adams 发现 2 例结石患者的尿液枸橼酸盐排泄减少。但在此后的近 50 年内没有引起足够的重视,研究者认为低枸橼酸盐尿仅出现在尿路感染的患者,把低枸橼酸尿归结为细菌感染的结果。1983 年 Rudman 等重新发现肾结石患者尿液的枸橼酸盐排泄减少。

一、低枸橼酸尿的定义

美国达拉斯研究组曾将枸橼酸尿的正常低值定义为:无论年龄、性别,枸橼酸排泄量为 220 mg/d。而 1983 年 Menon 和 Mahle 将低枸橼酸尿定义为:男性枸橼酸排泄量少于 0.6 mmol/d（115 mg/d）,女性少于 1.03 mmol/d（200 mg/d）。目前所公认的是:尿枸橼酸排泄量小于 1.66 mmol/24 h（320 mg/24 h）时称为低枸橼酸尿。重度的低枸橼酸尿是指每天枸橼酸的排泄少于 100 mg,轻度至中度低枸橼酸尿是指每天枸橼酸的排泄在 100 ~ 320 mg。此外,尚有其他关于低枸橼酸尿的定义。例如:定义为无论年龄大小和性别差异,每天尿枸橼酸排泄少于 220 mg,或男性尿液中枸橼酸排泄少于 115 mg,女性每天少于 200 mg。但是这些定义都有其局限性,其局限性来自于其参考值所适用的统计学及人口学资料,这些定义值并不能很好地反应尿结石成石所需的枸橼酸浓度。女性尿液枸橼酸盐通常比男性高,绝经前比绝经后要高。因此,在不同的实验室枸橼酸的正常范围有所不同。除了具有单纯二水草酸钙结石的男性,低枸橼酸尿在女性结石患者要比男性更常见。

虽然每天枸橼酸的排泄少于320 mg被定义为低枸橼酸尿,但是大多数健康人每天尿枸橼酸的排泄超过600 mg。一些研究认为目前有关低枸橼酸尿的定义中忽略了尿中枸橼酸浓度,而侧重于24 h尿枸橼酸的排泄量。他们认为尿结石成石的枸橼酸浓度水平,应超过健康人尿枸橼酸浓度参考值范围的下限,更接近于统计学参数组中的均值或接近于中位数的值。尿石形成的尿枸橼酸浓度水平可能会从每天500至800 mg不等,并且有研究者将每日枸橼酸排泄的临界值定为男性450 mg/24 h,女性550 mg/24 h。

二、低枸橼酸尿的流行病学

不同人群中肾结石的发病率是有差异的,Ramello等报道该病在亚洲人群中的发病率为1%～5%,欧洲为5%～9%,北美为13%,在沙特阿拉伯为20%。在美国,伴有低枸橼酸尿的肾结石患者比例为15%～63%。低枸橼酸尿是大约1/3肾结石患者结石发病的重要因素。

低枸橼酸尿作为含钙肾结石形成的单独致病因素约为10%,与其他代谢紊乱合并存在的约占50%。在美国,黑人结石的发病率较白人少,其比例约为1:4。然而,对1 141例结石患者的调查显示,白人、黑人、亚洲人之间低枸橼酸尿发病率相似。含钙结石的发生率有性别之差,男性为女性发病率的3倍。在对非结石患者24 h尿枸橼酸测定发现,女性较男性高,女性平均为710 mg,男性平均为531 mg,但是低枸橼酸尿在女性结石患者要比男性更常见。尿结石的发病年龄多见于30～50岁。

低枸橼酸尿更多见于绝经前的女性尿结石患者,而不是绝经后的患者。老年结石病患者的低枸橼酸尿的发生率要比青年人要高,分别为29%和17%。一些研究发现正常女性尿液枸橼酸盐排泄比男性要多,但结石患者中女性枸橼酸盐下降程度比男性大。

三、低枸橼酸的病理生理

枸橼酸盐是尿液中一种重要的钙结合物,可以降低钙离子的浓度,抑制草酸钙晶体自发和异相成核形成。如果单从每一摩尔量的角度考虑,枸橼酸盐抑制能力远不如其他物质,但其在尿液中的生理浓度又远高于其他物质,因而是一种强力抑制物。枸橼酸盐广泛分布在体内,也是一种重要的能源。吸收的枸橼酸盐被氧化使其带有碱基,碱基可以提高小管细胞内的pH和HCO_3^-浓度,以及通过减少枸橼酸盐向线粒体转运来抑制小管枸橼酸盐的重吸收。给正常受试者口服既定剂量的碳酸氢钾或枸橼酸钾,尿液pH与枸橼酸盐同等程度升高。Sakhaee发现尿液枸橼酸盐的分泌和碱的吸收存在正相关,并且正常受者与结石患者之间无差异。

在体液循环中,枸橼酸盐的浓度大约0.14 mmol/L,以三价阴离子单体存在。75%的枸橼酸盐在近端小管重吸收,其余被排泄。肾皮质中枸橼酸盐浓度一般超过外周血。由近端小管重吸收的枸橼酸盐进入胞内线粒体,然后经三羧(酸)循环氧化成二氧化碳和水。代谢性酸中毒可加速枸橼酸盐在皮质线粒体的流入,抑制流出。线粒体介导的枸橼酸盐代谢受激后,胞质中枸橼酸盐下降,促进了刷状缘膜钠-枸橼酸盐的协同转运从而增加枸橼酸盐的重吸收。因此,代谢性酸中毒可通过增加枸橼酸盐的重吸收和线粒体氧化来减少枸橼酸盐的排泄;代谢性碱中毒可减少线粒体枸橼酸盐的摄入,增加尿液枸橼酸盐的分泌。一些诱发细胞内酸中毒的因素,诸如低血钾、含酸高的高蛋白饮食、运动,均可减少枸橼酸盐的排泄;而一些诸如苹果酸盐、延胡索酸盐、琥珀酸盐、酒石酸盐等有机酸可通过增加碱负荷,增加肾内枸橼酸盐底物的合成来增加尿液枸橼酸盐的分泌。怀孕期间,尿液枸橼酸盐排泄增加可能是与雌激素或孕酮的活动有关。据报道,PTH、肾钙素、维生素 D 能够增加枸橼酸盐的排泄量,而雄激素则降低排泄量。

枸橼酸在尿结石形成的机制中扮演着重要的角色。首先,在尿液中,枸橼酸可与 Ca^{2+} 形成含有 1 个五元环和 1 个六元环的螯合物,使钙离子的活性下降,从而降低磷酸钙和草酸钙在尿中的过饱和。目前并不完全清楚枸橼酸与钙的络合机制,但研究已证明其涉及钙-柠檬酸-磷酸盐复合物的形成。复合物的形成过程依赖于尿 pH,且 pH 的增加似乎要比尿枸橼酸本身的增加更重要。枸橼酸对尿中结晶的形成和钙盐的沉淀有着直接的抑制作用。正常人和尿石症患者尿中的大分子不仅在浓度上存在差异,而且在结构和性质上也存在差异。大分子物质中有成石促进因子如骨桥蛋白,或成石抑制因子如 THP,结石患者尿中成石抑制因子的抑制活性(而非浓度)比正常人低。枸橼酸可增加尿中抑制草酸钙聚集的 THP,同时抑制尿骨桥蛋白的表达,骨桥蛋白是尿结石基质蛋白的重要组成。此外,尿枸橼酸的排泄可以提高尿 pH,以及钙-柠檬酸-磷酸复合物的形成,低尿 pH 是尿酸结晶和尿酸结石形成的重要因素。尿 pH 的提高可以预防尿酸结石的形成。

酸碱状态对枸橼酸的排泄影响很大。枸橼酸盐自身的抑制活性也随尿 pH 的升高而增大,如在 pH 为 7.4 时,枸橼酸盐的抑制活性是 pH = 6.0 时的两倍。碱中毒可以增加枸橼酸的排泄,酸中毒则降低其排泄。酸性状态可以增加线粒体内三羧酸循环对枸橼酸的利用。其结果是:细胞内较低的枸橼酸促进胞外枸橼酸的重吸收,从而减少枸橼酸排泄。枸橼酸的排泄障碍可由酸中毒、低血钾(导致细胞内酸中毒)、高动物蛋白饮食、尿路感染(UTI)引起。低枸橼酸尿可以促进尿中钙盐的饱和,降低枸橼酸对钙结晶形成的抑制,从而有利于结石的形成。此外,低枸橼酸尿也与尿酸的溶解性和尿酸结石的形成有关。继发于低枸橼酸尿的结石通常形成典型的羟基磷灰石(磷酸钙),并伴有草酸钙结石。

枸橼酸及其盐可以同时抑制尿石主要矿物 CaO_x 晶体的成核和生长。1994 年 Cody 等研究表明,枸橼酸根可与各型草酸钙晶体发生吸附,与晶体中的钙更好的配位抑制晶体的生长。同时,在膜模拟体系中发现随着枸橼酸浓度的增大,不仅一水草酸钙晶体的密度减小,而且它的体积也变小了。枸橼酸及其盐与尿液中的 Ca^{2+} 形成难于离解的高度可溶的枸橼酸钙后,可以随着尿液排出体外,从而降低尿钙的浓度和尿中草酸钙及磷酸钙的饱和度。在模拟递质中,添加 1.49 mmol/L 的枸橼酸,对草酸钙自发沉淀的抑制活性可以提高 76%;当枸橼酸的浓度为 0.285 mmol/L 时,氯化钙和草酸钠溶液中一水草酸钙晶体的生长速度可降低 50%。此外,枸橼酸及其盐还可以封闭尿石矿物生长的活性部位。枸橼酸可以在草酸钙(CaO_x)的两种水合物 COM 和 COD 表面上发生吸附。枸橼酸根离子由于其特殊的空间结构,不但能同钙离子强烈地配位,抑制尿石矿物的成核和生长,而且还能影响尿液环境,使其不利于泌尿系结石形成。因此,能够防止钙性结石的生成。

四、低枸橼酸尿的病因

低枸橼酸尿性肾钙结石的常见原因为远端肾小管性酸中毒（RTA）、慢性腹泻综合征、口服噻嗪类利尿剂或乙酰唑胺、服用托吡酯高动物蛋白饮食、高钠摄入、剧烈体力活动或运动、原发性醛固酮增多症、痛风或痛风素质以及尿路感染等。

1. 远端肾小管性酸中毒（RTA）

低枸橼酸尿常见于远端肾小管性酸中毒（RTA），可以是完全性的，也可以是不完全性的。完全性或不完全性的 RTA 可致高钙和低枸橼酸尿，尿呈碱性形成磷酸钙结石，少数还可伴有草酸钙结石的形成。

2. 慢性腹泻综合征

慢性腹泻综合征可以导致体内液体流失和肠道内碱的损失。慢性腹泻及炎症性肠病患者由于碳酸氢盐从肠道损失，可以导致低枸橼酸尿。由 RTA 或慢性腹泻综合征引起的低枸橼酸尿也与其他代谢异常有关（例如高尿钙症、高尿酸尿症）。慢性腹泻综合征还可以增加成石的危险因素（例如低尿量、高草酸尿症、低镁症和低尿 pH）。

3. 慢性肾脏病（CKD）

随着肾小球滤过率（GFR）下降，肾小球滤过的枸橼酸量将逐步减少。但是，在 CKD 的早期阶段，通过增加枸橼酸排泄分数，可防止尿枸橼酸的急骤下降，尿枸橼酸的水平并没有明显改变，直到 CKD 晚期阶段，才能观察到枸橼酸的水平的下降。

4. 口服噻嗪类利尿剂或乙酰唑胺

噻嗪类利尿剂或乙酰唑胺可以引起低枸橼酸尿。噻嗪类利尿剂可以引起低血钾，低血钾又致细胞内酸中毒，从而诱导低枸橼酸尿。乙酰唑胺（碳酸酐酶抑制剂，用于治疗青光眼）的应用会产生类似于肾小管酸中毒的表现，出现尿液成分的改变，由于其抑制碳酸氢钠在近端肾小管的重吸收而致高氯性酸中毒。代谢性酸中毒引起了低枸橼酸尿。

5. 托吡酯

托吡酯（碳酸酐酶抑制剂）是常用的抗惊厥药物，它可增加磷酸钙结石成石的危险。托吡酯能抑制肾碳酸酐酶的活性，引起低枸橼酸尿，从而增加尿结石形成的风险。Warner 等研究表明，枸橼酸肾脏排泄与托吡酯应用剂量有关，具有剂量依赖性。首剂量托吡酯服用后，可观察到患者尿枸橼酸排泄量减少 40%；高剂量托吡酯可以减少尿枸橼酸排泄量的 65%。

6. 高动物蛋白饮食

增加肉类的摄入量，可以使尿中的钙、草酸、尿酸排泄增加，尿 pH 降低以及枸橼酸的排泄减少。以高蛋白、低碳水化合物的减肥饮食也可增加结石形成的风险，此类饮食已被证明可以降低尿枸橼酸和尿 pH，并且增加尿钙和尿钠水平。

7. 高钠摄入

过量钠的摄入也可能导致低枸橼酸尿。这是因为尿液中钠的排泄增多。同时可伴随尿镉排泄量的增加。尿镉与尿钠竞争性地结合枸橼酸，形成枸橼酸镉。枸橼酸镉不易溶解，从而减少了尿中的枸橼酸；增加了磷酸镉结石形成的风险。

8. 剧烈体力活动或运动

长期从事剧烈体力活动或剧烈的体育锻炼者，易导致体内乳酸性酸中毒。酸中毒时细胞增加线粒体内三羧酸循环对枸橼酸的利用。其结果是细胞内较低的枸橼酸促进细胞外枸橼酸的重吸收,从而降低枸橼酸尿排泄,可以产生低枸橼酸尿。

9. 原发性醛固酮增多症

原发性醛固酮增多症患者多伴有低枸橼酸尿。原发性醛固酮增多症可以通过钠依赖性容量扩张以及慢性低血钾导致细胞内酸中毒、高钙和低枸橼酸尿。

此外,减肥手术、甲状旁腺功能亢进症、髓质海绵肾、短肠综合征、感染性结石也会出现低枸橼酸尿。

五、枸橼酸 24 h 尿收集评估

儿童尿结石以及结石反复发作,或孤立肾结石患者应常规进行 24 h 尿收集的评估,其中最重要的是枸橼酸的评估。首次结石发作的患者,或者长期需要进行结石预防治疗的患者(如有结石病家族史、或有骨或肠道疾病、痛风、慢性尿路感染、肾钙化等),若同时伴有增加结石形成的风险,需要选择性的进行 24 h 尿收集的评估。24 h 尿样本的收集,是在患者维持其正常习惯活动,饮食和液体摄入的情况下,得到一个相对完整的结石风险状况的评估。一些研究者常使用两次独立样本进行分析,以避免饮食或活动中的干扰因素对评估的影响。如果患者正在进行饮食的控制或者正在经历肾绞痛发作,此时不适合进行结石的代谢评估。

代谢评估不仅要分析 24 h 尿的数据,还应包括血清中的数据,评估与代谢相关的危险因素(如、钙、草酸、尿酸、柠檬酸、pH 以及钠、磷、镁的量),计算危险因素的过饱和率,提出针对结石形成类型的具体风险。只要患者保持日常的饮食和活动,对 24 h 尿收集的评估,并不需要被推迟到结石排出后的几星期后再进行评估。如果对 24 h 尿评估的结果是正常的,可重复 2 次24 h尿的评估。如果 2 次不同评估,其结果仍然正常,就要怀疑是否有特发性肾结石病。如果 24 h的尿评估呈假阳性,可能与患者测试时改变了日常的饮食有关。

第三节　高尿酸尿

人类没有将嘌呤代谢产物尿酸转变为水溶性的尿囊素的能力。因此,人类血液中的尿酸是其他哺乳动物的 10 倍以上。人类不仅产生过量的相对不溶的尿酸,而且排泄代谢产生的酸性尿。尿酸进入尿液后,主要以两种形式存在:自由酸和尿酸盐,后者主要与钠形成复合物。尿酸钠的溶解能力约是自由酸的 20 倍,且在正常条件下不形成结晶。1968 年,Gutman 和 Prien 观察到痛风或高尿酸尿患者不单形成尿酸结石,也形成草酸钙结石。1969 年,Smith 发现与正常受试者相比,原发性草酸钙结石患者的血清尿酸浓度较高。此后,Coe's 实验室进行了关于高尿酸尿和草酸钙结石的研究。

一、高尿酸尿定义

高尿酸尿(hyperuricosuria)是指 24 h 尿酸的排泄在女性超 750 mg/24 h(4.16 mmol/24 h,换算系数为 0.005 94),男性超 800 mg/24 h。

二、流行病学

在美国,尿酸结石占泌尿系结石的 5% ~10% 。15% ~20% 的含钙结石患者有高尿酸尿,约

20%的痛风患者有尿酸结石。在欧洲,高尿酸尿的发病与美国相似,但高尿酸尿存在一定的地域差异。例如:在以色列,尿酸结石在所有结石的构成比中占40%;在东南亚,农村儿童中尿酸性膀胱结石是常见形式。尿酸结石多见于男性,80%~90%的高尿酸尿性含钙肾结石的患者是男性。痛风多见于男性,只有5%的病例发生在女性。

大多数尿酸结石与痛风无关,尿量不足和酸性尿是尿酸结石的重要原因。高尿酸尿性含钙肾结石和痛风素质常见于中年,男性痛风发病的高峰年龄在45岁左右。高尿酸尿在儿童肾结石中占2%~8%。高钙尿的病因包括骨髓增生障碍、慢性关节过度活动、胰岛素抵抗及单基因代谢性疾病(如 Lesch-Nyhan 综合征)等。

三、高尿酸尿症的病理生理

尿酸溶解度取决于其在尿中的浓度和尿 pH。pH 低于5.5,尿酸几乎以不溶解的原形存在。尿酸结石形成的机制包括:① 尿的酸性环境;② 高尿酸尿;③ 尿量不足。持续酸性尿(pH <5.5)是在尿酸结石患者中所观察到的最重要因素。下面主要介绍前两条机制。

1. 尿的酸性环境

肾脏排泄尿酸的障碍可以引起尿酸结石,同时伴有酸性尿的产生。分子生物学研究发现,尿酸盐的转运包括人尿酸盐转运体1(hURAT1),并且对特发性低尿酸血症和尿酸结石的受试人群的调查发现,hURAT1 的功能也存在异常。事实表明高尿酸尿结石患者的肾小管可能有尿酸调控改变。80%~90%的高尿酸性尿结石患者是男性,但是约70%的含钙结石患者并无高尿酸尿。相比单纯草酸钙结石,尿酸和草酸钙复合性结石患者尿液 pH 较低。尿酸在尿液中的过饱和是尿酸结晶形成的主要原因。目前还没有已知的尿酸结晶抑制物,如果尿液中尿酸过饱和,晶体就将析出。不溶性尿酸的溶解度在37 ℃时是100 mg/L。正常24 h 尿酸排泄量为500~600 mg/L,尿液在 pH <6 时经常是过饱和的。当 pH =5 时,1 L 尿液中可以溶解100 mg 尿酸,当 pH =6 时,能够溶解500 mg。

尿酸结石患者一般尿液酸化周期变长。正常人群因餐后碱潮后尿液 pH 高于6.5,其尿液 pH 有所变化。尿酸结石患者尿液 pH 为5.5±0.4,草酸钙结石患者为6±0.4。在一项研究中发现,多达26%的正常人群的首次尿液 pH >5.7,而仅仅10%的痛风或尿酸结石患者首次 pH >5.7。痛风患者相对于正常受试者排泄较少的氨和较多的可滴定酸。尿液较低氨的准确机制尚不清楚。氨由小管细胞经谷氨酰胺脱酰胺或去氨基作用产生。然后弥散进入管腔,与质子结合形成不可弥散的 NH_4^+ 离子,从而缓冲尿液酸性 pH,导致可滴定酸减少。谷氨酰胺脱氨作用的障碍导致肾脏 NH_3 产生不足和尿酸增加。NH_4^+ 酸强度是9,因而 NH_3 能够接受 pH <7 的小管中的质子,而不降低 pH。尿液中 NH_4^+ 占据了尿酸分泌量的60%~70%。因此,氨的减少能够广泛影响尿液 pH。

2. 高尿酸尿

尿酸通过加速成核来促进尿液草酸钙结晶。向过饱和的草酸钙溶液中添加尿酸晶体能够诱导一定的基于尿酸的草酸钙晶体的析出。Robertson 提出尿酸钠可通过抑制草酸钙晶体生长抑制因子来诱导草酸钙结石的生长。尿酸钠可以吸收诸如肝磷脂等葡萄糖胺聚糖,以及糖肽等其他尿液大分子物质,从而抑制大分子物质在草酸钙晶体生长中的抑制作用。

过量嘌呤饮食的摄入是高尿酸尿的主要原因。此外一些患者容易产生过量的尿酸,可能与内源性嘌呤代谢旺盛有关。此类患者即使在去嘌呤饮食的情况下,尿液尿酸的排泄也比正常人要多。绝大多数的草酸钙结石患者血液尿酸浓度正常。正常人群嘌呤摄入增多也只是在短期内导致血液尿酸水平在正常高值或异常水平。正常人群嘌呤超量饮食后其血液尿酸往往正常。痛风或尿酸结石患者呈现出两种代谢缺陷:尿酸产生过多和肾脏尿酸排泄障碍。原发性痛风患者尿酸产生过多的准确机制尚不清楚。目前认为,其与尿酸生物合成的酶缺陷无关,可能是由于痛风或尿酸结石患者比无此类病症患者摄入了更多的嘌呤所致。痛风患者也具有轻度的尿酸盐清除功能下降。痛风患者尿酸盐/胰岛素清除率比例与正常受试者相比在任何血尿酸盐浓度的条件下都低。

痛风素质的患者有持续性的酸性尿(pH < 5.5)和血清尿酸水平升高。这些患者尿液中尿酸水平可能会升高或在参考范围内。尽管目前对低尿 pH 并不完全清楚,但最近的研究表明,正常尿 pH 的结石患者与酸性尿结石患者相比较,他们在糖尿病和胰岛素抵抗之间的关系上存在差异。因此,特发性尿酸结石患者可能是与胰岛素抵抗有关的全身性疾病。胰岛素抵抗的一项重要表现是,由于存在轻度的铵排泄障碍而导致尿酸结石的形成。酸性尿和尿酸性结石在非胰岛素依赖型糖尿病患者中要比在无糖尿病的尿结石患者中多见。这些患者表现为腹部肥胖、血脂升高、动脉高压、血糖异常、高尿酸尿、正常血尿酸和低尿 pH,这些导致尿酸结石形成的具体发病机制仍需要进一步的研究。尿 pH 昼夜变化的紊乱以及饮食因素也是酸性尿的重要因素。

高尿酸尿最常见的原因是增加饮食中的嘌呤摄入量,其他遗传性或后天因素(如痛风)也是重要因素,高尿酸尿患者可能会形成尿酸性或草酸钙结石,这与尿中尿酸的过饱和相关。纯尿酸结石的比例很低,大概只占5%,这可能是因为导致尿酸结石形成的低尿 pH,也容易导致草酸钙结晶的形成有关。尿酸结晶也可成为草酸钙结石形成的异质核,由异质成核作用导致草酸钙结石的形成。尿酸钠可能是草酸钙结石异质成核的诱导因子,或诱导某些抑制剂的吸收。低尿量可导致尿中尿酸过饱和,有助于尿酸结石的形成。尿酸是嘌呤代谢的主要终末产物,相对不溶于水。高动物蛋白性饮食可导致尿酸排泄增加和尿液 pH 下降。长期慢性腹泻也可能导致尿酸性肾结石,其机制主要是腹泻导致碱性液体丢失,使尿液减少和尿液 pH 下降。Pak 等认为,纯尿酸结石与慢性腹泻和痛风体质关系大,而较少合并高尿钙和低枸橼酸尿;混合性的尿酸与草酸钙石则与痛风体质关系大。较多学者也认同尿酸结石的形成与痛风体质和慢性腹泻综合征有较紧密的联系。

特别在儿童,诸如急性白血病等骨髓增生障碍是严重高尿酸尿的重要原因。患者在治疗之前就应用别嘌呤醇预防这种症状的形成。化疗细胞毒时作用导致细胞坏死,释放大量核酸,核酸会被转变为尿酸。大量的高尿酸可能会导致晶体阻塞肾脏及双输尿管,这可能发生在无肾绞痛以及少尿或无尿的情况下。尿酸结石患者的评估需要观察每日尿 pH 和各种排泄物的 pH 指示剂或试纸纪录,确定血液和尿液尿酸水平,估计嘌呤饮食摄入程度,并且分析工作和娱乐时的脱水情况。如果患者有尿酸血症的证据,评估中需包含简单的调查来排除骨髓组织增殖或肿瘤性疾病。尿酸铵结石占所有结石的 0.2%,有三种因素诱发这种少见结石:首先是过量尿酸排泄时存在尿素分解性感染,其次是尿液磷酸盐缺乏,最后是发展中国家儿童的饮用水摄入量过少。治疗包括去除感染及去除感染石或恢复正常磷酸盐的代谢。尿酸铵肾结石见于有泻药滥用史的妇女。这些妇女排泄少量低钠、枸橼酸盐和钾的浓缩尿,长期细胞外血容量的不足以及细胞内酸中毒有利于尿酸铵结晶的产生。

第四节　胱氨酸尿症

胱氨酸尿症在世界范围内广泛发生。新生儿筛选系统评估:胱氨酸尿症在英国的患病率为1:2 000,澳大利亚为1:4 000,西班牙1:1 900,美国为1:15 000。国际胱氨酸尿协会(ICC)提供了一份关于胱氨酸尿患者的统计信息:这些患者首次发病年龄在2~40岁,但中位数年龄在男性为12岁,女性为15岁;在3岁之前,男性更有可能发病;男性每年平均为0.42次发生结石事件,女性为0.21次。在欧洲,胱氨酸尿是第二大常见的隐性遗传病。突变多样性丰富。比如,在东南和西部欧洲人之间,主要突变存在明显差异。另外一种复杂的复制突变仅存在于德国人中。仅 SLC7A9 就有66个突变有记载。在 ICC 的病例人群中,G105R 是最常见的突变;其他常见的突变有 V170M(甲硫氨酸替代缬氨酸),这种突变最常见于利比亚的犹太人,它是转运功能全部或几乎全部丧失的 I 型表型突变之一。一些错义突变与转运功能缺陷相关。最常见的五种 B 型的突变占所有鉴定出的 SLC7A9 突变的63.1%。Brauers 等发现,SLC7A9 外显子3,4,5和6具有特异多态性,它们在胱氨酸尿患者和正常对照组之间等位基因频率的分布呈明显差异。尽管存在差异,这些突变并不影响剪切行为,这种分布可能是与基因存在的未检测到的突变相关。

胱氨酸的来源主要有两种:一种是肠内吸收,食物蛋白和寡肽在胰蛋白酶的作用下分解为胱氨酸,并经肠道吸收;另一种是体内蛋白转换,必需氨基酸甲硫氨酸可以转变为半胱氨酸和胱氨酸,两个半胱氨酸分子之间可通过形成二硫键转变成胱氨酸。胱氨酸尿症是由于近端肾小管上皮刷状缘对胱氨酸和二碱基氨基酸(鸟氨酸、精氨酸、赖氨酸)重吸收机制障碍引起的遗传性疾病。近年来,分子生物学迅速发展,使人们对胱氨酸结石的病理生理和遗传基因等方面有了更深入的认识。肾小管上皮的 II 型膜糖蛋白 rBAT 和 b[0,+] 膜转运体的协同作用负责胱氨酸的重吸收。SLC3A1 基因和 SLC7A9 基因分别控制两种蛋白的表达,而这两种基因的变异则可引起胱氨酸重吸收障碍,从而导致胱氨酸尿症。

临床上最方便的胱氨酸尿症的分类仍是 Rosenberg 于1966年基于杂合子基因变异对胱氨酸排泄量的影响。根据患者父母的胱氨酸排泄量可以分为: I 型(隐性),胱氨酸 < 100 μmol/g 肌酐(24 mg/g); II 型(显性),胱氨酸 > 1 000 μmol/g 肌酐(> 240mg/g); III 型(部分显性),胱氨酸为100~1 000 μmol/g 肌酐(24~240 mg/g)。

胱氨酸尿与一些疾病和综合征相关。一些个案报道和小型病例组研究已经将胱氨酸尿症和一些其他疾病联系起来了,这其中包括智力发育迟缓、凡科尼综合症、高尿酸血症、胱硫醚尿症、苯丙酮尿症、Muckle-Wells 综合征、热纳综合征、色氨酸加氧酶缺乏症和眼-脑-肾营养不良。

第五节　低焦磷酸盐尿

　　无机磷酸盐(PPi)在 20 世纪 60 年代就已经被认为是尿液中的正常成分,并且是钙的有效抑制剂,它能够与碱性磷酸酶结合并阻断晶体的进一步生长。最近,鉴定出 PPi 的转运体 *ANKH* 能够转运 PPi 到细胞外间隙。人类 *ANKH* 基因发生变异将导致很严重的疾病,包括诸如颅骨干骺端发育不良及双水焦磷酸钙沉积症(CCAL2)等矿物质矿化过程的紊乱。

　　尿磷酸盐减少常伴有泌尿系结石的形成。最近研究发现,*ANKH* 在人的肾脏及小鼠的集合管均有表达,并且推断可能由于 *ANKH* 基因的多态性,导致转运功能障碍并使尿液浓度调节的失调,从而诱发结石的产生。

（吴　锐　吕建林）

第十二章

阳离子在尿成石危险因素中的评估

第一节 高钙尿

高钙尿是目前成人和儿童结石类型中最常见的代谢异常,降低尿钙可明显减少结石的复发,因此,研究高钙尿具有十分重要的意义。1939 年 Flocks 就报道了尿钙排泄的增加与草酸钙结石之间的联系。30%~60% 的草酸钙结石患者血钙水平正常,但尿钙水平升高。高钙尿能够促使尿液钙的相对过饱和,饱和钙与尿成石抑制物(如枸橼酸盐、葡糖胺聚糖等阴离子)结合后,可促进尿石的形成。然而矛盾的是,高钙尿也可能促进结石形成的抑制物肾钙素的形成。在西方国家,45% 的肾结石患者中有与高钙尿相关的家族史。异常高钙尿性肾结石症(Dent 病)是以低分子量蛋白尿、高钙尿、肾结石、肾钙质沉着及进行性肾衰竭为特征的 X 连锁缺陷疾病。这种缺陷是由于编码氯离子通道 CLC-5 的 *CLCN5* 基因的突变所致,该基因位于 Xp11.22。

Silva 等近来发现,血清中 1,25-二羟维生素 D_3 升高的 *CLCN5* 基因敲除的小鼠在低钙或高钙饮食下出现的高钙尿症是来源于骨骼和肾脏,而并不是肠道钙吸收增加所致;同时,很多 Dent 病的动物模型都已经建立,在尿钙排泄量显著的模型中发现了肾脏出现钙化改变。近曲小管吸收功能的缺陷可能会导致小管性 PTH、维生素 D 受体蛋白及磷酸盐转运的障碍,并引起各种原因的结石的发生,但在特发性高钙尿中 *CLCN5* 基因的突变却并不常见。1992 年,Coe 主张高钙尿结石患者主要因肾小管功能多重障碍,以及磷酸盐转运障碍加速 1,25-二羟维生素 D_3 合成导致肠道钙吸收增加。

一、高钙尿的定义

高钙尿(hypercalciuria)的定义很多。尿钙的分泌主要取决于饮食摄取,西方人每天排泄量在 400~2 000 mg 之间。1987 年 Pak 给出的高钙尿的定义是:连续一周每日 400 mg 钙、100 mg 钠饮食后,24 h 尿钙排泄量超过 200 mg;也可定义为每天每千克体重尿钙排泄超过 4 mg,或男性 7 mmol/24 h,女性 6 mmol/24 h。

Broadus 给出的高钙尿的定义是:尿钙排泄量超过 0.11 mg/100 mL 肾小球滤液。目前高钙尿用得较多的定义是:在随机饮食下,尿钙排泄量大于 7.5 mmol/24 h(300 mg/24h,换算系数为 0.025)或每天尿钙排泄大于 4 mg/kg。

二、高钙尿的遗传和环境因素

特发性高钙尿是一种多基因变异的综合体,至今已鉴别或者发现了多种与高钙尿症相关的基因多态性。大约20%的特发性高钙尿患者都有结石家族病史,但结石家族病史并不能完全区分遗传因素和环境因素。Loredo等人通过对221个法裔加拿大家族进行统计学模型分析,这些入选的家族保证每个家族最少有2例含钙结石患者。计算机程序分析的结果显示,单基因显性模型或者单基因显性/多基因杂合型和遗传关系最为密切。这两个遗传模型中,遗传率都达到了58%,这提示泌尿系结石的形成有遗传倾向。对于特发性高钙尿患者,基因发挥着潜在的作用,同时随着对肾小管病理生理学方面的研究,罕见的单基因缺陷并不是特发性高钙尿疾病的唯一原因。

Stechman等通过对同卵双生和异卵双生的人群研究来比较肾结石的遗传率,研究证实高钙尿具有高遗传性。英国登记站曾检测了1 747例成年女性孪生姐妹并得出高钙尿遗传率为52%,并且在尿钙的排泄相关性方面,单卵双生要比双卵双生高。VET登记站也研究发现单卵双生的姐妹肾结石的发生率(32.4%)也比双卵双生者高(17.3%)。结石病的遗传倾向很可能与结石的类型有关,基因决定了超过50%的尿钙排泄率。高钙尿可能发生在单基因缺陷和动物模型中。很早以前人们就发现特发性高钙尿表现出常染色体显性遗传特征,40%~69%的患者有肾结石家族史,而特发性高钙尿患者表现出相互独立的肠道、肾脏和骨对钙的转运失调,这也提示存在体内钙调节的系统性缺陷。

三、高钙尿的类型

尿钙排泄量的增加是高钙尿的主要原因,很多研究发现,高钙尿患者体内存在影响钙代谢内环境稳定的系统性异常。钙主要在小肠吸收,经肾脏过滤,又从肾小管重吸收。甲状旁腺素(PTH)和1,25-二羟维生素D_3参与调节体内钙的平衡,其调节的器官包括肾脏、肠道、骨骼和甲状腺,如果这些器官的调节功能发生异常,则会导致钙的代谢紊乱。

1974年,Pak研究表明高钙尿存在3种不同的类型:① 吸收性高钙尿:胃肠道对钙的吸收导致血钙增加从而引起尿钙增高形成高钙尿,肠道吸收增加导致的初始性异常。② 肾性高钙尿:为原发性肾脏钙漏出,肾小管对钙重吸收障碍、肾钙漏出可以引起高钙尿。③ 重吸收性高钙尿(去矿化):原因是骨骼对钙的动员增强,主要由骨盐溶解所致。环境和遗传因素都可以影响上述机制,引起尿钙排泄增加的饮食因素包括过量的蛋白、高钠、高乙醇、高咖啡因和低纤维素的摄入,水摄入量的减少可以增加尿钙的浓度。

1. 吸收性高钙尿(图2-3)

吸收性高尿钙实际上就是原发性肠道吸收钙的增加。它也包括继发于1,25-二羟维生素D_3增高和低磷酸盐血症导致的肠道钙吸收增加的患者。吸收性高钙尿的主要生理紊乱是由于肠道对钙的过度吸收,增加了肾脏对钙的滤过负荷;同时由于血钙的上升反馈性抑制了PTH的分泌,使肾小管的钙重吸收减少,从而共同导致了尿钙排出量增加,由于高尿钙抵消了肠道过度吸收的钙,从而维持了血钙的平衡。

吸收性高钙尿症有三型:Ⅰ型最为严重,无论摄钙量多少,高钙尿持续存在;Ⅱ型只在摄钙量多时尿钙才增高,反之则降低;Ⅲ型是由于肾磷阈低而使肾漏磷,引起轻度低血磷,后者促使1,25-二羟维生素D_3合成,导致肠道对钙吸收增加及骨骼脱钙,最终使尿钙升高,故Ⅲ型又被称作失磷性高钙尿症(图2-4)。

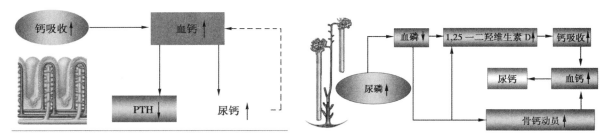

图 2-3　吸收性高钙尿示意图　　　　　图 2-4　肾失磷性高钙尿示意图

研究者采用用基因组学的方法,对三个患有严重吸收性高钙尿的家庭进行连锁研究,对数评分为3.3,有着非常显著性优势,并显示在1号染色体上的单一位点存在 sAC 基因的变异,此基因是二价阳离子和碳酸氢根离子的传感器,但是对这个序列变异的意义有待进一步研究。针对钙敏感受体,维生素D受体基因多态性的研究反映了吸收性高钙尿的部分机理性研究。

钙敏感受体(calcium-sensing receptor, CASR)在钙稳态调节中起关键作用,Ca^{2+} 又是 CASR 的主要激动剂,细胞外 Ca^{2+} 能独立、快速地影响 PTH 的释放和肾小管细胞对钙的重吸收,维持机体钙平衡。CASR 最关键的问题是,原发性高钙尿到底是由于该基因多态性改变还是位点突变所引起。CASR 主要在甲状旁腺表达,此外肾小管、骨、小肠和甲状腺降钙素分泌细胞也都有表达。CASR 还影响肠钙的吸收和骨的矿化。CASR 基因是编码钙膜蛋白 G-蛋白受体-钙离子结合蛋白。人类 CASR 基因定位于染色体 $3q13.3-21$ 长臂上,其 cDNA 长度约为 5.4 kD,是由1 079 个氨基酸组成的多肽。作为钙离子的感受器,CASR 通过刺激 PTH 分泌调节血钙浓度,PTH 通过增加肾小管对磷酸盐分泌,促进 25-二羟维生素 D_3 转变为 1,25-二羟维生素 D_3 和远曲小管对钙离子的重吸收等机制发挥作用。

CASR 基因突变改变了感受器的位点,以至于有些突变增加了反馈的阈值,而从导致家族性低钙尿高钙血症。相反,当 CASR 对血钙过于敏感则会导致家族性高钙尿低钙血症,并有可能引起肾钙质沉着和肾结石的形成。最近发现,CASR 的突变可表现为 Bartter 综合征(V型),这被认为是髓袢升支基底膜 CASR 的激活抑制了 ROMK 钾通道,最终导致了钠盐的丢失。在肾脏髓质的集合管,激活的 CASR 蛋白还可增加肾小管钙离子的浓度,CASR 减少抗利尿激素诱导的肾单位渗透性,这也限制了最大浓缩尿。这个机制通过增加矿物质离子的排泄,最大限度地减少了结石的形成,而当这个过程异常时,则导致泌尿系结石的产生。CASR 基因其多态性包括 986Ala/Ser(A986S)和 990Gly/Arg(G990R)等,CASR 的 986 位以 AA 纯合子最常见,990 位以 RR 纯合子最常见,而 1011 位核苷酸未见 C/G 多态改变。CASR 基因多态性分布频率有明显的种族差异性。国内研究北京地区汉族健康年轻妇女中 CASR 基因多态性的分布频率以 A、G 为多,分别为 83.7% ~87% 和 87.8%。杨奕等研究发现人群中 CASR 第 7 外显子多态性在健康人、高钙尿患者基因多态性频率分布符合 Hardy-Weinberg 定律。

CASR 基因的多态性已经在肾结石和甲状腺功能亢进病人中报道过,Vezzoli 等研究了 97 名正常尿钙的尿结石患者、134 名高钙尿结石患者和 101 名正常尿钙的正常对照者,通过 PCR 扩增和直接测序法评价了 CASR 第 7 外显子单核苷酸基因多态,利用 Logistic 多元分析,认为

Arg990Gly 基因多态性可能促进 CASR 激活。后来又研究发现 CASR 基因多态性(R990G)存在于高钙尿的女性(非结石)患者中,这种多态性现象对 CASR 有激活作用,并促进形成高钙尿,在增加钙排泄方面,R990G 等位基因的杂合子和纯合子杂合型明显比纯合子高(7.59% vs 5.82%),研究还发现,R990G 等位基因在高钙尿女性患者中有 15% 发生率,而在尿钙正常中只占 3%。杨奕等也对 990 位 GG 纯合子在特发性高钙尿的人群,其个体的 24h 尿钙排泄较为 RR 纯合子个体明显增加($P < 0.05$),提示 990 位 A/G 单核苷酸多态性可能增加 CASR 对胞外钙离子的敏感性,抑制 PTH 的分泌,从而抑制尿钙在肾小管的重吸收,从而影响钙的排泄。并且他们认为,CASR 基因可能是体内调节钙排泄的众多遗传成分之一,其第 7 外显子 990 位 A/G 单核苷酸多态性能增加尿钙排泄,从而导致更易发生高钙尿。CASR 对肾小管钙离子的调控的确切机制虽然还不清楚,但可以确定的是高钙尿是结石形成中的一个重要的危险因素。

由于维生素 D 在体内钙代谢调节和免疫应答过程中起重要的作用,研究维生素 D 受体(Vitamin D receptor,VDR)基因多态性与维生素 D 功能相关疾病易感性的关系已成为近来的研究热点。基因学方面的研究已经证实 VDR 基因在高钙性肾结石中作用明显。有研究者通过对印度北方地区家族的研究,发现 VDR 可作为确定高钙尿症的一个基因位点,VDR 基因多态性可以解释骨矿物质密度和钙平衡,从而产生重吸收性型高钙尿,但更确切的研究还有待进行。此过程中,组织本身表达的 VDR 蛋白可能很重要,因为高尿钙病人外周血单核细胞中 VDR 的表达增高。VDR 为亲核蛋白,其基因组 DNA 全长 45kD,是类固醇激素-甲状腺受体超家族的成员,其与 1,25-二羟维生素 D_3 结合后,可与靶基因上游启动子区或调控区域上的特定 DNA 序列相结合,进而对靶基因的转录表达进行调控。人类 VDR 基因位于常染色体 $12q13 \sim 14$,由 9 个外显子和 8 个内含子组成,翻译起始密码子位于第二个外显子处,其编码蛋白质为 427 个氨基酸。

在 I 型吸收性高钙尿中,无论患者是否钙食抑制肠道高吸收都是存在的。肠道灌注研究已经表明空肠钙高吸收性,而不是在回肠。高钙尿患者肠道镁吸收是正常的,但草酸盐吸收增加。有两个观察表明其检测的钙吸收增加不依赖于维生素 D。传统认为维生素 D 能够增加空肠、回肠对钙、镁的吸收,但不包括草酸盐。此外,很多高尿钙症患者无论是否采用皮质激素、正磷酸盐,或减少维生素 D 介导的钙吸收药物的治疗,其肠道钙吸收仍维持高水平。但是高达 50% 吸收性高尿钙症患者的 1,25-二羟维生素 D_3 增高,表明至少在某些个体,肠道吸收性钙增多是继发于维生素 D 产物的增多或敏感性的增加。

II 型吸收性高钙尿是 I 型的变异,这种患者在正常饮食时尿钙分泌增加,但在低钙、低钠饮食时尿钙分泌正常。这种亚分类的III型高钙尿患者血清中磷酸盐低,这将刺激维生素 D 产量增多,继而促进肠道钙的吸收增加。在 3 个严重吸收性高钙尿家族中存在染色体 $1q23.3 \sim 24$ 缺陷。

2. 肾性高钙尿症(图 2-5)

肾性高钙尿症的生理紊乱在于原发性肾钙漏,即因肾小管的钙重吸收功能障碍导致了尿钙排泄增加。继而血循环中钙降低刺激 PTH 的增加。这将导致 25-羟维生素 D 的羟基化转变为 1,25-二羟维生素 D_3,然后肠道钙吸收增加。这些效应能够代偿血清钙回复至正常,但以 PTH 和 1,25-二羟维生素 D_3 增加为代价。有两个事实必须强调:首先,肠道钙吸收增加在吸收性高钙尿和肾性高钙尿都是存在的;其次,甲状旁腺的功能在吸收性高钙尿中是抑制的,但在肾性高钙尿中是促进的。吸收性高钙尿患者如果禁食时间很长至排除过量吸收钙后,其尿液钙水平是正常。但肾性高钙尿仍保持高水平尿钙。禁食后尿钙高水平以及甲状旁腺受激:这两项标准可以用来严格区分肾性和吸收性高钙尿。

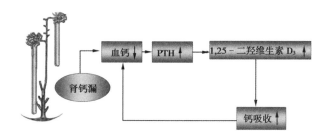

图2-5　肾性高钙尿示意图

肾性高钙尿患者可伴有高血清肾钙素水平,而吸收性高钙尿患者则没有。另外,多达1/3的肾性高钙尿患者曾有尿路感染史,但并不清楚感染是否是肾脏的感染。肾性高钙尿患者还可伴有低尿枸橼酸分泌。应用放射源标记肾性高钙尿患者,发现肾小管扩张,可能说明原发性的肾小管结构异常可能是肾性高钙尿的病因。此外,肾性高钙尿患者可出现糖耐量负荷反应,出现高尿钙反应。这些研究表明肾性高钙尿患者肾小管功能可能存在异常。在近端小管具有钠、钙、磷酸盐、镁的吸收功能障碍。肾性高钙尿可以继发于过量的食物钠盐的摄入。正常受试者,每天2 mg的氯化钠负荷就能够诱导类似肾性高钙尿的生化改变,包括血清PTH和1,25-二羟维生素 D_3 升高,以及肠道钙吸收增加。呋塞米诱导的利钠作用也有类似作用。但是限制钠的摄入并不能能使高钙尿患者的尿钙转正常。

3. 重吸收性高尿钙症

该病主要是由甲状旁腺机能亢进所致,由于甲状旁腺分泌PTH过多,使骨吸收增加,骨质脱钙,同时PTH也刺激肾脏加强合成1,25-二羟维生素 D_3 ,造成肠道对钙的吸收增加,这些共同的作用打乱了血钙的平衡,结果是血钙上升(图2-6)。虽然PTH也会加强肾小管对钙的重吸收,但都无法克服肾的钙流失,最后的净作用是高钙尿。

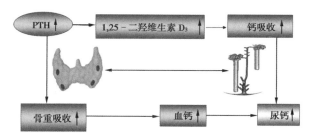

图2-6　重吸收性高钙尿示意图

肠道钙吸收过多时,血清钙浓度虽然升高,但仍保持在正常范围。滤过钙量增多,抑制PTH分泌,这样肾小管钙吸收就会减少,继而1,25-二羟维生素 D_3 受抑制。钙滤过的增加以及重吸收的减少将导致高钙尿。尽管甲状旁腺受抑制和高尿钙,但血清钙水平重新得到建立。

4. 其他疾病相关性高钙血症

（1）恶性肿瘤相关性高钙血症：

原发性甲状旁腺功能亢进在门诊表现为高钙尿者最为普遍，而住院患者则多是由恶性肿瘤所致。在过去，院内高血钙的测定经常能为隐性癌提供提示。目前，完整 PTH 的检测能够完全区分高血钙是由甲状旁腺功能亢进引起或者其他原因。肺和乳腺肿瘤占恶性肿瘤相关的高钙血症的 60%，肾细胞癌占 10% ~ 15%，头颈部肿瘤占 10%，淋巴瘤和骨髓瘤等血液病占 10%。高血钙很少见于前列腺癌。恶性肿瘤相关的高钙血症很少导致肾结石。最初认为恶性肿瘤细胞的骨破坏是造成肿瘤高血钙的直接原因。然而高血钙并不发生在所有广泛转移的患者，甚至见于没有骨转移的患者。恶性肿瘤特别是多发性骨髓瘤分泌大量位于骨髓的细胞活素类刺激破坏性骨吸收。这类细胞素类称之为破骨细胞激活因子，包括前列腺素 E，TNF-α，TNF-β，IL-1α，IL-1β，TGF-α 和 TGF-β。这些因子刺激破骨细胞释放足够的水解酶溶解骨质。

恶性肿瘤相关性高钙血症最主要的原因是肿瘤产生称之为"PTH 相关多肽"的骨重吸收物质，甚至在骨转移患者。这一临床症状称为恶性肿瘤的体液性高钙血症。PTH 相关多肽由 146 个氨基酸构成，PTH 只有 84 个氨基酸。这两个分子肽都具有调节矿物离子内稳态的能力，两者与骨和肾脏靶器官的同一受体结合。约 80% 的恶性肿瘤相关的高钙血症患者有由 PTH 相关多肽调节的恶性肿瘤的体液性高血钙；多达 5% 的淋巴瘤患者发生高血钙；几乎所有的 T 细胞淋巴病毒-1 淋巴瘤或白血病在无骨转移的情况下发生高血钙。这些患者分泌促恶性肿瘤的体液性高钙血症相关激素。其他肿瘤可能通过分泌前列腺素 E_2 刺激组织中破骨细胞活性使能量吸收增加所致。这种前列腺素可以由肿瘤或肿瘤免疫诱导出的单核和多核细胞产生。

（2）结节病和其他肉芽肿病：

该类疾病包括结节病、结核病、组织胞浆菌病、球孢子菌病、麻风病、硅肺病等很多的肉芽肿病。在这些疾病中最易产生高血钙性肾结石的是结节病。结节病是一种病因不明的多系统肉芽肿性病症，好发于年轻人，以双侧淋巴结病、肺浸润，以及皮肤、眼睛损伤为特征。结节病性肉芽肿产生过多的 1,25-二羟维生素 D_3，导致肠道钙吸收增加，高血钙，以及高钙尿。虽然 1,25-二羟维生素 D_3 正常转化发生在肾脏，但结节病患者肺泡巨噬细胞和淋巴结细胞胞浆中能够合成此类激素。具有典型症状的结节病和其他高血钙疾病的区分并不困难。当然，只有肾结石的临床症状的时候就会碰到麻烦。结节病与周期性高血钙症的鉴别有时非常困难，但 PTH 的纯化检测就要简单得多。大多数结节病患者的 PTH 水平很低，甚至难以测定。临床观点认为，一项重要的鉴别方法就是利用甾类激素进行尝试性治疗。所有结节病患者应用短效糖皮质激素干预后，血清钙水平会发生下降。类固醇作用于结节病患者的肠道黏膜，降低肠道钙的吸收。而在原发性甲状旁腺功能亢进患者则是作用于骨质，刺激骨质重吸收。

（3）糖皮质激素性高血钙：

糖皮质激素通过作用于骨质、肠道、甲状旁腺来影响钙代谢。在这之中，对骨的作用最重要。糖皮质激素过多将导致骨重吸收增加，骨形成及骨质减少。泼尼松抑制肠道钙吸收，这一作用能够降低血清钙和尿液钙分泌。糖皮质激素这一作用已被用来治疗结节病有关的高血钙症。此外，糖皮质激素具有直接刺激甲状旁腺的作用。氢化可的松已被证实可以刺激组织培养的鼠甲状旁腺 PTH 的释放。给正常受试者快速输注氢化可的松可以短暂提高 PTH 水平,而血清钙则无变化。肾结石在 Cushing's 症中并不少见,1932 年首例报道的 Cushing's 症具有结石病。

（4）嗜铬细胞瘤：

嗜铬细胞瘤发生高血钙多见于具有原发性甲状旁腺机能亢进,甲状腺管道样癌,肾上腺瘤并存的多发性内分泌瘤 II 型患者。儿茶酚胺类可以在体外刺激 PTH 分泌,也可以刺激破骨细胞介导的骨吸收。胰腺的胰岛细胞瘤同样也分泌导致高血钙的肠血管活性多肽。

（5）家族性低尿钙高血钙症：

家族性低尿钙高血钙症是一种常染色体显性遗传的良性病症,主要表现为儿童的高血钙。患者倾向表现为无症状和缺少原发性高血钙症的典型症状。可由其血亲亲属的高血钙记载来诊断,最好在未经治疗的情况下。

（6）医源性高血钙综合征：

噻嗪类利尿剂通过增加钙肾小管重吸收,减少血容量,增强靶器官对 PTH 的敏感性可能导致高血钙综合征的发生。在一些患者噻嗪类利尿剂的应用可能掩盖轻微的原发性高血钙症。经雌激素和抗雌激素（三苯氧胺）治疗的乳癌广泛骨转移的患者有高钙血症的报道。这可能跟骨转移治疗产生的细胞毒性效应有关。

第二节　低　镁　尿

尿镁在含钙肾结石形成中的作用目前还存在分歧,大多数研究支持镁在抑制草酸钙肾结石形成中有积极作用。研究认为,镁离子是草酸钙和磷酸钙的结晶抑制因子,能够直接抑制结晶的成核、生长和聚集。镁能减少肠内草酸的吸收,增加草酸钙和磷酸钙的可溶性,且减少草酸钙和磷酸钙结晶的成核作用与结晶增长,进而减少尿中草酸的排泄,降低尿石形成的风险。低镁尿发生率约为 3%。

（一）低镁尿的定义

镁是人体内除钠、钾、钙外在体内居第 4 位的阳离子。人体镁的平均总量为 1 000 mmol（22.66g）。50% ~60% 的镁存在于骨骼中,细胞外液中仅占 1%,血清中镁（Mg^{2+}）的浓度为 0.75 ~0.95 mmol/L（1.7 ~2.2 mg/dL,或 1.5 ~1.9 mEq/L）。

镁主要经肠道吸收由肾脏排出,因此任何原因导致吸收不良和排出增加都可致尿镁离子量的改变。24 h 尿镁排泄量 <50 mg/24 h 可诊断为低镁尿。

（二）低镁尿与结石的形成

血浆镁以 3 种形式存在。① 游离镁:约占 55% 以上;② 络合镁:镁与重碳酸根、磷酸根等形成的复合物,约占 15%;③ 蛋白结合镁:主要与清蛋白结合。镁是一种二价阳离子,它与钙是同族阳离子,可在肠道中与草酸结合,减少游离草酸的吸收;镁也是一种络合剂,可与尿中草酸形成可溶性络合物,竞争性降低尿中草酸钙的饱和度。草酸镁可溶,因此,降低了钙与草酸结合成不溶的草酸钙的机会。也有学者认为,钙与磷、钙与镁之间的比例对尿结石形成可能有一定的作用。一些研究已表明它们的比例不平衡也将导致尿结石的产生。研究认为,不是尿中钙、镁离子的绝对浓度,而是镁/钙比率影响晶体的形成,但目前仍有争论。

吸收不良综合征是因肠内胰酶活性降低,胆盐减少及小肠壁病损等小肠吸收原因,造成的肠道吸收障碍。下消化道的消化液中镁的浓度较高可致溃疡性结肠炎,从而导致低镁血症,常见病因为长期服用泻药。因此,缺镁可致贫血、代谢性酸中毒并常伴有低血钾和低血钙,治疗时不纠正缺镁很难获得良好的效果。在低镁血症时,病人循环血液中的免疫反应性甲状旁腺激素(immunoreactive PTH,IPTH)减少。血钙降低刺激 PTH 分泌是通过甲状旁腺腺体细胞膜结合的腺苷酸环化酶介导的。此酶需 Mg^{2+} 激活,而此时血浆 Mg^{2+} 浓度降低,故不易激活此酶。因此,虽然血钙已有初步降低,也不能刺激甲状旁腺分泌 PTH,血钙乃进一步降低而导致低钙血症。此时,PTH 的靶器官如骨骼系统和肾小管上皮等对 PTH 的反应也减弱。这是因为 PTH 也必须通过腺苷酸环化酶的介导才能促进靶器官的功能活动。低镁血症时靶器官上的腺苷酸环化酶同样也不能激活,因而骨钙的动员和钙在肾小管的重吸收发生障碍,血钙得不到补充。

很多实验研究表明,给予镁盐能够预防结石病。喂食去吡哆醇膳食的老鼠易患结石,可通过添食镁来预防。再如,给予大鼠乙二醇,在正常饮食下半个月可才引起肾脏草酸钙沉着,而在缺乏镁的饮食时,24 h 就出现钙的沉着。有学者发现土壤中缺乏镁的地区结石发病率高,结石患者尿中镁/钙比值较低。美国东南部的"结石带"与镁缺乏土壤的地带大体一致。来自美国达拉斯的大样本调查发现,低镁钙结石的检出率为 4.3%。

到目前为止,明显低镁尿最常见的原因是与吸收不良有关的炎性肠病。大多数低镁尿患者也具有低枸橼酸尿。在这些个体中,镁或(和)枸橼酸的抑制或结合能力丧失与草酸钙晶体产生有关。一些临床试验验证了镁对预防结石复发的疗效。此外,一项对比研究尿结石患者和正常对照者的镁代谢情况,未发现结石患者饮食中镁的缺乏及镁的负平衡。尽管有些研究发现肾结石尿镁排泄值低,但尿镁水平正常时也可形成结石。结石患者尿镁/钙比值降低与尿钙排泄增加有关,而不是尿镁排泄值降低的结果。

一种特殊性疾病,由于 Claudin-16(CLDN16)编码的蛋白是一种紧密结合蛋白,它的变异可以引起家族性低镁血症同时伴高钙尿和肾钙盐沉着,最终可导致肾衰竭。引起这一变化的主要原因是亨利祥的 TAL 缺陷导致肾小管钙和镁重吸收的紊乱所致。CLDN16 杂合子型可能表现较轻微,并可延缓肾脏的损伤的过程,但这个基因多态性对特发性高钙尿的具体作用,目前还没有深入研究。

(吕建林　周水根　徐　彦)

第十三章

尿液中的成石相关蛋白及酸性黏多糖

泌尿系结石形成是生物体内一种病理性生物矿化过程。结石患者与正常人相比,尿中草酸钙的饱和度虽有差异,但并无明显界限。泌尿系统结石形成与否与尿液中存在的尿石抑制物密切相关,这些抑制物影响结石在尿液中成核、生长、聚集和固相转化等过程。许多研究表明,尿中有多种有机大分子在尿石形成过程中起抑制或促进作用。结石是由有机物、无机物及细胞等成分所组成,而有机物的绝大部分是由蛋白质构成,约占结石干重的 2.5% ,即通常所指的结石基质尿中的有机大分子主要是尿中的蛋白质,不同的蛋白质化学结构不同,因而对结石形成的影响互不相同。即使是相同的蛋白质,正常人和患者也存在明显差异,这种差异有可能是进一步探讨尿石症发病机制的一个新突破口。

20 世纪 70 年代人们就开始认识到尿液中的蛋白质分子在肾结石发病学中所起作用,由于当时技术水平的限制而未能深入。现代因能对结石及尿中的蛋白质进行分离、提纯、分析和鉴定,故对蛋白质分子与结石发病机制的研究日趋深入。Lowenstam 指出,在正常生物矿化过程中,生物体内无机物的沉积是由有机大分子来调控的,即尿内蛋白质大分子物质如 THP、富含糖醛酸蛋白、肾钙素、尿骨桥蛋白、尿凝血酶原片段 1 等,它们的作用在结石形成过程中所起的作用要大于无机小分子物质如枸橼酸、焦磷酸、ADP、ATP、磷酸枸橼酸等的作用。Doyle 等研究表明,与结石形成有关的蛋白质分为三种:一种为结石形成的"因",亦称第一基质;另一种为结石形成的"果",亦称第二基质;第三种为无关蛋白质。尽管尿中存在着数百种蛋白质,实际上只有为数不多的蛋白质直接参与结石的成核及生长,并且与结石形成有关的蛋白质具有高选择性,并不与其尿中含量正相关。如 THP 在尿中含量丰富而在结石中含量甚微,相反,结石基质蛋白尿凝血酶原片段 1 虽然在尿中含量甚低,但在结石中含量却超过其他蛋白,并且尿凝血酶原片段 1 的含量是尿凝血酶原片段 2 的 10 倍。

第一节　骨桥蛋白

骨桥蛋白(osteopontin,OPN)作为一种新的细胞因子,在人体中发挥着重要的作用。它是一种酸性的磷酸化的糖蛋白,又称 34kD 骨磷蛋白,是一种多功能蛋白,可以表达于多种类型的组织和细胞中。人的 OPN 基因定位在染色体 $4q13$,是单一编码基因,8kb 大小,具有 7 个外显子和 6 个内含子组成。骨桥蛋白是具有黏附性的精氨酸-甘氨酸-天尽氨酸序列与细胞表面黏附受体($av\beta_1$, avβ$_5$)、CD44 和基质蛋白(I 型胶原,纤维连接蛋白)相连。1996 年,Yee 提出 OPN 含有精氨酸-甘氨酸-天冬氨酸(RGD)序列:这一序列在不同物种的 OPN 中都普遍存在,这一序列对于 OPN 发挥黏附功能起着重要的作用。RGD 序列为高度保守的特异性细胞黏附功能阈,通过该序列可与细胞表面整合素受体 avβ、avβ$_3$、avβ$_5$ 等结合,介导糖蛋白与细胞间的黏附过程,引起局部黏附,改变细胞骨架。RGD 序列具有高度保守性,一旦变异或缺失将丧失其促黏附的功能。OPN 作为带负电的非胶原性骨基质糖蛋白,广泛地分布于多种组织和细胞中,其相对分子质量约为 44 kD,约含 300 个氨基酸残基,其中天冬氨酸、丝氨酸和谷氨酸残基占有很高的比例,约占总氨基酸量的一半。

骨桥蛋白能与骨组织中的羟磷灰石紧密结合,参与调节骨钙的沉积,与平滑肌细胞增生及表型转换、动脉粥样硬化、感染等多种病理生理现象的发生发展密切相关,亦被认为是一种新的细胞信号分子。1979 年,Senger 等首次报道与恶性转化有关的一种包含 RGD 整合素结合区的磷酸化糖蛋白与肿瘤的关系,称之为转化相关性磷酸蛋白。后来,Franzen 等从骨基质和牙齿中分离出一种磷酸蛋白,特性与转化相关性磷酸蛋白相似,人们将其命名为 OPN。一些学者在不同的组织细胞中也发现了 OPN,因此 OPN 曾被称为 44 kD 骨酸蛋白、PP69、骨延蛋白等。自 1986 年来相继克隆了大鼠、小鼠的 OPN,人 OPN,猪 OPN,牛 OPN,鸡 OPN 和兔 OPN-cDNA。近年来,OPN 在早期细胞免疫应答、肉芽肿炎症、肿瘤发生及转移中的作用备受关注。钙离子结合位点:酪氨酸蛋白激酶 II、蛋白激酶 C 等能催化骨桥蛋白分子中丝氨酸和苏氨酸残基发生磷酸化,磷酸化的 OPN 可与多个 Ca^{2+} 结合在一起。OPN 有磷酸化和去磷酸化两种形式,磷酸化修饰是影响 OPN 活性的一个重要因素。多种激酶对 OPN 中丝氨酸、苏氨酸残基发生磷酸化有不同部位,发生蛋白磷酸化部位不同可能是其组织特异性的原因之一。磷酸化后的 OPN 与细胞表面整合素受体结合,而去磷酸化 OPN 则能与 CD44 受体结合,从而引起不同的效应。

感染和损伤能使 T 细胞和巨噬细胞的 OPN 上调表达。维生素 D$_3$ 通过 OPN 启动子的 VDRE 应答元件刺激 OPN 基因转录,维生素 D$_3$ 和视黄酸都能使正常和转化的大鼠骨细胞产生 OPN,甲状旁腺激素(PTH)能显著地减少大鼠成骨细胞肉瘤细胞系 ROS17/2.8 的 OPN 量。维生素 E 能抑制大鼠肾 OPN mRNA 表达。性激素 17β-雌二醇和孕酮都能诱导 OPN 的产生,雌激素能抑制平滑肌细胞(VSMC)表达 OPN。高盐饮食能增强完整肾或培养的肾细胞表达 OPN,而低钠饮食能减少大鼠肾表达 OPN。在大鼠、小鼠及人的肾脏均有 OPN 的表达,OPN 在肾小管细胞和肾乳头表面细胞均有分泌。OPN 在体外可抑制草酸钙晶体的成核、生长和聚集,正常人尿中 OPN 的浓度为 6×10^{-8} mol·L^{-1},足以抑制草酸钙结晶,其在尿中浓度可以反映尿抑制结石形成的能力。OPN 能够通过下调诱生型一氧化氮合酶(inducible NOS, iNOS)的表达,抑制炎症反应的发生。OPN 在炎症反应过程中具有双向调节作用,只是在不同的环境中 OPN 的作用可能会表现出不同的侧重,如此可能更有助于控制炎症反应的强度,调节组织修复的进程。

骨桥蛋白在结石形成中的作用尚具有争议,原因是正常骨桥蛋白对结石形成具有抑制作用,主要反映在它液相中具有保护性作用,可抑制成石晶体的生长;在一定条件下,骨桥蛋白可因蛋白的结构修饰变化或与病理状态的尿路上皮结合,成为潜在的成核位点,而转为促进结石形成,不再起抑制作用进而转变成促进晶体生长作用,促进结石形成。骨桥蛋白是富含唾液酸的磷酸化糖蛋白,可通过羧基和磷酸基位点与晶体表面相互作用,使晶体表面电位发生变化,对晶体的生长与聚集产生抑制作用。

第二节　bikunin 蛋白

1990 年,Sokensen 最早从正常人尿中分离得到一种氨基酸序列类似 UAP 的蛋白质,发现它具有抑制草酸钙结石形成的作用,起初人们称之为尿胰蛋白酶抑制物,后来称之为 bikunin 蛋白。目前对 bikunin 的来源、结构和功能都有较深入的研究,但对 bikunin 在血液中的分子水平的合成,以及在肾小管管腔内的分泌过程并不十分清楚。此外,正常人和结石患者之间有关 bikunin 蛋白在尿液中的浓度、性质的差异都有待进一步研究。bikunin 是一种蛋白多糖,分子量为 25kD,由 145 个氨基酸残基和 2 个糖链组成(即由分子量为 16kD 的多肽链、8kD 的硫酸软骨素链和一条与 N 端相连的 11kD 的寡糖链以共价相连)。bikunin 是一种存在于人类和其他啮齿类动物血浆和尿液中的糖蛋白。

bikunin 的基因位于第 9 号染色体上,其他的基因结构包括 10 个外显子和 9 个内含子,总长为 16.5kb。外显子包括 6 个编码 α_1 微球蛋白 C 端序列的外显子和 4 个编码连接肽链和 bikunin N 端序列的外显子,它们被第 6 个内含子分隔开。bikunin 包含两个结构域:第一条结构域(第 22～77 个氨基酸残基)和第二条结构域(第 78～135 个氨基酸残基)。两条结构域通过肽链中的 Arg77 和 Thr 78 共价相连。两条结构域各有不同的电荷分布。目前已证实,bikunin 中的第一条结构域没有抑制草酸钙结晶生长的作用;第二条结构域有抑制作用,可能与电荷分布有关系,但目前还未弄清楚带电荷的第二条结构域是如何起作用的,只知道结构域中的 Arg 22、Arg 88、lys104、lys106 的正电荷残基能与草酸钙晶体中的草酸根离子和水分子起作用。此外,Arg88 的侧链也参与这个反应过程。

血浆中的 bikunin 以游离型和结合型两种形式存在。过去人们一直认为 bikunin 来源于肝脏,近年来人们用分子生物学的方法发现大鼠的肾脏也表达 bikunin 的 mRNA。人们用高度纯化的 bikunin 免疫家兔后所得的抗血清进行免疫组化研究表明,bikunin 主要产生于肝细胞和肾上皮细胞这两个部位,而且这两个部位的免疫着色程度基本相同。尿中的 bikunin 是以一种蛋白多糖的形式存在。许多学者发现,尿中有一种性质、大小类似血浆 bikunin 的蛋白质,但这种蛋白质的分子量不同于血浆 bikunin 的分子量。Atrnani 实验发现这种从尿中分离的 bikunin 分子量比从血浆中分离的 bikunin 分子量约大 10kD,并且它的 N 端第 10 个氨基酸丝氨酸与硫酸软骨素糖胺聚糖链相连。当他用硫酸软骨素酶水解葡胺聚糖链后,尿中 bikunin 的分子量从 35 kD 减少到 25kD。血浆和尿中 bikunin 的分子量不同,Atmani 认为很可能由于实验中所用的不同的提取方法,特别是与实验中所用的丙烯酰胺的浓度有关或 bikunin 在不同场所肽链水解或葡胺聚糖链水解所致。

目前有许多关于尿中 bikunin 不同浓度的报道。但到目前为止,还没有确切的尿液中 bikunin 的精确浓度的报道。Medetognon 发现男性草酸钙结石患者尿 bikunin 浓度与正常人尿 bikunin 浓度有显著差异;但正常女性和女性草酸钙结石患者 24 h 尿分泌的 bikunin 量并没有显著性的差异。Marengo 等发现男性草酸钙结石患者尿 bikunin 的含量比正常人和女性结石患者高。正常情况下 bikunin 不能通过肾小球滤过,但在某些病理条件下,如高草酸尿和草酸钙结石

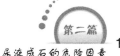

造成的炎症,肾上皮细胞 bikunin 的 mRNA 表达增强,尿中 bikunin 分泌量相应增加,而高草酸尿和草酸钙晶体沉积引起的肾功能损害时,尿中 bikunin 的分泌量也增加,并且是依赖于肾小球滤过率的,可能是肾功能损害时,肾上皮细胞对 bikunin 的吸收增强所造成的。尿酸结石患者尿 bikunin 的排泄量也有所增加。

Shizuka 从用乙二醇诱导的大鼠草酸钙结石模型发现,当进行到第 8 周时,成石组大鼠肾组织转录的 bikunin mRNA 是正常空白对照组的 17 倍,二者有显著差异;而进行到第 2 周时的成石组大鼠肾 bikunin mRNA 的转录只有正常组的 2 倍;但在以上两组成石组与空白对照组肝脏转录的 bikunin mRNA 量都无显著性差异。这也进一步证明了 bikunin 是在肝脏和肾脏合成的,同时在草酸钙结石患者中,肾脏会合成更多的 bikunin,说明尿 bikunin 的分泌是由高草酸尿和草酸钙晶体在肾脏沉积调控的,但具体机制仍然不清楚。这种尿 bikunin 分泌情况与 OPN 相似,是机体的一种防御机制,通过合成更多的 bikunin 来抑制结石形成。

人们也将 bikunin 对草酸钙结晶的抑制作用与枸橼酸,THP、尿凝血酶原片段 1 等尿中已分离出来并证实有抑制作用的物质进行比较。在正常人尿浓度下的枸橼酸的抑制作用最强;尿凝血酶原片段 1 的抑制作用强于 bikunin;bikunin 的抑制作用与肾钙素相似,但强于 THP。草酸钙结石患者 bikunin 表达的增加,主要是由高草取尿和草酸钙结晶在肾脏沉积所致。而结石患者尿液中 bikunin 的抑制活性明显低于正常人,这也许是尿石症发病的重要环节。bikunin 是一个钙结合蛋白,与草酸钙晶体竞争性结合钙离子结合位点。当它与草酸钙晶体结合后,通过以下几种途径抑制晶体聚集生长:①bikunin 是通过静电作用来抑制钙离子结合到晶体上。由于 HI-8 蛋白质表面的正电位排斥阳离子,它能改变晶体附近的表面静电电位,使晶体附近的钙离子浓度降低;②bikunin 与晶体结合后,引起草酸钙晶体和晶体表面基质蛋白内部结构的变化,这种异构作用引起 Ca^{2+} 与晶体结合的过程发生变化,最终起到钙螯合剂的作用;③草酸钙晶体在肾脏的沉积过程也是肾上皮细胞与草酸钙晶体之间相互作用的过程,bikunin 通过包围草酸钙晶体,使肾上皮细胞与晶体之间作用减弱,保护肾上皮细胞,从而抑制草酸钙结石的形成。也有人认为,尿中的高浓度 bikunin 可以通过进一步抑制草酸钙晶体的聚集而抑制晶体生长。

bikunin 也许能通过与某些受体或 GTP 结合蛋白结合引起某些离子通道的失活,参与细胞内钙的调控,能够抑制中性细胞和肌细胞的钙离子内流。bikunin 中抑制胰蛋白酶的区域可能参与此过程,而胰蛋白酶结合区域内多种残基位点的突变有这种可能性。此外,Karmyama 认为,bikunin 对草酸钙结晶体的抑制作用的评价主要是在体外实验的稀释尿中进行的,通常都是以没有其他蛋白质的存在为前提条件的,但这不能类推机体内蛋白质在未稀释尿中的作用,因而他认为 bikunin 对结晶的作用也可能是通过与其他蛋白质之间的相互作用,如抑制凝血酶原的分解,间接影响结晶的形成。

第三节　尿凝血酶原片段 1

随着分子生物学的不断发展,尿内大分子蛋白在结石形成中的作用越来越受到重视,研究发现尿凝血酶原片段 1(UPTF1)不仅在肾组织中表达,而且与草酸钙结石的形成有密切关系。

虽然尿凝血酶原片段 1 在尿中含量甚低,但在结石中含量却超过其他蛋白,表明尿凝血酶原片段 1 与尿结石间的紧密联系。有研究显示 UPTF1 在种晶模拟系统和未稀释的人尿液中,均能显著抑制草酸钙结晶的形成,且存在于所有的草酸钙结石和大多数磷酸钙结石基质中,参与了体内早期草酸钙结石的形成。作为维生素 K 依赖性蛋白,UPTF1 是草酸钙结石中含量最为丰富的晶体基质蛋白,也是正常人尿草酸钙结晶的主要生理抑制因子之一。

凝血酶原是一种维生素 K 依赖血液凝集和调节蛋白,需要通过一系列翻译后修饰才能变成具有生物学活性的蛋白形式:信号肽切除、前肽切除、二硫键形成、糖基化以及一种特有的在维生素 K 依赖 γ 羧基谷氨酸羧化酶参与下的将特异的谷氨酸转变为 γ 羧基谷氨酸的反应,并形成由 10～12 个 γ 羧基谷氨酸残基组成的凝血酶原分子 γ 羧基化谷氨酸(γ-carboxyglutamic acid, Gla)结构域。凝血酶原是一种与胰蛋白酶和糜蛋白酶有密切联系的酶原,血浆中凝血酶原主要在肝脏中合成,并降解为多种片段。研究发现,γ 羧基谷氨酸对 Ca^{2+} 有高度的亲和力并能和 Ca^{2+} 形成一种"羧化物钙",进一步加强和 Ca^{2+} 的连接,因此,作为一种 Ca^{2+} 竞争性结合物,从而抑制草酸钙结晶的生长和聚集,抑制草酸钙结石的形成。

尿凝血酶原片段 1 在无机、水相及正常尿液条件下是草酸钙结晶的强抑制剂,尤其对于其聚集更明显,其作用强于 THP、人血清蛋白(HSA)、α-微球蛋白等蛋白。尿凝血酶原片段 1 存在人肾集合系统远曲小管及髓袢内,在结石患者其水平显著升高。目前发现 UPTF1 并不是简单地由肝脏合成再转运至肾脏排入尿中,而是由肾组织自身合成产生。Stapleton 研究发现,尿液中存在的尿凝血酶原片段 1 与血浆中的 PTF1 之间存在微小差异,肾脏本身的代谢原因或尿中其他成分的作用可改变 PTF1 的分子结构,说明尿凝血酶原片段 1 不是简单地由肝脏合成再转运至肾脏排入尿中。进一步研究发现,尿凝血酶原片段 1 基因不仅在小鼠肾中表达,在人肾脏中亦检测出其基因的表达,而且 Friedman 等已在肾皮质及髓质部的微粒体中检测出其活化酶即维生素 K 依赖性羧化酶的活性。Angayarkanni 在实验大鼠肾结石模型肾组织中发现维生素 K 依赖性羧化酶的活性显著增高。由于维生素 K 依赖羧化酶及其蛋白尿凝血酶原片段 1 都在肾脏内存在,并在病理情况下有明显改变,显然其对维持肾内钙、磷内环境稳定具有相当重要作用,从而提示尿凝血酶原片段 1 在草酸钙结石形成中也起着重要的作用。在众多维生素 K 依赖性蛋白中,目前仅发现凝血酶原与尿石症形成有关。

正常人体内的 UPTF1 借助其 Gla 与 Ca^{2+} 结合,形成一种 Ca^{2+} 羧化物网络,Gla 是唯一与 Ca^{2+} 有高度亲和力的氨基酸,能够改变晶体表面的电荷分布并封闭晶体表面的生长位点,从而强烈的抑制草酸钙结晶的生长聚集,因此 Gla 残基是 UPTF1 发挥其抑制作用的分子基础。尿凝血酶原片段 1 因含有与钙有高度亲和力的 γ 羧基谷氨酸,因而对结石的生长、聚集有明显的抑制作用。γ 羧基谷氨酸结构域的尿凝血酶原片段 1 作为一种主要的尿结石基质结合蛋白因和钙有高度亲和力,在抑制草酸钙结石形成中发挥了重要作用。研究显示,尿石症患者与正常人尿液中的 UPTF1 并无量上的差异而可能是在功能上存在缺陷,UPTF1 活性与草酸钙结石的形成有着重要的联系,而草酸钙结石患者肾脏 UPTF1 活性的降低可能源于 UPTF1 功能上的缺陷。Grover 比较了凝血酶原及其片段在体外对草酸钙结石的生长、聚集抑制作用时发现 PTF1 的作用最强:PTF1(44%) > PT(27%) > PTF2(7%)。

含 Gla 蛋白均为维生素 K 依赖性蛋白,主要包括一些凝血因子和骨基质蛋白等,如凝血酶

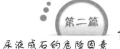

原、Ⅶ因子、Ⅸ因子、Ⅹ因子、蛋白 C、蛋白 S 和蛋白 Z,在它们氨基端的 42 个氨基酸序列有明显的同源性,且都含有 10 ~ 12 个 Gla 残基,但在这些维生素 K 依赖性蛋白中,目前仅发现凝血酶原与尿石症形成有关。UPTF1 等维生素 K 依赖性蛋白分子中的 Gla 残基是翻译后由谷氨酸羧基化而成,维生素 K 依赖性羧化酶(VKDC)是其关键酶,此 γ-羧基化是发生在胞浆内质网,并在维生素 K、CO_2 与 O_2 的协同下完成的修饰反应,维生素 K 作为一个辅助因子参与此过程,由还原型的维生素 K 转化为环氧化物型,维生素 K 环氧化物还原酶(VKOR)参与维生素 K 循环过程,将环氧化型还原为还原型的维生素继续参与上述羧化过程,因此,VKOR 是羧化过程的一个限速酶。VKDC 和 VKOR 在结晶聚集以及肾小管上皮的黏附发挥着重要的作用,他们可直接影响 UPTF1 的谷氨酸残基的 γ-羧基化程度,继而影响 UPTF1 抑制草酸钙晶体的活性。

第四节　Tamm-Horsfall 蛋白

　　Tamm-Horsfall 蛋白(THP)是由肾脏 Henle 髓袢升支与肾远曲小管的上皮细胞分泌的一种糖蛋白,为一种肾特异性蛋白质,分子量为 70kD。THP 是 1895 年由 Morner 首先提出并命名为"尿黏蛋白",随后 1951 年病毒学家 Tamm 和 Horsfall 进一步研究,他们从正常人尿中用氯化钠盐析的方法分离出这种高分子黏蛋白并发现它能抑制黏病毒诱导性血液凝集。通过对含钙结石复发的病人研究发现,他们的尿中 THP 含量异常增加,这些异常的 THP 表现为化学成分中有着更多的唾液酸残基。THP 是人尿液中含量最丰富的蛋白,此蛋白通过糖基磷脂酰基醇铆合于细胞膜上,并通过蛋白溶解酶裂解进入尿液。尿中 THP 分泌量是 29.78 ~ 43.94 mg/24h·mg 肌酐或随意尿(晨尿)7.42 ~ 8.74 mg/mg 肌酐。

　　由于 THP 具有明显的成胶趋势,因而其与 Henle 氏髓袢升支的水不通透性有关,而其在泌尿道中的作用则可能与抗感染有关。在肾损伤情况下,尿中排出增多,而且其排出量与损伤程度一致。它的最大特点是容易聚合成大分子多聚体沉着于肾间质并刺激机体产生相应的抗体;当沉着于远曲小管时,则构成透明管型或成为其他类型管型的基质成分之一。管型可引起肾小管阻塞并与急性肾功能不全的发生有关。由于 THP 是尿管型的主要成分,任何可以促进 THP 分泌的因素都可刺激管型的形成。在泌尿道梗阻、膀胱反流及泌尿道感染时,肾小管腔压力增高或肾小管破裂,此时尿中 THP 可反流至肾静脉和淋巴,导致血清内 THP 升高。

　　Marier 报道,在肾内梗阻及反流时血清内 THP 升高并出现其抗体,同样在泌尿道感染早期即可检测出 THP 抗体滴度升高。尿酸性 pH、钙离子、放射性造影剂等有促进 THP 聚合的作用。THP 在肾小管和肾小球损伤 1 ~ 2 d 即出现明显减少,敏感性高,与其他指标如 α-微球蛋白、血管紧张素 A 等对于早期诊断和治疗急性肾衰竭具有重要的意义。THP 作为一种肾小管抗原,仅见于肾脏亨利氏袢粗升支(TAL)和远曲小管(DCT)细胞内,不与免疫系统接触,也不会引起免疫反应。THP 的聚集和 THP 免疫复合物在间质的沉积可引起局部炎性细胞的侵润,THP 与中性粒细胞上唾液酸特异性受体结合或通过中性粒细胞整合素与之结合,导致局部中性粒细胞(PMNs)的增多,通过其活性氧族和蛋白酶的释放引起组织损伤、纤维化及疤痕形成。Parson 等体外实验发现 THP 可作为一种细胞保护剂对尿中代谢产物产生"去毒"效应;在有 THP 存在时尿中有毒产物对膀胱黏膜及肌层的毒性作用被阻断。

THP 的理化和分子学特性虽已被广泛研究,但其在泌尿系统中的功能目前还不十分确切。THP 以多聚体形式存在,用尿素、50% 醋酸、6mol/L 盐酸胍和 SDS 可将其解聚为单体。电子显微镜下可见 THP 为高度不对称无分支的丝状,此丝状进一步形成有规则的锯齿(zig-zag)状螺旋结构。THP 由十八种常见氨基酸组成,因含唾液酸且酸性氨基酸数量超过碱性氨基酸,故 THP 的等电点较低,其 pH 为 4.8,即使在 pH 为酸性的尿液环境中也容易可逆性聚集。运用分子克隆和基因测序技术,现已清楚 THP 的前体是由 640 个氨基酸组成,蛋白在高尔基体内加工过程中由 24 个氨基酸组成的信号肽被剪掉,剩余 616 个氨基酸组成的成熟 THP 被分泌至细胞外,其中包括 48 个半胱氨酸残基。这些半胱氨酸残基富含区构成同源结构域,半胱氨酸残基间可形成二硫键,对于维持蛋白多肽的空间构象具有重要作用。此同源结构域对于蛋白质的翻译后修饰尤其重要,如 THP 内天冬氨酸、天冬酰胺的羟基化等。

THP 在体内分布仅局限于肾脏,运用 Northern-blot 技术发现,除肾脏外,肝脏、心脏、肺、脑、甲状腺、肌肉、脾脏和睾丸 THP mRNA 均呈阴性,单克隆抗体检测亦无阳性结果。具体而言,THP 是由肾脏亨利氏袢粗升支(TAL)和远曲小管(DCT)细胞内高尔基体特异性表达,而肾脏内致密斑、肾小球、近曲小管、亨利氏袢细升支、集合管、血管、间质均无 THP 表达。在免疫电子显微镜下,THP 可见于细胞膜的腔面、侧面、基底膜及高尔基和内质网内,因此细胞的超微结构支持 THP 的合成。THP 的出现与肾脏亨利氏袢粗升支(TAL)的成熟是一致的,因为免疫组化研究证实 THP 在人胎肾第 8 个星期已存在,因而表明 THP 与肾脏亨利氏袢粗升支(TAL)在胚胎学和功能上是密切联系的。THP 的成胶倾向性与肾脏亨利氏袢粗升支(TAL)的水渗透性有关,THP 可聚合成胶状物,覆盖在亨利氏袢粗升支上皮细胞表面,阻碍离子及水分的转运,而致密斑的 THP 缺乏恰好作为一种球管反馈机制,对于形成肾髓质内逆流倍增系统中渗透压梯度有重要作用。

事实上,THP 是一种糖基化磷脂酰肌醇(GPI)膜蛋白,尿 THP 是其暴露在细胞表面的溶解部分,疏水性测定表明 THP 没有典型的跨膜疏水区,提示 THP 是一种分泌型蛋白质。THP 的构成中 70% 为蛋白质,碳水化合物占 THP 分子干重的 30%。根据 THP cDNA 氨基酸序列分析,人 THP 具有第 8 个潜在的 N 糖苷键型糖基化位点,但仅有 5 个被利用,THP 分子中所含的寡糖约有 90% 是复合唾液酸链。THP 在溶液中易于形成胶状物,这一特性与 THP 的低等电点和碳水化合物部分有关,其碳水化合侧链易与水、电解质及其他糖蛋白分子形成可变性几何构象,同时 THP 碳水化合物部分与其抑制病毒性血液凝集特性亦有一定关系。THP 这种成胶特性使其在尿液中容易形成管型,并且某些因素如钙离子、钠离子、白蛋白、放射显影剂等可增强其成管效应而另外因素如尿素和 pH 碱性则减弱其成管效应。

THP 还含有许多细胞外基质蛋白(如纤维连接蛋白、纤维蛋白原)所共有的精氨酸-甘氨酸-天冬氨酸片段(RGD 片段),该片段能与细胞表面黏连蛋白受体(整合蛋白超家族)结合,因而发挥细胞间黏连蛋白的作用。由此可看出,THP 含有蛋白质所共有的保守的结构域和功能域,这对于 THP 发挥其生理功能具有重要的意义。THP 中的 RGD 片段使其作为细胞间的一种黏连蛋白与邻近细胞表面的整合素受体结合,传递信息,参与免疫细胞的黏附作用、血栓的形成及结石基质的聚集等。Leeker 等研究发现,THP 在尿路上皮抗感染中亦有一定作用,细菌纤毛受制于

THP 不容易与肾小管上皮细胞结合,并且覆盖 THP 的细菌更易被多核淋巴细胞吞噬(调理作用)。THP 的这种特性主要与其分子中的甘露糖含量有关。此外,THP 还具有一种重要功能,近来有研究表明 THP 不仅能通过其碳水化合侧链激活单核细胞中 PTK(酪氨酸激酶 1)参与单核细胞增生、分化,而且还能通过其碳水化合侧链结构调节细胞因子的生物活性和血清水平,如 IL - 1、IL - 2、TNF 等。

THP 可作为一种免疫调节因子在泌尿系统免疫反应中起重要作用,如在泌尿系感染、创伤、肿瘤及结石时激活单核细胞导致炎症反应,预防感染和组织损伤。Reinhart 等研究发现,反复泌尿道感染老年妇女的 THP 分泌量较正常对照组明显减少,而在年轻妇女中反复泌尿道感染者与正常对照组间没有明显差异。当然,肾脏作为人体细胞因子的主要代谢部位以及其 THP 预防感染的免疫调节作用还需进一步研究。THP 作为一种尿中大分子在结石形成中的作用虽然是许多学者研究的重点,但长期以来却一直处于备受争议的状态。尽管尿中存在数百种蛋白质,仅有为数不多的蛋白质参与结石的形成,且尿中蛋白质存在着一种高选择性,并不与其在尿中的含量成正比,如 THP 在尿中含量丰富但在结石基质中却含量甚微;相比之下,另外一种蛋白——尿凝血酶原片段 1(尿凝血酶原片段 1),虽然尿中的含量远不及 THP,但在结石基质中却很较多,故单从数量而言,THP 在结石形成中的作用相对较弱。结石形成的动力学过程包括成核、生长和聚集,故 THP 对结石形成的影响也从这三方面进行考虑。现已发现 THP 和许多其他大分子存在于人的结石基质中,与结石晶体的形成有一定的关系。蔡碧涓等测定了 114 例尿结石患者体内 THP 的含量,以草酸钙结石最高。

与结石有关的蛋白可分为三种:第一种为结石形成的"因"即第一基质;第二种为结石形成的"果"即第二基质;第三种为辅助蛋白。Grover 等比较了四种抑制草酸钙生长和聚集的蛋白即 THP、血清球蛋白、α-微球蛋白及尿凝血酶原片段 1,发现尿凝血酶原片段的抑制作用最强。体外实验表明,THP 是一种较弱的结石晶体成核和生长的抑制剂。早期 Robertson 采用人工尿种子晶系统测定证明 THP 对草酸钙结石的生长和聚集均呈抑制作用。Khan 等研究证实 THP 作为一种含酸性氨基酸的阴离子经过翻译后修饰如磷酸化、糖基化后与钙竞争性地结合,从而达到抑制结石形成的作用。有学者发现,THP 对于结石生长和聚集具有双重作用,这取决于缓冲液的成分及 THP 本身的浓度:在 pH 较高和电解质的离子浓度较弱时,THP 是结石聚集的抑制剂;在 pH 较低和电解质的离子浓度提高时,THP 是结石聚集的促进剂。Miyake 等研究指出,在低离子浓度的溶液中,THP 是一种抑制剂,但随着离子强度的增高这种抑制作用明显减弱。Hallson 检测结石患者尿内 THP 时,发现其唾液酸含量减少,此时 THP 对结石的作用由抑制转为促进,并指出结石患者 THP 可能存在基因突变导致其作用性质的改变,成为结石形成的危险因素。

Jefferson 亦发现复发性结石患者尿内 THP 的电泳特性发生了改变,即由正常人的三条带减少为两条带,当然究竟何种理化性质变化还有待进一步研究。冯陶等测定了 34 例正常人和 137 例尿石患者 24 h 尿 THP 分泌量分别为 (36.8 ± 7.08) mg 和 (100.4 ± 7.09) mg,结石患者 THP 分泌量明显高于正常人 $(P < 0.01)$。然而,Ganter 等却发现反复复发性尿结石患者 THP 及枸橼酸的分泌量明显减少,并认为这是结石形成的危险因素。由于尿石形成动力学的研究方法很多,所以不同学者实验条件的不同,得出的实验结果也不一样,这也是目前对 THP 在结石形成中的作用仍不肯定的原因之一。近年来人们逐渐认识到聚集在结石形成中的重要性:几乎每个正常

人的尿中都曾排出过结晶,却只有少数人发生尿石症! 许多研究亦表明结石病人尿中的大结晶数(大于 12μm)明显高于正常人,尿液通过肾小管的时间 5 ~ 10 min,在这样短的时间内结晶不可能单纯通过生长达到足以滞留在肾小管内的体积,因此聚集和固定颗粒在尿结石的形成中十分重要。

THP 聚合是尿石形成的重要因素,THP 聚合不仅能促进结晶的聚集引起钙盐的沉淀,而且能发挥其黏连蛋白的特性(分子结构中的 RGD 片段)使结晶黏附于尿路上皮表面使其由游离颗粒变为固定颗粒,更利于发展为结石。在结石形成之初处于非聚合状态的 THP 是一种较弱的结晶生长和聚集的抑制剂,但在结石形成之后,肾小管远端扩张时 THP 分泌增加,当浓度达到聚合状态时,则发挥其黏连蛋白的特性成为结晶生长和聚集的促进物,THP 聚合产生的黏附力明显削弱了尿中抑制结晶聚集的力量,因此可促使结石的生成,故 THP 结石形成中的作用以促进为主,抑制为辅。

第五节　肾　钙　素

肾钙素(nephrocalcin,NC)的研究始于 1978 年,当时 Nakagawa 与其同事们从正常人尿液中分离出一种酸性多肽,其具有抑制草酸钙晶体生长的作用,起初将它称为糖蛋白晶体生长抑制剂(GCI)。Ito 等从人及 9 种脊椎动物的尿、肾组织、肾细胞培养液、草酸钙结石中提纯并正式命名其为肾钙素。NC 是一种含有 γ 羧基谷氨酸残基(Gla)的酸性糖蛋白,能抑制草酸钙结石形成过程中的成核、生长与聚集这三个主要环节。早期对 NC 的研究是从人类尿液开始的,从人胚肾培养物以及结石病患者的尿液和肾结石基质中均分离出一种结构相似的物质,因此推测 NC 来源于肾脏。最近,用高度纯化的 NC 免疫家兔后所得的抗血清 MN1 进行免疫组化研究表明,NC 的产生部位在肾脏近曲小管和亨利氏袢升支粗段,这两个部位的免疫着色程度相同,而且主要位于细胞的顶端、刷状缘与基膜侧。用纯化后的 NC 进行生化分析表明,这是一种分子量为 $1.4 \times 10^4 D$ 的糖蛋白,在尿液中可形成二聚体、三聚体和四聚体。在聚合物中含有钙、镁和磷酸盐,钙镁之比为 6:1,二价钙离子和镁的存在与 NC 单体相互聚体有关,而磷酸盐则可能与 NC 的抑制成石作用有关。

肾钙素是一种酸性糖蛋白,以物理性吸附结合到晶体表面。结石病人尿 NC 中酸性氨基酸总量低于正常 NC,碱性总量高于正常。NC 是尿中 COM 结晶生长聚集的主要抑制物,其机制为:具有稳定双极性结构的 NC 分子通过羟基和磷酸基同晶体表面特殊位点暴露的离子结合,包裹其上,分子中非极性端朝外,防止草酸钙晶体进一步生长和互相聚集。结石病人由于尿 NC 分子中缺少 Gla 及氨基酸组成的异常,导致分支构型发生改变。正常 NC 蛋白是尿中天然存在的 COM 结晶成核、生长、聚集的主要抑制物。结石病人尿和草酸钙结石中的 NC,由于分子中缺少 γ 梭基谷氨酸(Gla)结构发生改变,抑制活性明显减弱。研究表明,NC 单体中碳水化合物占 10.3%,均为己糖和己糖胺,包括果糖、甘露糖、半乳糖、葡萄塘、半乳糖胺、葡萄糖胺和 N-乙肽神经氨酸等,而不含葡萄糖醛酸,其糖链也不像 GAGS 分子中糖基片段的简单重复。NC 单体的氨基酸组成中 25% 为酸性氨基酸,包括谷氨酸、天冬氨酸和 Gla,与目前已知的 314 种蛋白质相比是极其少见的。由于 NC 分子中碱性氨基酸和芳香族氨基酸相对较少,用 Coomassie 蓝法染色则较难显示,而用改良银染法则可精确到 2 ~ 3μg 水平。

应用 Lauda 薄膜天平法研究发现 NC 具有较强的表面活性,它可在缓冲液表面形成不溶性单分子层。每个 NC 单体含有 2 ~ 3 个 Gla 残基,而 Gla 末端又有两个梭基,将 NC 分子表面的亲水基团与疏水基团明确分开使之表现出良好的极性特征。在分离纯化 NC 的过程中,将尿液用大量去离子水透析后,尽管除去了 30% ~ 40% 的 Lowry 反应阳性的物质,如某些蛋白质、多肽和氨基酸以及全部小分子物质包括枸橼酸和焦磷酸等,而尿液抑制晶体生长的活性仅丧失了 10% 左右,说明尿液中不被透析的大分子物质如 NC 占全部尿抑制活性的绝大部分。

草酸钙晶体的生长与晶体表面所暴露的生长部位有关。NC 具有良好的吸附于晶体表面的能力,而且这种吸附作用与抑制晶体生长的活性呈平行关系。Hess 等在体外试验中应用分光光度技术研究了 NC 对 COM 聚集的影响,发现 NC 具有较强的抑制聚集作用,并且呈浓度依赖性,溶液 pH 和离子浓度的变化对 NC 无明显影响。虽然 NC 可以逆转 COM 表面的 zeta 电位,但是 zeta 电位的改变与聚集抑制作用却无明显相关性,当 NC 浓度超过 0.1 μmol/L 后,zeta 电位则不会改变。应用种晶技术,Asplin 等发现 NC 可以抑制 COM 的次级成核现象。当向草酸钙过饱和溶液中加入种晶和 NC 后,钙的消耗明显下降;当 NC 浓度为 0.2 μmol/L 时,抑制分数为 0.42,如果将 NC 浓度增加到 0.5 μmol/L 时,则完全抑制,其抑制分数为 1。此时电镜下可见种晶表面无雏晶附着。研究表明,NC 分子的轴向比为 6 : 1,并且富含酸性氨基酸及 Gla,使其具有较强的表面活性。NC 通过其梭基和磷酸盐基团吸附于晶体表面,然后发生结构的变化,暴露出疏水基团而阻止晶体的生长与聚集,Gla 所形成的结构可能与冷水鱼血中抗凝因子中的螺旋结构的功能有相似之处。

NC 碳水化合物中不含葡萄糖醛酸,也没有糖基片段的简单重复,故而与葡胺聚糖有明显的区别。虽然尿液中存在分子量为 6.5kD 的 NC 聚合物,与白蛋白(ALB)的分子量(6.8kD)相近。Worcester 等在 SDS 聚丙烯凝胶电泳和 DEAE 高效液相色谱中研究从正常人尿液中纯化的 NC 与 ALB 和 THP 的区别,NC 与 ALB 和 THP 的相对迁移率和洗脱峰特征有着显著不同,在直接酶联免疫试验中,纯化 NC 的兔抗血清与 ALB 和 THP 无明显反应,THP 单克隆抗体与 NC 也无反应。在竞争性酶联免疫试验中,THP 对 NC 与其抗血清的结合无影响。NC 能吸附于 COM 表面,而 THP 则不能,即使浓度高达 6 μmol/L 也不能抑制 COM 的生长。然而,从尿石症患者尿液和肾结石基质中分离出的 NC 与正常人尿液 NC 相比具有相同的分子量和相似的生化组成,同样含有较丰富的酸性氨基酸,但却缺乏 Gla,在液气交界面表现出的表面活性也明显弱于正常 NC。尿石症患者尿液 NC 所形成的单分子层其最大崩溃压仅为正常 NC 的一半,而结石 NC 则不能形成稳定的单分子层。在体外试验中,结石患者的尿液 NC 抑制 COM 生长的作用较弱,NC 与晶体的复合物也不稳定,其中有一半的 NC 其解离常数仅为正常 NC 的 1/20。另外,结石患者的尿液 NC 抑制 COM 聚集的作用也仅为正常 NC 的十分之一,而且逆转 COM 表面 zeta 电位的能力也下降。在研究 NC 抑制草酸钙次级成核的试验中,结石患者的尿液 NC 的抑制分数为 0.38,而正常 NC 则为 1。结石患者的尿液 NC 抑制成石作用的上述差异可能与其分子中缺乏 Gla 有关。蛋白质分子中 Gla 的修饰有赖于维生素 K 的参与,是否尿石症患者肾细胞合成 NC 的某个环节存在缺陷尚需进一步研究。

NC 是一种由肾小管细胞合成的富含酸性氨基酸的尿液糖蛋白,可能是尿石形成的生理性抑制剂,能抑制尿石形成的成核、生长与聚集三个主要环节。尿石症患者 NC 存在分子缺陷,无 Gla 残基,使其表面活性以及抑石作用明显下降,但是目前还不清楚 NC 的亚细胞水平合成部位和抑石作用的确切机制。

第六节　酸性黏多糖

酸性黏多糖(glycosaminoglycan,GAG)又称为糖胺聚糖。GAG 的分子量为 2～30kD,是细胞表面和结缔组织的重要成分,在调节细胞外液容量、电解质移动、钙在组织中的平衡和沉积(骨化或钙化等)和组织纤维化等方面起着重要作用。根据组成二糖单位的单糖不同可分为 7 种类型:透明质酸、硫酸软骨素 A、硫酸软骨素 B、硫酸软骨素 C、硫酸类肝素、肝素、硫酸角质。GAG 的酸性羟基和己糖胺硫酸基带有负电荷。除透明质酸外,其他 GAG 均具有硫酸基,易与带有正电荷的钙结合,且与带有负电荷的草酸有拮抗作用。肝素和硫酸类肝素有多种不同的结构形式和不同功能。被硫酸化的 GAG 具有与蛋白结合的重要作用,参与水的分布调节,1 个 GAG 可与数百个水分子结合。最近报道,尿中一部分 GAG 是以蛋白多糖的形式排泄,在结晶和结石形成过程中,GAG 可能以蛋白多糖的形式参与反应。

1956 年,Boyce 用 EDTA 将结石脱钙,从基质中提取 GAG(主要以黏蛋白的形式存在)。基质中碳水化合物成分约占 1/3,蛋白质占 2/3。1968 年,在基质中发现己糖胺,从而确立了 GAG 的存在。目前认为,不同类型结石的基质中 GAG 种类不同,如一水草酸钙和尿酸结石基质中的主要成分是硫酸类肝素,二水草酸钙结石基质中的主要成分是硫酸类肝素和透明质酸,而磷酸钙结石则以透明质酸为主要成分。

成人每天可产生 250 mg GAG,其中约 10% 从尿中排泄。正常成人血清中 GAG 为 2～3 mg/L,其中主要成分为硫酸软骨素。尿中的 GAG 多为蛋白多糖分解酶的产物,经肾小球滤过或由肾小管分泌到尿中。其中一部分为蛋白多糖;60% 左右的尿 GAG 为硫酸软骨素 A;18% 为硫酸角质,15% 为硫酸类肝素,4% 为透明质酸,2% 为硫酸软骨素 B,但无肝素。

实验证明,硫酸软骨素 A 能抑制草酸结晶凝集,而硫酸类肝素和透明质酸对草酸钙结晶的凝集无抑制作用,甚至有促进作用。硫酸类肝素和透明质酸浓度的增高对草酸钙结晶凝集的促进作用增大。硫酸类肝素对草酸钙结晶凝集的促进作用略大于透明质酸,而两者混合则有极强的促进结晶凝集的活性。

(顾晓箭　徐　彦　吕建林)

第十四章

尿液中与成石相关的氨基酸

正常尿液中存在丰富的氨基酸,氨基酸可以作为络合剂与钙离子形成络合物,降低溶液的过饱和度和尿石形成的危险因子,从而达到抑制含钙尿石生长的效果。氨基酸的不同对尿石的影响不同。氨基酸对尿石的作用不是单一的,酸性氨基酸在抑制尿石形成过程中常常起着更重要的作用。研究氨基酸对含钙尿石晶体生长的影响,对探索氨基酸及富含酸性氨基酸残基的蛋白质在尿石形成过程中的作用以及合成肽在尿石治疗的潜在应用方面有着重要意义。对于氨基酸是否影响草酸钙结石的形成一直存在争议。根据氨基酸的等电点(PI)不同,可将其分为三类:酸性氨基酸(如天冬氨酸、谷氨酸)、碱性氨基酸(如组氨酸、赖氨酸、鸟氨酸、精氨酸)和中性氨基酸(如苯丙氨酸、色氨酸)。尿液中氨基酸对结石形成的影响表现为三方面:①以酸性氨基酸为主,对尿液中结石形成有抑制作用;②以碱性氨基酸为主,对尿液中结石形成有促进作用;③以二碱基代谢紊乱为主,可促进胱氨基酸结石的形成。Cody 等研究了 16 种氨基酸均对一水草酸钙(COM)的生长影响较小。Fleming 等在 pH 为 5~8 的水溶液中,测定了 20 种氨基酸在 COM 晶体表面的吸附,结果表明,随着 pH 的增大,吸附强度逐渐减弱,当 pH = 5 时,氨基酸在 COM 晶体表面的吸附强度最大,且酸性氨基酸的吸附强度明显大于中性和碱性氨基酸,因而酸性氨基酸抑制晶体生长能力最强。

一、DL-赖氨酸

正常尿液中,氨基酸可以作为络合剂与钙离子形成络合物,降低溶液过饱和度和尿石形成危险因子,从而达到抑制含钙尿石生长的效果。氨基酸可抑制尿中草酸钙的生长过程,如赖氨酸可以溶解草酸钙,尽管这个过程较慢;在模拟体液中,DL-赖氨酸是草酸钙结石的有效溶剂。25℃时,纯水中 CaO_x 的溶解度为 4 mg/L(5.5×10^5 mol/L),然而在外加 10 mmol/L(相当于正常人尿液的 30 倍)的 DL-赖氨酸时,CaO_x 的溶解度明显增大,达到 33mg/L(18×10^5 mol/L)。DL-赖氨酸在尿液中与 Ca^{2+} 离子的络合能力能够与经典的络合剂柠檬酸根等离子相媲美,这对于 DL-赖氨酸在抑制尿石形成方面有着重要的意义。

二、γ羧基谷氨酸(Gla)和谷氨酸

尿结石患者和健康人尿中的 γ 羧基谷氨酸的量和活性都有明显差异。尿液中游离型 Gla 含量分别为(50.76 ± 14.48) μmol/L 和(40.87 ± 8.15) μmol/L。以外,Njshio 等在研究生理浓度范围内的 Gla 对草酸钙结晶的影响,发现 Gla 能明显改变草酸钙结晶动力学,且对草酸钙晶体的影响依赖于钙离子浓度。钙离子浓度为 4 mmol/L 时,Gla 降低晶体生长速率而增大其成核速率;钙离子浓度为 12 mmol/L 时,Gla 的作用正好相反。据此推测,在一定的钙离子浓度条件下,

Gla 可能会促进草酸钙成核,诱导体内尿石形成。Fleming 等用 X 射线同步加速衍射方法研究了尿石基质中所含的氨基酸对 COM 生长的影响,其中 γ 羧基谷氨酸(Gla)抑制 COM 晶体生长的能力最强,其次是谷氨酸(Glu)。但与尿液中存在的蛋白质比较,氨基酸的抑制能力相对较弱。研究还发现,这些蛋白质和氨基酸能够抑制肾内晶体的成核和聚集,修复晶体对肾细胞的损伤。

成核是晶体形成的第一步,尿液过饱和是晶体成核的必要条件非充分条件。Skrtic 等报道,酸性氨基酸谷氨酸、碱性氨基酸鸟氨酸及中性氨基酸色氨酸对 CaO_x 晶体成核的影响。结果表明,谷氨酸对晶体成核速率没有影响;而鸟氨酸和色氨酸的影响依赖于其浓度,在低浓度条件下,对晶体成核没有影响或有微弱的抑制成核作用,而高浓度时则促进晶体成核。但是,Markovic 等研究认为谷氨酸能促进 COM 成核,他们研究了酸性氨基酸谷氨酸对 CaO_x 结晶过程的影响。在没有谷氨酸存在时,不同种类 CaO_x 结晶水合物同时生成,其中主要为一水草酸钙和二水草酸钙(COD);添加谷氨酸后,COM 的含量增大,这表明谷氨酸能促进 COM 成核。Brecevic 等用热重分析法研究亦表明,谷氨酸、鸟氨酸和丝氨酸能够促进 COM 成核;而组氨酸和色氨酸促进 COD 成核,且组氨酸还能诱导少量的 COT 生成。

聚集是固体颗粒增大所呈现的另一种形式。在尿石形成的过程中,聚集是关键的步骤之一。在低过饱和度甚至在未饱和尿液中都可发生晶体的聚集。尿液中晶体颗粒聚集有两种方式:一是在没有基质的作用下其自身发生聚集;另一种是在基质的黏附作用下聚集。提高尿液抑制晶体聚集的活性对防治尿石复发有重要作用。Skrtic 等报道谷氨酸、鸟氨酸及色氨酸对 CaO_x 晶体聚集的作用。结果表明,上述三种氨基酸并不能明显改变晶体聚集发生的初始时间及溶液的过饱和度。但相对于空白实验而言,谷氨酸能够减小晶体的聚集速率常数,并且这种作用随着其浓度的增大而增强。

三、天冬氨酸

晶体生长总是与固液界面结构及表面动力学有关。溶液中晶体生长要经历两个阶段:① 结晶物质向生长界面的扩散过程;② 聚集在生长界面处的结晶物质进入晶格。研究表明,如果氨基酸能在尿石生长的初始晶核表面发生有效的吸附,就能有效的抑制 CaO_x 尿石的生长。电导和电位法研究表明,天冬氨酸抑制晶体生长,而半胱氨酸和苏氨酸没有抑制力,其原因可能是带有较多负电荷的天冬氨酸根阴离子能有效地吸附在 CaO_x 晶体中的阳离子位点上,从而有效地阻隔 CaO_x 晶体的生长活性位点。

四、组氨酸、丝氨酸和色氨酸

尿石形成过程中,在一定的条件下,尿石的成分和结构可能会发生变化,并出现固相转化现象。从热力学上看,COM 比 COD 稳定,然而尿液中,特别是正常人尿液中,COD 更为常见,这归因于尿液中的 COM 生长抑制剂如焦磷酸盐、柠檬酸盐等能够促进 COD 形成并增强了其热力学稳定性。由于 COD 与细胞膜间的亲和力较 COM 弱,更容易随尿液排至体外;因此,如果能够有效抑制 COD 向 COM 的转变,就有可能会减小尿石形成的概率,这类物质也有可能成为 CaO_x 尿石的有效抑制剂。组氨酸、丝氨酸和色氨酸能够影响 COD 的固相转化动力学,但不同类型的氨基酸的影响不同。在组氨酸存在下,COD 向 COM 的转化是扩散控制过程;而在色氨酸和丝氨酸存在下,COD 的转化为表面控制过程,这可能是色氨酸和丝氨酸在晶体表面发生吸附的结果。

五、蛋氨酸

早在 20 世纪 70 年代,Chow 等就进行了氨基酸治疗尿石症的动物实验。他们发现蛋氨酸能够有效地抑制由乙二醇诱导的草酸钙结石形成。大鼠经喂食 10% 的蛋氨酸后,尿液中的蛋氨酸的浓度增加,大部分已生成的尿石可被溶解,并可减少尿中结晶的形成。Singh 等以豚鼠作为动物模型,研究了蛋氨酸对尿中钙离子浓度的影响。喂食蛋氨酸后,豚鼠尿中钙离子排泄量减小,这可能是由于蛋氨酸增大了肠内钙离子的吸附,柠檬酸的排泄量增大,增大了尿液抑制尿石形成的活性。

六、4-羟基 L-脯氨酸

摄入某些氨基酸也可能会诱发 CaO_x 尿石生长。Bushinsky 等给已诱导成石的大鼠喂食一定浓度的 4-羟基 L-脯氨酸后,发现大鼠尿液中的草酸排泄量、CaO_x 的过饱和度、CaO_x 与磷酸钙过饱和度之间比值均增大,导致 CaO_x 尿石更易形成,其中,在喂食 4-羟基 L-脯氨酸的大鼠中,尿石成分全部为 CaO_x。

七、L-半胱氨酸

L-半胱氨酸可能是一种有效的 CaO_x 尿石抑制剂。给雄性 Wistar 大鼠喂食含有 3% 乙醇酸的草酸类尿石诱导剂(CPD)4 周后,发现输尿管、膀胱以及肾小管内都有尿石形成;而在喂食添加有丙氨酸的 CPD 后,大鼠的肾小管和膀胱内却没有尿石形成。大鼠经喂食 L-半胱氨酸后能有效的减少尿液中草酸的排泄量。在无 L-半胱氨酸时,2 mmol/L 的乙醇酸诱导肝细胞分泌的草酸量明显增多,然而在分别添加有 1.0、2.5 和 5.0 mmol/L 的 L-半胱氨酸条件下,肝细胞分泌的草酸量分别减少了(14 ± 2)%、(25 ± 3)% 和(38 ± 3)%,且大鼠经过喂食 L-半胱氨酸治疗后,尿液中 Ca^{2+}、O_x^{2-}、PO_4^{3-}、乙醇酸和水合乙醛酸的排泄量均明显降低,而柠檬酸的排泄量却增大。由于尿液中草酸是 CaO_x 尿石形成的主要原因之一,而增强尿液抑制物如柠檬酸和镁的浓度则是防治尿石复发的有效手段。

八、胱氨酸

胱氨酸尿多由胃肠和肾小管对二碱基氨基酸(胱氨酸、鸟氨酸、精氨酸和赖氨酸)转运障碍所致,是一种常染色体隐性遗传性疾病。在这些氨基酸中,胱氨酸在酸性尿液中的溶解度最低,因而最容易沉淀结晶形成结石。胱氨酸在儿童的泌尿系结石中约占 5%,在成人结石中只占 1% ~2%,此类结石多发于儿童期或成年之前,平均年龄在 12 岁左右。尿中胱氨酸的排泄量与遗传的类型和纯合子或杂合子有关,纯合子的排泄量要明显高于杂合子。因为是遗传性疾病,患者在年幼时就可能出现结石,同含钙性结石相比,这类结石往往更易在儿童中出现,因此对于儿童结石患者,要引起关注并有针对性地进行相关检查。胱氨酸尿盐浓度在不同患者间变化很大,并且结石的形成可能和环境及基因等均有关。尿中胱氨酸盐浓度低的患者可能比浓度高的患者更容易形成结石。此外,肾小管除了胱氨酸结晶外,磷酸钙晶体也很常见,这更加速了结石的形成。

(周水根　吕建林)

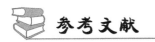参考文献

1. Anderea A,Garcia,Pieter H. Reitsma. *VKORC1 and the Vitamin K Cycle*. In:Gerald,eds. Vitamin K and hormone

Volum 78. London：Academic，2008：23.

2. Adhirai M，Selvam R. *Effect of cyclosporin on liver antioxidants and the protective role of vitamin E in hyperoxaluria in rats.* J Pharm Pharmacol. 1998,50(5)：501 － 505.

3. Aronson PS. *Essential roles of CFEX-mediated Cl-oxalate exchange in proximal tubule NaCl transport and prevention of urolithiasis.* Kidney Int. 2006, 70：1207 － 1213.

4. Asplin JR，Coe FL. *Hyperoxaluria in kidney stone formers treated with modern bariatric surgery.* J Urol. 2007,177 (2)：565 － 569.

5. Bai SC，Favus MJ. *Vitamin D and calcium receptors：links to hypercalciuria.* Curr Opin Nephrol. 2003, 14：1082 － 1095.

6. Bing Gao，Takahiro Yasui，Yasunori Itoh，et al. *A polymorphism of matrix Gla protein gene is associated with kidney stones.* J Urol. 2007, 177：2361 － 2365.

7. Botzenhart E，Vester U，Schmidt C，et al. *Cystinuria in children：distribution and frequencies of mutations in the SLC3A1 and SLC7A9 gene.* Kidney Int. 2002,62：1136 － 1142.

8. Brauers E，Vester U，Zerres K，et al. *Search for mutations in SLC1A5（19q13）in cystinuria patients.* J Inherit Metab Dis. 2005, 28：1169 － 1171.

9. Baggio B，Gambaro G，Marchini F，et al. *An inheritable anomaly of red-cell oxalate transport in "primary" calcium nephrolithiasis correctable with diuretics.* N Engl J Med. 1986,314(10)：599 － 604.

10. Bald E，Glowacki R，Drxewoski J. *Determination by liquid chromatography of free and total cysteine in human urine in the form of it's Squinolinium derivative.* J Chromatogra A. 2001,319 － 329.

11. Bernadette Guldager，Poul Jorgensen，Philippe Grand-jean. *Metal excretion and magnesium retention in patients with intermittent claudication treated with int ravenous disodium EDTA.* Clin Chem. 1996,42：1938 － 1942.

12. Bushinsky DA，Frick K，Nehrke K. *Genetic hypercalciuric stone forming rats.* Curr Opin Nephrol Hypertens. 2006, 15：403 － 418.

13. Bobrowski AE，Langman CB. *Hyperoxaluria and systemic oxalosis：current therapy and future directions.* Expert Opin Pharmacother. 2006,7(14)：1887 － 1896.

14. Br ndle E，Bernt U，Hautmann RE. *In situ characterization of oxalate transport across the basolateral membrane of the proximal tubule.* Pflugers Arch. 1998,435(6)：840 － 849.

15. Brandle E，Bernt U，Kleinschmidt K. *EO8 a specific inhibitor of the renal tubular oxalate secretion：a new concept in the medical treatment of calcium oxalate stones.* J Urol. 1999,161(4)：248.

16. Bushinsky DA，Frick KK，Neheke K. *Genetic hypercalciuric stone forming rats.* Curr Opin Nephrol Hypertens. 2006, 15：403 － 418.

17. Carr G，Sayer JA，Simmons NL. *Expression and localization of the pyrophosphate transporter，ANK，in murine kidney cells.* Cell Physiol Biochem. 2007, 20：507 － 516.

18. Chen JH，Liu JH，Zhang YS，et al. *Decreased renal vitamin K-dependent gammaglutamylcarboxylase activity in calcium oxalate calculi patients.* Chin Med J（Engl）. 2003, 116：569 － 571.

19. Cochat P，Basmaison O. *Current approaches to the management of primary hyperoxaluria.* Arch Dis Child. 2000,82 (6)：470 － 473.

20. Cochat P，Koch Nogueira PC，Mahmoud MA，et al. *Primary hyperoxaluria in infants：medical，ethical，and economic issues.* J Pediatr. 1999,135(6)：746 － 750.

21. Cochat P，Liutkus A，Fargue S，et al. *Primary hyperoxaluria type 1：still challenging！* Pediatr Nephrol. 2006, 21：1075 － 1081.

22. Cochat P. *Primary hyperoxaluria type* 1. Kidney Int. 1999,55(6):2533 – 2547.

23. Curhan GC, Willett WC, Rimm EB,et al. *Family history and risk of kidney stones.* J Am Soc Nephrol. 1997, 8: 1568 – 1573.

24. Curhan GC, Willett WC, Speizer FE, et al. *Intake of vitamins B_6 and C and the risk of kidney stones in women.* J Am Soc Nephrol. 1999,10(4):840 – 845.

25. Curhan GC, Willett WC, Speizer FE, Stampfer MJ. *Twenty-four-hour urine chemistries and the risk of kidney stones among women and men.* Kidney Int. 2001,59(6):2290 – 2298.

26. Curhan GC. *Epidemiologic evidence for the role of oxalate in idiopathic nephrolithiasis.* J Endourol. 1999,13(9): 629 – 631.

27. D. Darghouth, KW. Hallgren, et al. *Compound heterozygosity of novel missense mutations in the gamma – glutamyl-carboxylase gene causes hereditary combined vitamin K-dependent coagulation factor deficiency.* Blood. 2006,8:1925 – 1931.

28. Daudon M, Hennequin C, Boujelben, et al. *Crystallization properties in urine from calcium oxalate stone formers.* Kindney In. 2005,67:1934 – 1943.

29. Devuyst O, Pirson Y. *Genetics of hypercalciuric stone forming diseases.* Kidney Int. 2007, 72: 1065 – 1072.

30. Erturk E, Kiernan M, Schoen SR. *Clinical association with urinary glycosaminoglycans and urolithiasis.* Urology. 2002,59(4):495 – 499.

31. Elizabeth A. Sconece, Tayyaba I. Khan, Hilary A. et al. *The impact of CYP2C9 and VKORC1 genetic polymorphism and patient characteristics upon warfarin dose requirements: proposal for a new dosing regimen.* Blood. 2005, 106: 2329 – 2331.

32. Eliane H. T, Aleksandra Radenovic, David Sivak, et al. *Controlling DNA capture and propagation through artificial nanopores.* Nano Lett. 2007, 8:1 – 6.

33. Fan J, Chandhoke PS, Grampsas SA. *Role of sex hormones in experimental calcium oxalate nephrolithiasis.* J Am Soc Nephrol. 1999, Suppl 14:S376 – 380.

34. Fan J, Glass MA, Chandhoke PS. *Effect of castration and finasteride on urinary oxalate excretion in male rats.* Urol Res. 1998,26(1):71 – 75.

35. Fellstr m B, Backman U, Danielson B, Wikstr m B. *Treatment of renal calcium stone disease with the synthetic glycosaminoglycan pentosan polysulphate.* World J Urol. 1994,12(1):52 – 54.

36. Fry AC, Karet FE. *Inherited renal acidoses.* Physiology. 2007, 22:202 – 211.

37. Favus MJ, Karnauskas AJ, Parks JH, et al. *Peripheral blood monocyte vitamin D receptor levels are elevated in patients with idiopathic hypercalciuria.* J Clin Endocrinol Metab. 2004, 89: 4937 – 4943.

38. Frick KK, Bushinsky DA. *Molecular mechanisms of primary hypercalciuria.* J Am Soc Nephrol, 2003, 14: 1082 – 1095.

39. Gentle DL, Stoller ML, Bruce JE, Leslie SW. *Geriatric urolithiasis.* J Urol. 1997,158(6):2221 – 2224.

40. Goldfarb DS, Modersitzki F, Asplin JR. *A randomized, controlled trial of lactic acid bacteria for idiopathic hyperoxaluria.* Clin J Am Soc Nephrol. 2007,2(4):745 – 749.

41. Goldfarb DS, Parks JH, Coe FL. *Renal stone disease in older adults.* Clin Geriatr Med. 1998,14(2):367 – 381.

42. Grover PK, Miyazawa K, Coleman M, et al. *Renal prothrombin mRNA is significantly decreased in a hyperoxaluric rat model of nephrolithiasis.* J Pathol. 2006, 210:273 – 276.

43. Gambaro G, Vezzoli G, Casari G, et al. *Genetics of hypercalciuria and calcium nephrolithiasis: from the rare monogenic to the common polygenic forms.* Am J Kidney Dis. 2004, 44:963 – 986.

44. Gao B, Yasui T, Itoh Y, et al. *A polymorphism of matrix Gla protein gene is associated with kidney stones.* J Urol.

2007，177：2361 - 2365.

45. Grampsas SA，Moore M，Chandhoke PS. *10-year experience with extracorporeal shockwave lithotripsy in the state of Colorado*. J Endourol. 2000,14：711 - 715.

46. Gunes S，Bilen CY. *Vitamin D receptor gene polymorphism in patients with urolithiasis*. Urol Res. 2006，34：47 - 52.

47. Hamant Kumar，Himanshu Chaudhary. *Association of vitamin D and calcitonin receptor gene polymorphism in pediatric nephrolithiasis*. Pedi. Neph. J IPNA. 2005,10：467 - 472.

48. Holmes RP，Assimos DG. *Glyoxylate synthesis，and its modulation and influence on oxalate synthesis*. J Urol. 1998,160(5)：1617 - 1624.

49. Holmes RP，Goodman HO，Assimos DG. *Contribution of dietary oxalate to urinary oxalate excretion*. Kidney Int. 2001,59(1)：270 - 276.

50. Harambat J，Fargue S，Acquaviva C，et al. *Genotype-phenotype correlation in primary hyperoxaluria type* 1：*the p. Gly170Arg AGXT mutation is associated with a better outcome*. Kidney Int. 2010,77(5)：443 - 449.

51. Hassan M，Khaskhali M，Iqbal Bhanger，et al. *Simultaneous determination of oxalic and citric in urine by high performance liquid chromatography*. Journal of Chromatography B. 1996,675：147 - 151.

52. Heilberg IP，Teixeira SH，Martini，et al. *Vitamin D receptor gene polymorphism and bone mineral density in hypercalciuric calcium stone-forming patients*. Nephron. 2002,90：51 - 57.

53. Hoenderop JG，van Leeuwen JP，van der Eerden BC，et al. *Renal Ca^{2+} wasting，hyperabsorption，and reduced bone thickness in mice lacking TRPV5*. J Clin Invest. 2003,112：1906 - 1914.

54. Hoopes RR Jr，Middleton FA，Sen S，et al. *Isolation and confirmation of a calcium excretion quantitative trait locus on chromosome 1 in genetic hypercalciuric stoneforming congenic rats*. J Am Soc Nephrol. 2006，17：1292 - 1304.

55. Fellstr m B，Backman U，Danielson B，Wikstrm B. *Treatment of renal calcium stone disease with the synthetic glycosaminoglycan pentosan polysulphate*. World J Urol. 1994,12(1)：52 - 54.

56. Hoppe B，Beck B，Gatter N，von Unruh G，Tischer A，Hesse A，et al. *Oxalobacter formigenes：a potential tool for the treatment of primary hyperoxaluria type* 1. Kidney Int. 2006,70(7)：1305 - 1311.

57. Hoppe B，Kemper MJ，B kenkamp A，et al. *Plasma calcium oxalate supersaturation in children with primary hyperoxaluria and end-stage renal failure*. Kidney Int. 1999,56(1)：268 - 274.

58. Hoppe B，von Unruh G，Laube N，Hesse A，Sidhu H. *Oxalate degrading bacteria：new treatment option for patients with primary and secondary hyperoxaluria?* Urol Res. 2005,33(5)：372 - 375.

59. Hoppe B，von Unruh GE，Blank G，Rietschel E，Sidhu H，Laube N，et al. *Absorptive hyperoxaluria leads to an increased risk for urolithiasis or nephrocalcinosis in cystic fibrosis*. Am J Kidney Dis. 2005,46(3)：440 - 445.

60. Kemper MJ. *Concurrent or sequential liver and kidney transplantation in children with primary hyperoxaluria type* 1? Pediatr Transplant. 2005,9(6)：693 - 696.

61. Indridason OS，Birgisson S，Edvardsson VO，et al. *Epidemiology of kidney stones in Iceland：a population-based study*. Scand J Urol Nephrol. 2006，40：215 - 220.

62. Iguchi M，Takamura C，Umekawa T，Kurita T，Kohri K. *Inhibitory effects of female sex hormones on urinary stone formation in rats*. Kidney Int. 1999,56(2)：479 - 485.

63. ilosevic D，Rinat C，Batinic D，et al. *Genetic analysis：a diagnostic tool for primary hyperoxaluria type I*. Pediatr Nephrol. 2002,17：896 - 898.

64. Jaggi M，Nakagawa Y，Zipperle L，et al. *Tamm-Horsfall protein in recurrent calcium kidney stone formers with positive family history：abnormalities in urinary excretion，molecular structure and function*. Urol Res. 2007，35：55 - 62.

65. Jian-Ke, Tie, Christopher Nicchitta, Gunnar von Heijne, et al. *Membrane topology mapping of vitamin K epoxide reductase by in vitro translation/cotranslocation.* JBiol Chem. 2005, 280:16410 – 16415.

66. Kathleen L, Berkner. *The vitamin K-dependent caroxylase.* Annual Review of Nutrition. 2005, 25:127 – 149.

67. Khan SR, Glenton PA, Byer KJ. *Dietary oxalate and calcium oxalate nephrolithiasis.* J Urol. 2007, 178(5): 2191 – 2196.

68. Kwak C, Jeong BC, Lee JH, et al. *Molecular identification of Oxalobacter formigenes with the polymerase chain reaction in fresh or frozen fecal samples.* BJU Int. 2001, 88(6):627 – 632.

69. Laerum E, Palmer H. *Methodological aspexes of examination of 24 hour urinary excretions in outpatients with recurrent urolithiasis.* Scand J Urol Nephrol. 1983, 17:321 – 324.

70. Lalioti MD, Zhang J, Volkman HM, et al. *Wnk4 controls blood pressure and potassium homeostasis via regulation of mass and activity of the distal convoluted tubule.* Nat Genet. 2006, 38: 1124 – 1132.

71. Lee YH, Huang WC, Chiang H, et al. *Determinant role of testosterone in the pathogenesis of urolithiasis in rats.* J Urol. 1992, 147(4):1134 – 1138.

72. Lewandowski S, Rodgers A, Schloss I. *The influence of a high-oxalate/low-calcium diet on calcium oxalate renal stone risk factors in non-stone-forming black and white South African subjects.* BJU Int. 2001, 87(4):307 – 311.

73. Liebman M, Chai W. *Effect of dietary calcium on urinary oxalate excretion after oxalate loads.* Am J Clin Nutr. 1997, 65(5):1453 – 1459.

74. Liebman M, Costa G. *Effects of calcium and magnesium on urinary oxalate excretion after oxalate loads.* J Urol. 2000, 163(5):1565 – 1569.

75. Lindsj M, Fellstrm B, Ljunghall S, et al. *Treatment of enteric hyperoxaluria with calcium-containing organic marine hydrocolloid.* Lancet. 1989, 2(8665):701 – 704.

76. Lieske JC, Goldfarb DS, De Simone C, et al. *Use of a probiotic to decrease enteric hyperoxaluria.* Kidney Int. 2005, 68(3):1244 – 1249.

77. J. A. Sayer. *The genetics of nephrolithiasis.* Nephron Exp Nephrol. 2008, 110:37 – 43.

78. West B, Luke A, Durazo-Arvizu RA, et al. *Metabolic syndrome and self-reported history of kidney stones: the national health and nutrition examination survey (NHANES III) 1988 – 1994.* Am J Kidney Dis. 2008, 51:741 – 747.

79. Langman L J, Allen L C. *An enzymatic method for oxalate automated using the Hitachi 911 analyzer.* Clin Biochem. 1998, 31:429 – 432

80. Liu J, Chen J, Wang T, et al. *Effects of urinary prothrombin fragment 1 in the formation of calcium oxalate calculus.* J Urol. 2005, 173:113 – 116.

81. Liu J, Wang T, Chen J, et al. *Decreased inhibitory activity of prothrombin to calcium oxalate crystallization by specific chemical modification of its γ-carboxyglutamic acid residues.* Urology. 2006, 67:201 – 203.

82. Loebstein R, Dvoskin I, Halkin H, et al. *A coding VKORC1 Asp36Tyr polymorphism predisposes to warfarin resistance.* Blood. 2007, 109:2477 – 2480.

83. Loredo-Osti JC, Roslin NM, Tessier J, et al. *Segregation of urine calcium excretion in families ascertained for nephrolithiasis: evidence for a major gene.* Kidney Int. 2005, 68: 966 – 971.

84. M. Teichert, LE. Visser, RHN van Schaik, et al. *Vitamin K epoxide reductase complex subunit 1 (VKORC1) polymorphism and aortic calcification: the Rotterdam study.* Arterio-sclerosis, Thrombosis, and Vascular Biology. 2008, 28: 771 – 776.

85. MJ Stechman, NY Loh, RV Thakker. *Genetics of hypercalciuric nephrolithiasis: renal stone disease.* Annals of the New York Academy of Sciences. 2007, 1116:461.

86. Muller D, Hoenderop JG, Vennekens R, et al. *Epithelial channel Ca²⁺(ECAC1) in autosomal dominant idiopathic hypercalciuria.* Nephrol Dial Transplant. 2002, 17:1614 – 1620.

87. Milliner DS, Eickholt JT, Bergstralh EJ, et al. *Results of long-term treatment with orthophosphate and pyridoxine in patients with primary hyperoxaluria.* N Engl J Med. 8 1994. 331(23):1553 – 1558.

88. Nguyen QV, K lin A, Drouve U, et al. *Sensitivity to meat protein intake and hyperoxaluria in idiopathic calcium stone formers.* Kidney Int. 2001,59(6):2273 – 2281.

89. Selvam R, Ravichandran V. *Restoration of tissue antioxidants and prevention of renal stone deposition in vitamin B₆ deficient rats fed with vitamin E or methionine.* Indian J Exp Biol. 1993,31(11):882 – 887.

90. Senthil D, Malini MM, Varalakshmi P. *Sodium pentosan polysulphate: a novel inhibitor of urinary risk factors and enzymes in experimental urolithiatic rats.* Ren Fail. 1998,20(4):573 – 580.

91. Sidhu H, Hoppe B, Hesse A, et al. *Absence of Oxalobacter formigenes in cystic fibrosis patients: a risk factor for hyperoxaluria.* Lancet. 1998,352(9133):1026 – 1029.

92. Siener R, Ebert D, Hesse A. *Urinary oxalate excretion in female calcium oxalate stone formers with and without a history of recurrent urinary tract infections.* Urol Res. 2001,29(4):245 – 248.

93. Straub M, Befolo-Elo J, Hautmann R, et al. *Does the renal-tubular oxalate excretion depend on urinary-pH?* J Urol. 2002,167(4):257 – 258.

94. Straub M, Hautmann RE, Hesse A, Rinnab L. *Calcium oxalate stones and hyperoxaluria. What is certain? What is new?* Urologe A. 2005,44(11):1315 – 1323.

95. Malini MM, Baskar R, Varalakshmi P. *Effect of lupeol, a pentacyclic triterpene, on urinary enzymes in hyperoxaluric rats.* Jpn J Med Sci Biol. 1995,48(5 – 6):211 – 220.

96. Massey L K, Sutton R A. *Acute caffeine effects on urine composition and calcium kidney stone risk in calcium stone formers.* J Urol. 2004,172:555 – 558.

97. Massey LK, Roman-Smith H, Sutton RA. *Effect of dietary oxalate and calcium on urinary oxalate and risk of formation of calcium oxalate kidney stones.* J Am Diet Assoc. 1993,93(8):901 – 906.

98. Mensenkamp AR, Hoenderop JG, Bindels RJ. *Recent advances in renal tubular calcium reabsorption.* Cuee Opin Nephrol Hypertens. 2006, 15:524 – 529.

99. Milliner D. *Treatment of the primary hyperoxalurias: a new chapter.* Kidney Int. 2006,70(7):1198 – 1200.

100. Mingen Li, Mathew Madappally. *Rapid enzymatic determination of urinary oxalate.* Clin Chem. 1989, 35:2330 – 2333.

101. Mitwalli A, Ayiomamitis A, Grass L, Oreopoulos DG. *Control of hyperoxaluria with large doses of pyridoxine in patients with kidney stones.* Int Urol Nephrol. 1988,20(4):353 – 359.

102. MJ Stechman, NY Loh, RV Thakker. *Genetics of hypercalciuric nephrolithiasis: renal stone disease.* Annals of the New York Academy of Sciences. 2007, 1116:461 – 467.

103. Moe OW, Bonny O. *Genetic hypercalciuria.* J Am Soc Nephrol. 2005, 16:729 – 745.

104. Nadeem Wajih, David C. Sane, Susan M. Huston, et al. *Engineering of a recombinant vitamin K-dependent gamma-carboxylation system with enhanced gamma-carboxyglutamic acid forming capacity.* J Biol Chem 2005, 280:10540 – 10547.

105. Nolkemper D, Kemper MJ, Burdelski M, et al. *Long-term results of pre-emptive liver transplantation in primary hyperoxaluria type 1.* Pediatr Transplant. 2000,4(3):177 – 181.

106. Nirmala Pudota, Eric L. Hommema, Kevin W. Hallgren, et al. *Identification of sequences within the gamma carboxylase that represent a novel contact site with vitamin K-dependent proteins and that are required for activity.* J Biol

Chem. 2001,276: 46878 – 46886.

107. Nishiji MA, Saori, Sugaya, et al. *Association of vitamin D receptor gene polymorphism with urolithiasis.* American Urology Association. 2002, 167(5): 2188 – 2191.

108. Ogura H. *Determinations of oxalate in urine and plasma by capillary electrophoresis.* Nippon Hinyokika Gakkai Zasshi. 2001,91: 547 – 555.

109. Oldenburg J, Marinova M, Muller C., et al. *The Vitamin K circle.* Vitam Horm. 2008,78: 35 – 62.

110. Ouz Sylemezolu, M Musrlolu. *Polymorphisms in the vitamin D receptor gene and the risk of calcium nephrolithiasis in children.* Euro Urol. 2003, 44: 150 – 154.

111. Ogawa Y, Yonou H, Hokama S, et al. *Urinary saturation and risk factors for calcium oxalate stone disease based on spot and 24-hour urine specimens.* Front Biosci. 2003,9: 167 – 176.

112. Pais VM Jr, Assimos DG. *Pitfalls in the management of patients with primary hyperoxaluria: a urologist's perspective.* Urol Res. 2005,33(5): 390 – 393.

113. Paramjit S, Chandhoke. *Evalution of recurrent stone former.* Urol Clin N Am. 2007,34: 315 – 322.

114. Poonguzhali PK, Chegu H. *The influence of banana stem extract on urinary risk factors for stones in normal and hyperoxaluric rats.* Br J Urol. 1994,74(1): 23 – 25.

115. Powell CR, Stoller ML, Schwartz BF, et al. *Impact of body weight on urinary electrolytes in urinary stone formers.* Urology. 2000,55(6): 825 – 830.

116. Pak CYC. *Citrate and renal calculi: an update.* Miner Electr Metab. 1994,20: 371 – 377.

117. Pirulli D, Giordano M, Lessi M, et al. *Detection of AGXT gene mutations by denaturing high-performance liquid chromatography for diagnosis of hyperoxaluria type* Ⅰ. Clin Exp Med, 2001,1: 99 – 104.

118. Rattan V, Sidhu H, Vaidyanathan S, et al. *Effect of combined supplementation of magnesium oxide and pyridoxine in calcium-oxalate stone formers.* Urol Res. 1994,22(3): 161 – 165.

119. Renato Ribeiro Nogueira Ferraz, Alseeandra Calabria Bazmann, Larissa Gorayb, et al. *Preservation a of urine sample for metabolic evaluation of stone-forming patients.* Urol Res. 2006,34: 329 – 337.

120. Rodgers AL, Lewandowski S. *Effects of 5 different diets on urinary risk factors for calcium oxalate kidney stone formation: evidence of different renal handling mechanisms in different race groups.* J Urol. 2002,168(3): 931 – 936.

121. Ronald H. Ng, Mani Menon, Jack H. Ladenson. *Collet and handling of 24-hour urine specimens for measurement of analytes related to renal calculi.* Clin Chem. 1984,3: 467 – 471.

122. Rost S, Pelz HJ, Menzel S, et al. *Novel mutations in the VKORC1 gene of wild rats and mice-a response to 50 years of selection pressure by warfarin?* BMC Genet. 2009, 10: 4 – 10.

123. Rumsby G, Williams E, Coulter-Maekie M. *Evaluation of mutation screening as a first line test for the diagnosis of the primary hyperroxalurias.* Kidney Int. 2004, 66: 959 – 963.

124. Reed BY, Gitomer WL, Heller HJ, et al. *Identification and characterization of a gene with base substitutions associated with the absorptive hypercalciuria phenotype and low spinal bone density.* J Clin Endocrinol Metab. 2002, 87: 1476 – 1485.

125. Ross P. *Measurement of urinary oxalate in urine and plasma by capillary electrophoresis.* Nippon Hinyokika Gakkai Zasshi,2000,91: 547 – 555

126. Scheinman SJ, Cox JP, Llord SE, et al. *Isolated hypercalciuria with mutation in CLCN-5: relevance to idiopathic hypercalciuria.* Kidney Int. 2000, 57: 232 – 239.

127. Silva IV, Cebotaru V, Wang H, et al. *The CLC-5 knockout mouse model of Dent's disease has renal hypercalciuria and increased bone turn-over.* J Bone Miner Res. 2003,18: 615 – 623.

128. Simone R, Andreas Fregin, Vytautas Ivaskevicius, et al. *Mutations in VKORC1 cause warfarin resistance and multiple coagulation factor deficiency type 2*. Nature. 2004,427:537 – 541.

129. Skopkova Z, Hrabincova E, Stastna S, et al. *Molecular genetic analysis of SLC3A1 and SLC7A9 genes in Crech and Slovak cystinuric patients*. Ann Hum Genet. 2005,69:501 – 507.

130. Stamatelou KK, Francis ME, Jones CA, et al. *Time trends in reported prevalence of kidney stones in the United States: 1976—1994*. Kidney Int. 2003, 63: 1817 – 1823.

131. Stechman MJ, Loh NY, Thakker RV. *Genetics of hypercalciuric nephrolithiasis: renal stone disease*. Ann NY Acad Sci. 2007, 1116:461 – 484.

132. Suzuki Y, Pasch A, Bonny O, et al. *Gain-of-function haplotype in the epithelial calcium channel TRPV6 is a risk factor for renal calcium stone formation*. Hum Mol Genet. 2008, 17: 1613 – 1618.

133. Sands JM, Naruse M, Baum M, et al. *Apical extracellular calcium/polyvalent cation sensing receptor regulates vasopressin-elicited water permeability in rat kidney inner medullary collecting duct*. J Clin Invest. 1997, 99: 1399 – 1405.

134. Saravanan N, Senthil D, Varalakshmi P. *Effect of L-cysteine on some urinary risk factors in experimental hyperoxaluric rats*. Br J Urol. 1996,78(1):22 – 24.

135. Senthil D, Subha K, Saravanan N, Varalakshmi P. *Influence of sodium pentosan polysulphate and certain inhibitors on calcium oxalate crystal growth*. Mol Cell Biochem. 1996,156(1):31 – 35.

136. Sidhu H, Schmidt ME, Cornelius JG, et al. *Direct correlation between hyperoxaluria/oxalate stone disease and the absence of the gastrointestinal tract-dwelling bacterium Oxalobacter formigenes: possible prevention by gut recolonization or enzyme replacement therapy*. J Am Soc Nephrol. 1999, Suppl 14:S334 – 340.

137. Sun X, Shen L, Cong X, et al. *Infrared spectroscopic analysis of 5 248 urinary stones from Chinese patients presenting with the first stone episode*. Urol Res. 2011,39(5):339 – 343.

138. Su CJ, Shevock PN, Khan SR, et al. *Effect of magnesium on calcium oxalate urolithiasis*. J Urol. 1991,145(5): 1092 – 1095.

139. Suhwarz UI, Ritchie MD, Bradford Y, et al. *Genetic determinants of response to warfarin during initial anticoagulation*. N Engl J Med. 2008, 358:999 – 1004.

140. Takei K, Ito H, Masai M, et al. *Oral calcium supplement decreases urinary oxalate excretion in patients with enteric hyperoxaluria*. Urol Int. 1998,61(3):192 – 195.

141. Tao Li, Chun-Yun Chang, Da-Yun Jin, et al. *Identification of the gene for vitamin K epoxide reductase*. Nature. 2004, 427:541 – 544.

142. Tefekli A, Esen T, Ziylan O, et al. *Metabolic risk factors in pediatric and adult calcium oxalate urinary stone formers: is there any difference*. Urol Int. 2003,70:273 – 277.

143. Terris MK, Issa MM, Tacker JR. *Dietary supplementation with cranberry concentrate tablets may increase the risk of nephrolithiasis*. Urology. 2001,57(1):26 – 29.

144. Tiselius HG, Ackermann D, Alken P, et al. *Guidelines on Urolithiasis*. EUA guidelines. EUA,2006,5 – 6.

145. Tiselius HG. *Epidemiology and medical management of stone disease*. BJU Int. 2003,91(8):758 – 767.

146. Troxel SA, Sidhu H, Kaul P, Low RK. *Intestinal Oxalobacter formigenes colonization in calcium oxalate stone formers and its relation to urinary oxalate*. J Endourol. 2003,17(3):173 – 176.

147. US Department of healthy and human services. *Public Health Service, Agency for Health Care Policy and Research*. 1992,115 – 127.

148. Vezzoli G, Tanini A. *Influence of calcium-sensing receptor gene on urinary calcium excretion in stone-forming patients*. J AM Soc Nephrol, 2002, 13:2517 – 2523.

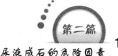
149. Vezzoli G, Rubinacci A, Bianchin C, et al. *Intestinal calcium absorption is associated with bone mass in stoneforming women with idiopathic hypercalciuria.* Am J Kidney Dis. 2003, 42:1177 - 1183.

150. Vezzoli G, Terranegra A, Arcidiacono T, et al. *R990G polymorphism of calcium sensing receptor does produce a gain-of-function and predispose to primary hypercalciuria.* Kidney Int. 2007, 71: 1155 - 1162.

151. Whitson JM, Stackhouse GB, Stoller ML. *Hyperoxaluria after modern bariatric surgery: case series and literature review.* Int Urol Nephrol. 2010, 42(2):369 - 374.

152. Wolf MT, Zalewski I, Martin FC, et al. *Mapping a new suggestive gene locus for autosomal dominant nephrolithiasis to chromosome 9q33. 2 - q34. 2 by total genome search for linkage.* Nephrol Dial Transplant. 2005, 20: 909 - 914.

153. Webster KE, Ferree PM, Holmes RP, et al. *Identification of missense, nonsense, and deletion mutations in the GRHPR gene in patients with primary hyperoxaluria type Ⅱ.* Hum Genet. 2000, 107:176 - 185.

154. Yagisawa T, Chandhoke PS, Fan J. *Comparison of comprehensive and limited metabolic evalutions in the treatment of patients with recurrent calcium urolithiasis.* J Urol. 1996, 161:1449 - 1452.

155. Yibo Wang, Weili Zhang, Yuhui Zhang, et al. *VKORC1 haplotypes are associated with arterial vascular diseases (stroke, coronary heart disease, and aortic dissection).* Circulation. 2006, 113:1615 - 1617.

156. Yilmaz G, Yilmaz FM, Hakligor A, Yucel D. *Are preservatives necessary in 24-hour urine measurements.* Clin Biochem. 2008, 41:899 - 901.

157. 杨奕, 王少刚, 叶章群, 等. 钙敏感受体基因第 7 外显子单核苷酸多态性与特发性高钙尿的关系. 中华实验外科杂志. 2006, 23:588 - 590.

158. 易广才, 邵振堂, 阮滨, 等. 维生素 D 受体基因内切酶位点多态性与孕妇骨密度和补钙的关系. 中国优生与遗传杂志. 2002, 10:25 - 26.

159. 何群, 张晓春, 那彦群, 等. 28 例泌尿系结石成分分析与代谢评价. 临床泌尿外科杂志. 2005, 11:761 - 764.

160. 胡少群, 刘继红, 王少刚, 等. 维生素 D 受体基因多态性与草酸钙尿结石的关系. 中华泌尿外科杂志. 2004, 25:155 - 157.

161. 孟泽, 徐骏, 曹红琴. 比色法测定尿中草酸. 临床检验杂志. 2007, 14:5 - 7.

162. 杜家菊, 赵建飞. 食品中柠檬酸检测的研究进展. 山东理工大学学报(自然科学版). 2009, 23:98 - 102.

163. 彭婕, 葛卫红, 谈恒山, 等. 高效液相色谱法测定人尿液中草酸的含量. 中国医院药学杂志. 2006, 26:299 - 301.

164. 冯素玲, 刘雪平, 常伟华, 等. 阻抑动力学荧光法测定柠檬酸. 分析试验室. 2003, 22:732 - 735.

165. 吕守明, 方芳, 于静. 贝克曼 6300 氨基酸分析仪 17 种水解氨基酸分析程序的改进与应用. 氨基酸和生物资料. 1999, 21:47 - 48.

166. 丁晓红, 穆文广, 刘安妮, 等. 肝硬化患者血细胞内氨基酸检测的临床研究. 临床肝胆病杂志. 1998, 14:97 - 99.

167. 戴新华, 徐锐锋, 张春梅. 尿酸的测定方法及其研究进展. 现代科学仪器. 2006, 4:83 - 85.

168. 曹正国, 刘继红, 段永芳, 等. 几种实验性大鼠草酸钙结石模型的比较研究. 华中科技大学学报(医学版). 2002, 31:556 - 563.

169. 李尔然, 王秋月, 吴凝翠, 等. 尿石症患者细胞内外液钙镁含量及其与尿镁关系的研究. 中国医科大学学报. 1998, 27:367 - 370.

170. 谷现恩, 刘继红. 尿石症. 北京:中国医药科技出版社. 2004, 68.

171. 那彦群, 叶章群, 孙则禹, 等. 中国泌尿外科疾病诊断指南. 北京:人民卫生出版社. 2011, 150 - 151.

172. 陈德志, 欧阳健明. 黏液素对草酸钙晶体生长的影响. 化学研究与应用. 2005, 17(1):62.

173. 于晓鹏,张进,孙亚青.泌尿结石抑制物的研究进展明.现代医药卫生.2006,22(18):2814 – 2815.

174. 孙西钊,郭宏骞,叶章群.尿石的成因.临床泌尿外科杂志.2003,18(6):321 – 326.

175. 叶章群,邓耀良,董诚,等.泌尿系结石.北京:人民卫生出版社,2003,1 – 10.

176. 王进峰,吴志坚,李晓刚.泌尿系结石成分分析的研究现状.临床医学.2006,12(22):1380 – 1382.

177. 欧阳建明,李祥平.泌尿系结石的 X 射线光电子能谱和 X 射线联合分析.中国医学科学院学报.2003,25(6):710 – 713.

178. 谭燕华,欧阳健明,马洁.红外光谱法在草酸钙结石研究中的应用.光谱学与光谱分析.2003,23(4):700 – 704.

179. 李志明,满瑞林,陈岚,等.泌尿系结石分析方法的进展.华夏医学.2005,18(6):1072 – 1074.

180. 邓芳,欧阳健明.尿液微晶的成分分析闭.暨南大学学报(自然科学版).2006,27(3):444 – 446.

181. 陈斌,白敬良,傅梧,等.原子力显微镜对泌尿系结石超微结构的研究.现代泌尿外科杂志.2002,7(4):205 – 208.

182. 沈绍基,宋天锐.阴极发光技术在尿石分析上的应用.中华泌尿外科杂志.1995,16(5):265 – 267.

183. 白钰,欧阳健明,白燕,等.火焰原子吸收光谱法同时测定尿中钙镁.光谱学与光谱分析.2004,24(8):1016 – 1018.

184. 张慧敏,张顺祥,刘桂华,等.尿液中草酸、枸橼酸和尿酸测定方法的研究.中国公共卫生.2002,18(3):347 – 349.

185. 孟泽,徐骏,曹红琴.比色法测定尿中草酸.临床检验杂志.1996,14(1):5 – 7.

186. 陈军浩,顾光煜,王以立.高锰酸钾褪色法测定尿液草酸.临床检验杂志.1999,17(5):266 – 268.

187. 陈志强,周哲,叶章群,等.螺旋 CT 判定尿结石成分的体外研究.临床泌尿外科杂志.2005,20(10):614 – 616.

188. 孟泽,徐骏,曹红琴.比色法测定尿中草酸.临床检验杂志.2007,14:5 – 7.

189. 王淼,于海燕,欧阳健明.降解前后异枝麒麟菜硫酸多糖对草酸钙晶体生长的调控作用.物理化学学报.2008,(1).

190. 杜杏坤,马小允,孟建国,等.尿石症的防治近况.现代中西医结合杂志.2007,(16).

191. 邓穗平,欧阳健明,吴秀梅,等.海藻硫酸多糖抑制草酸钙结石形成的化学模拟.化学学报.2006,(7).

192. 邓穗平,吴秀梅,欧阳健明.海藻异枝麒麟菜多糖抑制尿石盐草酸钙晶体生长的研究.高等学校化学学报.2006,(4).

193. 陈村元,欧阳健明.温度变化对草酸钙晶体生长的影响.人工晶体学报.2006,(2).

194. 胡鹏,邓穗平,欧阳健明.金属离子对泌尿系结石形成的影响.河北师范大学学报(自然科学版).2006,(2).

195. 欧阳健明,邓穗平,钟玖平.单分子膜诱导下尿大分子对草酸钙晶体物相和晶面的调控作用.高等学校化学学报.2004,(5).

196. 朱绍兴,章咏裳,刘继红.晶体表面结合蛋白对草酸钙晶体生长的抑制作用.中华泌尿外科杂志.1998,19(8):457 – 459.

197. 李浩勇,李凯,刘继红,等.苯丙酮香豆素对实验性大鼠肾草酸钙结石形成的影响.中华泌尿外科杂志.2003,24:663 – 665.

198. 叶章群.应重视尿石病的病因诊断和防治.中华泌尿外科杂志.2011,32:6.

199. 朱绍兴,章咏裳,刘继红.晶体表面结合蛋白对草酸钙晶体生长的抑制作用.中华泌尿外科杂志.1998,19(8):457 – 459.

3

第 三 篇

结石的成分与成因

第十五章

结石成分分析在我国的发展概述

  叶章群教授 2011 年 1 月在《中华泌尿外科杂志》发文阐述结石成分分析是代谢评估的核心技术,相当于结石的"病理"。在诊断上,它可对非钙结石的病因判别提供直接证据,对钙结石则有助于缩小结石代谢评估的范围。结石成分分析对结石防治的重要性不言而喻,"三聚氰胺所致结石"的诊治便是一个突出的例证。结石成分分析在我国的发展可粗略地分为三阶段。第一阶段,20 世纪 50 年代到 70 年代,主要以化学方法及在地质成岩方面的学者指导下借助 X 线衍射法、红外线吸收光谱法、原子吸收光谱法、光谱半定量分析法、偏光显微镜法、热差分析法、电镜法等对尿结石的成分及结构进行研究。第二阶段,20 世纪 80 年代至本世纪初期,尿结石的化学分析法在我国得到一定的推广,以及尿红外光谱技术逐步在我国得到应用,代表人物是沈绍基、章咏裳、熊旭林、梅骅等。第三阶段是 2008 年起红外光谱自动分析系统在我国的推广应用,代表人物是孙西钊。

  目前,最早可查的尿路结石成分的分析文献是上海的王以敬于 1957 年在《中华外科杂志》于上发表的一篇论文,他对 125 例结石用化学定性法为主结合其他方法的分析。此外,1958 年张振湘、李振庆均在《中华外科杂志》上对膀胱结石成分化学定性法进行了报道,认为膀胱结石以尿酸结石为主。1965 年,兰州医学院第二附属医院泌尿科沈绍基在我国较早的应用偏光显微镜对结石成分及结构进行了研究,并提出磷灰石在结石形成中起到特殊作用。1966 年,北京医学院附一院泌尿科研究室发表论文《泌尿系结石的结晶学分析观察》,该文报道了应用化学定性法为主,结合偏光显微镜、X 线衍射、差热分析法对 1962—1965 年间 100 例结石成分进行分析,他们发现单一成分的结石占 40%,其中一水草酸钙成分占 80%,磷灰石及尿酸成分各占 10%,单一结石成分中,未见二水草酸钙和磷酸铵镁;混合结石成分占到 60%,其中一水草酸钙 + 磷灰石为 40%,磷灰石 + 磷酸铵镁为 23%,一水草酸钙 + 尿酸为 17%,一水草酸钙 + 磷酸铵镁为 10%,一水草酸钙 + 二水草酸钙为 5%。1966 年,曹裕丰在《中华医学杂志》上发表了《尿结石的研究》一文,该文详细的描述了 X 线衍射在结石成分分析中的应用。

  1977 年 10 月遵义医学院急腹症研究组李永岚于"中西结合防治泌尿系结石经验交流会"上交流了《尿石成分微量定性分析》一文,较系统地介绍了结石成分微量定性的化学分析法。此外,1977 年,他还在遵义尿石会议上总结了各地 1 761 件尿石标本的调查结果:纯草酸钙结石占 35%,纯磷酸钙结石占 5.96%,纯尿酸石占 6.70%,胱氨酸结石占 0.12%。以草酸钙为主的混合结石占 84%,含磷酸钙成分混合石 43.67%,含尿酸成分混合石为 16%。1979 年,广东省中西结合防治尿石病协作组雷番立等撰写的《尿路结石成分鉴定方法》一文系统地介绍了结石成的分析方法，如 X 线衍射法、红外线吸收光谱法、原子吸收光谱法、光谱半定量分析法、偏光显微镜法、热差分析法、电镜法等仪器分析法。

1980 年，王雁宾和江善庆在《浙江医学》上报道了 1976—1979 年间他们应用化学定性法结合偏光显微镜、X 线衍射法对 16 例结石成分进行分析，发现结石成分以一水草酸钙、尿酸、磷酸铵镁等成分为主。他提出尿结石形成必须具备 3 个条件：① 尿液达到过饱和；② 有适宜的核心，提供结晶物质生长面；③ 有适合结晶生长的有利环境。

1980 年，李永岚在《中华医学杂志》上报道了应用偏光显微镜对 50 例肾结石的观察分析，他们发现结石的主要成分是草酸钙，其次为尿酸类或磷灰石并提出两个观点：① 二水草酸钙转化为一水草酸钙可能是结石形成的规律；② 尿结石的形成主要是成石的物质，呈周期性，不断以胶体形式沉积于肾结石内层结构的表面。此外，李永岚对尿石发生学的动态过程进行了探索，提出了"尿石鲕"与"鲕状结构"的概念，比较了地质学的"鲕"与"尿石鲕"的结构及形成过程，认为两者结构相似，均具有特征性层纹结构，形成过程类似。他们还观察到尿石薄片中表层结构由二水草酸钙转化为一水草酸钙的鲕状结构转化带，说明表层结构与深部结构之间的转化关系。

1980 年，粟载福在《武汉医学院学报》上报道了应用发射光谱分析法结合微量重结晶法分析和化学定性法分析了 27 例结石成分，其中以羟基磷灰石与草酸钙的混合结石为 17 例，草酸钙结石 6 例，碳酸磷灰石 2 例，他们提出尿中的微量元素参与了结石的形成过程。1982 年，刘文德在《中华外科杂志》上报道了应用扫描电镜结合化学分析对 15 例结石进行了分析，尤其是通过电镜对草酸钙结石的内部结构进行了分析。另外，他们对结石的成因也进行了初步研究，他们在电镜下发现，部分晶簇中央都有一孔隙，孔隙内为黏蛋白、黏多糖形成的结石基质，它们有较长的黏着及凝集作用，作为核心，使晶体由此向周围有规律地放射性生长，从而形成羟基磷灰石晶簇，这可用基质学说解释。他们还发现另外一种情况，晶体较为分散并有晶洞形成，而晶体向晶洞内生长，这可用结晶学说解释。因此，他们提出了结石的成因是这两种学说的结合，两者取长补短。这在我国是比较早且意义比较重要的对结石成因的理论研究。

1982 年，肖传国、熊旭林报道了 76 例不同部位的泌尿系结石先行化学定性分析，再将其中不同成分、不同部位的 25 例结石制成薄片行偏光显微镜观察，他们对尿结石的成分、结构及形成过程进行综合研究，并对结石的乳浊状结构等有关现象在结石形成中的作用进行了初步探讨，他们的研究认为，乳浊状分布和乳浊状结构对结石生长有一定的促进作用。何梓铭、张健华报道了重庆医学院附属第一医院的 150 例结石成分分析情况，他们采用微量重结晶分析法和化学分析法进行分析，其中采用微量重结晶分析法分析 70 例，化学分析法 2 例，两种分析方法结合的计 78 例。结果显示尿石的主要成分为草酸钙（75.3%）、磷酸钙（40%）、磷酸铵镁（26%），次要成分为尿酸（8.7%）、碳酸盐（2.7%）。

1983 年，孙西钊、章咏裳发表了论文《磷酸盐与草酸钙结石形成的关系》，该研究在我国较早地将红外光谱法应用于结石的分析，他们应用红外光谱法和偏光显微镜薄片法对 56 例上尿路结石（肾结石 44 例，输尿管结石 12 例）的成分和形态进行了研究，并且借助扫描电镜观察了部分结石的超微结构。此外，还用红外光谱法验证，由 X 线衍射仪法鉴定的 5 例"纯"一水草酸钙结石的核心，结果发现 5 例"纯"草酸钙结石无一例是"纯"的，而且其多数核心都混有磷灰石。因此，他们提出：① 草酸钙结石的初始形成阶段可能不是同质性成核；② 磷灰石对于大多数草酸钙结石的形成有着密切关系,很可能是通过趋向附生机制诱发结石成核。1984 年他们又进一步应用扫描电镜研究了 12 例上尿路结石,全部结石成分均先通过红外光谱进行确定。扫描电镜展示了 5 种不同类型结石的典型图像,即一水草酸钙/羟基磷灰石型、二水草酸钙/羟基磷灰石型、一水草酸钙/尿酸型、碳酸磷灰石型和磷酸铵镁/磷灰石型结石。这种微细结构的观察对于进一步研究成石过程中不同成分之间的相互关系提供了有用的资料。他们对结石的形成提出了两个重要观点:① 基质在尿石初始形成中并不起主导作用,但后来沉着在晶体上的基质可以作为异物来黏附成石物质,促使结石发展和长大;② 磷灰石可能是尿中首见的沉淀物质,而后通过异质性成核诱发了草酸钙结晶的形成和增长。这些观点在目前仍有很好的指导意义。

叶章群、章咏裳于 1985 年使用国产部件,自行组装了热重仪,测定了 100 例上尿路结石的成分:草酸钙 + 磷酸钙 55 例,草酸钙 + 尿酸 15 例,纯草酸钙 7 例,草酸钙 + 磷酸镁铵 5 例,尿酸 + 尿酸盐 4 例,纯磷酸钙、磷酸镁铵 + 磷酸钙、草酸钙 + 尿酸 + 磷酸钙、其他混合成分各 3 例,磷酸镁铵 + 尿酸 + 磷酸钙 2 例。在难以定量的成分中,草酸钙 + 磷酸镁铵 5 例,其他复杂的混合成分 3 例。此外,他们在文中还介绍了尿石成分的热重定量方法和步骤,分别就结石失重的特点和成分的鉴别进行了分析和讨论。

1985 年,孙西钊在《中华泌尿外科杂志》上较全面地介绍了尿石的红外光谱分析,促进了泌尿外科医师对红外光谱尿结石分析的认识,推动了红外光谱尿结石分析在泌尿外科的应用。他们采用红外光谱法对 56 例上尿路结石的核心、表层和整块的成分进行定性分析。结合本组测定的结果,介绍了几种尿石主要成分的红外光谱图像及其特征。使用红外光谱测定尿石成分具有以下优点:① 操作简便,测谱迅速;② 样品用量少,试样不受破坏,可以回收;③ 能对结石内的晶体或非晶体物质、有机或无机成分进行分析;④ 可做定性和定量分析,结果准确可靠。文章列举了一水草酸钙、二水草酸钙、羟基磷灰石、碳酸磷灰石、六水磷酸镁铵、尿酸、尿酸钠和胱氨酸的红外光谱标准曲线,对两种成分以上的混合结石的测试结果表明,不同成分的光谱曲线可能发生重叠,但只要特征峰未相互覆盖,仍可确定其成分。

1982—1994 年,詹皇南、梅骅采用纸片法、点滴反应等化学检验法测定尿路结石 4 714 例,这些结石以草酸钙和磷酸钙混合结石为主,占尿路结石的 45.29%,单纯草酸钙结石占 17.75%,单纯尿酸盐结石占 8.86%,草酸钙和尿酸盐混合结石占 7.65%,草酸钙和磷酸钙及尿酸盐混合结石 7.44%。20 世纪 90 年代,沈绍基等利用阴极发光技术对尿酸、尿酸盐晶体或微晶混于其他成分的结石观测,可以看了结石成分的取向附生现象,并了解结石成分的相互转化机制。郑学清于 1995 年对 109 例体外冲击波碎石后病人排出的结石做红外光谱分析。109 例尿石标本中,单一结石成分 30 例,主要以一水草酸钙和二水草酸钙为主,其次为尿酸结石。混合尿石成分 79 例,其中一水草酸钙 + 羟基磷灰石 45 例,占 41.28%;二水草酸钙 + 羟基磷灰石 21 例,占 19.2%;二水草酸钙 + 碳酸磷灰石 5 例,占 4.59%;二水草酸钙 + 二氧化硅 3 例,占 2.75%。1997 年,李胜芝对 297 例结石进行了红外光谱分析,其中 84.8% 是含钙结石,含钙结石中一水草酸钙占 28.3%,草酸钙 + 羟基磷灰石占 22.6%,草酸钙 + 磷酸钙占 24.2%,草酸钙与其他成分的混合结石占比例 6.7%,二水草酸钙占 3.0%,尿酸和尿酸钠结石占比例 8.1%。

2010 年,孙西钊在 Urology Research 报道了我国目前结石红外光谱分析的最大样本,其样本来自于 1999—2008 年南京鼓楼医院的 5 248 例结石的红外光谱分析,结果提示 5 248 例结石中以混合性结石多见,占到构成比的 61.9% ,单一结石成分的仅占 38.1% ,两种成分混合的为 42.5% ,三种成分的占到 20.4% 。结石成分按百分比进行排序的顺序是:草酸钙 > 磷酸盐类 > 尿酸类 > 感染性结石 > 胱氨酸。混合结石以一水草酸钙 + 碳酸磷灰石最为多见,其次为一水草酸钙 + 二水草酸钙 + 碳酸磷灰石。此外,碳酸磷灰石多见于女性,男性中更多见尿酸结石,感染性结石影响女性比男性多见。

红外光谱法是一种利用样品的红外光谱图对物质进行定性、定量分析以及测定分子结构的方法。该法具有准确、快速、全面等优点。但也存在一定的不足:结石成分红外光谱的鉴定是依据谱图中的峰位、峰强和峰形进行解析,由于结石成分多达 30 余种,其中主要的成分有 10 余种,加之混合成分居多。谱图解析困难而繁琐,影响了它在临床中的推广和使用。孙西钊研究结石红外光谱自动分析系统已于 2008 年获得国家药监局认证,成为世界上第一台智能化红外光谱自动分析仪。通过自动解析图谱分析结石成分,并可根据各类成分的性质或含量将其依次列出。2008 年孙西钊教授采用红外光谱技术最先发现和鉴定出三聚氰胺所致结石的主要成分为二水尿酸/尿酸铵,从而为正确合理地制定诊断方法和治疗方案提供了重要依据。目前,这一技术已在全国主要大医院推广使用,并开始逐步向地级医院普及。

(吕建林　周水根)

第十六章

尿石成分的分布特点

第一节　不同地区与年代结石成分的特点

不管是在发达国家,还是在发展中国家,尿路结石主要见于 20～60 岁的成年人。来自于美国、欧洲和日本的研究资料显示,近半个世纪以来,随着生活水平的提高,人们食用动物蛋白的量也在逐步增加,结石的发病率已大大增加。在亚洲,结石的发病率在 1%～5%,欧洲为 5%～10%,北美洲为 13%。事实上,社会经济条件的变化正在影响结石的发病率,正在使尿结石的分布(如结石的位置、构成和结构)发生变化,这些的变化也归功于不同的生活方式和饮食习惯。由于这些因素的持续变化,结石的成分也从尿酸类和磷酸盐结石为主转变为以草酸钙结石为主,草酸钙结石占结石总成分的 60%～80%。

一、加拿大

一项有关加拿大 1979—1998 年的 15 624 例肾结石的研究显示,从最初的 1980—1983 年到最后的 1995—1998 年的 4 年期间,草酸钙结石的比例在增加,磷酸盐的比例在减少。草酸钙结石以一水草酸钙结石为主,但二水草酸钙结石增加的比例比较大。尿酸结石的比例增加也较明显。磷酸铵镁结石的比例变化不明显。

二、美国

美国的一项 14 年的研究(1989—2003 年)显示,一水草酸钙结石、磷酸氢钙/尿酸结石的发病率在显著增加,但是草酸钙结石所占的百分比例在下降,磷酸钙结石所占的百分比在增加(与加拿大的调查果相反)。目前在美国,一水草酸钙结石约占构成的 31.69%,二水草酸钙结石约占构成的 41.37%,六水磷酸铵镁结石约占构成的 9.2%,碳酸磷灰石结石约占构成的 8.1%,尿酸结石约占构成的 7.5%,胱氨酸约占构成的 0.9%。

三、法国

Herring 对 10 000 例结石成分进行了分析,其结果是:31.4% 是一水草酸钙结石,40.9% 是二水草酸钙结石。Mandel 的研究显示,在 10 163 例结石中,55.4% 的是一水草酸钙结石,34.6% 的是二水草酸钙结石。Daudon 应用红外光谱分析了法国 2005 年以前的 10 617 例结石,发现65.98% 的结石是一水草酸钙结石/二水草酸钙结石(COM/COD)。10 617 例结石中有3 316 例为女性结石,7 301 例为男性结石,男女比例为 2.2∶1,共发现 70 多种结石成分,在 10 617 例中,有 179 例被证实为假结石,122 例为女性结石,57 例为男性结石,除去假结石,男女结石比例为 2.27∶1,被检测出的结石成分降为 50 多种。按降序排列,最常见的是一水草酸钙(COM)、碳酸磷灰石(CA)、二水草酸钙(COD)、蛋白(主要是白蛋白)、无水尿酸(UAO)、磷酸镁铵(MAP)、无定形磷酸钙(ACP)、二水尿酸(UA2)、白磷灰石(WK)、尿酸氢铵(AmU)。蛋白主要包括白蛋白、纤维蛋白、β_2 微球蛋白、溶菌酶、α_1 微球蛋白。此外,还发现打结线包括肠线、聚乙醇酸、亚麻、聚酰胺、聚酯和骨缝合夹,同时还发现以下成分:格拉非宁(镇痛抗炎药)代谢产物包括格拉非宁酸、二羟格拉非宁酸、四羟格拉非宁酸混合物,氨苯喋啶代谢产物包括四羟硫酸、氨苯喋啶以及混有不同比例的其他代谢产物,单独的或混有磺胺嘧啶的乙酰磺胺嘧啶和乙酰磺胺甲噁唑。

在所有结石中,718 例(6.9%)仅包含一种成分,2 360 例(22.6%)包含两种成分,5 527 例(52.9%)包含三种成分,1 427 例(13.7%)包含四种成分,最常见的成分组合为 COM-COD-CA(29.7%)和 COM-COD-CA-蛋白(10.8%)。磷酸钙结石在年轻女性要高于老年女性(30.8% 位于 30~39 岁阶段,7.0% 位于 60~69 岁阶段,$P<0.000\ 1$),而在男性病人中差异则不是很明显。相反,感染性结石在年龄分布图中有明显的高峰,在女性病人中,有 27.7% 位于 30~39 岁,25.2% 位于 60~69 岁;男性病人中,25.2% 位于 60~69 岁,7.2% 位于 40~49 岁($P<0.000\ 01$)。

尿酸结石病人中,男女比例高达 4.53,男女患者分布都是多位于老年年龄段,分别是 27.4% 和 25.6% 位于 60~69 岁而只有 5.2% 和 4.4% 分布于 30~39 岁阶段。在所有病人中,COM 和 COD 结石大多位于 30~60 岁这个中间年龄段,虽然在男性病人中 COD 结石主要分布在 30~39 岁(30.8%)要高于 40~49 岁(22.8%,$P<0.001$)。以 COD 为主要成分的结石在 49 岁以后的比例是下降的,60 岁以后的男性病人比女性下降得要快。

四、日本

20 世纪初,在亚洲和非洲以膀胱结石多见,此后,膀胱结石逐渐减少。目前,在日本,膀胱结石的比例大约为 10%,欧洲膀胱结石的比例与此相近。并且膀胱结石多见于 60 岁以上合并膀胱出口梗阻的老年男性患者。在日本,1955、1966、1979、1990、1995 年的调查研究显示,日本人口中尿路结石的发病已发生了很大的变化。在日本,随着时间的推移,男性含钙结石在增加,感染性结石在减少。而在女性,感染性结石在增加。尿酸结石在男性老年人中的比例在增加,而且在 70 岁以后更显著。尿酸铵结石是亚洲的地方病,纯尿酸铵结石在发达国家几乎已消除,但在混合结石中可与其他结石并存在,尿酸铵结石最常与尿酸混合,其次是鸟粪石和草酸钙。

五、印度

印度的结石患者的结石结构与成分与西方国家不同,以草酸钙结石为主,甚至鹿角状结石也以草酸盐为主(COM/COD),仅有 4.02% 的是鸟粪石。调查者认为鸟粪石的形成与解腺酶细菌有关,但是结石如草酸钙结石、尿酸及胱氨酸结石可以构成鹿角状结石的构架从而占据肾盂肾盏的空间。在印度北部,草酸钙结石占 93.04%、碳酸磷灰石 1.80%、六水磷酸铵镁结石 1.42%、尿酸结石 0.95%。

第二节　不同性别结石成分的特点

2005 年 Daudon 应用红外光谱分析了法国 10 617 例结石患者的性别比例为 2.20∶1，指出不管是男性还是女性，尿酸结石的发生随着年龄的增加而增长，磷酸盐结石是女性结石患者的主要成分。不同结石成分男女比例有所改变。在一水草酸钙结石中，男女比例与总比例差不多，约为 2.27；而在主要由二水草酸钙构成的结石中，这一比例升为 4.97，男性明显高于女性；与之相反，除磷酸氢钙结石中男女发病率相当外，磷酸盐结石则主要发生在女性，男女比例为 0.70；胱氨酸结石中，男女比例为 0.97，而尿酸结石和尿酸盐结石中则与之相反，男女比例高达 4.5。

Leusmann 和 Koide 报道的男女性别比例从 1981 年的 1.71 到 1993 年的 2.28，但是显然这一现象与十年前的有些文献指出的"男女性别比例将越来越趋向于 1"这一说法相矛盾。Daudon 的研究主要是"随着年龄和性别的变化，结石成分的变化"情况，并调查与之相关的病原学因素和解释所观察到的结石成分的变化比。在过去 10 年里，女性结石患者的发病率在上升，然而，在大多数工业化国家里，结石发病的男女之比例仍保持在接近 2 的水平，目前男性结石患者的草酸钙结石和尿酸结石的发生比率仍要比女性高。

在过去 60 年中，日本人的生活方式及饮食习惯也日渐西化。此外，日本是世界上发展最快的人口老龄化社会。这个现象起始于上个世纪 70 年代。人口老龄化在近几十年中发展得很快，人口结构也就明显改变。1965—2005 年间年龄及性别相关的结石病每年发生率的变化情况。男性首次上尿路结石高峰年龄段从 1965 年的 20~49 岁提高到 2005 年的 30~69 岁。女性首次上尿路结石高峰年龄段从 1965 年的 20~29 岁提高到 2005 年的 50~79 岁。特别是老龄女性，发病率逐年升高，促成了整体老龄人群的疾病发生率的升高。在日本，Ito 等报道了尿酸结石在男性中的比例很高，男女比例为 11∶1，并且发病的高峰年龄在 50~60 岁。尿 pH 与尿酸结石的形成有较大关系，随着年龄的增长，尿酸结石比例增加可能与年龄老化后进行性解氨酶的缺陷有关，并且认为是尿酸结石患者低 pH 尿的主要因素。

磷酸盐通常在碱性环境中形式，但有一些磷酸盐结石是以磷酸氢钙形式存在的，它们是在酸性环境中成石的。正如 Robertson 等所报道，女性的磷酸钙结石的比例要比男性显著性增高。最近，Gault 等报道，在这些磷酸盐结石的患者中，其尿 pH 要比主要构成为草酸钙结石患者的尿 pH 要高，因此，代谢因素可能作为磷酸钙结石形成的要素。研究发现，碳酸磷灰石（主要成分为磷酸钙）作为结石的主要成分时，其比例在女性中是男性的 2 倍。相反，磷酸氢钙在男性中更多见，说明磷酸氢钙结石的发病机制与其他磷酸钙结石不同。碳酸磷灰石随着年龄的降低，其比例降低，可能与尿磷和尿钙随着年龄的增加而降低有关。尿磷的排泄随着年龄的增加而减少可能与体内维生素 D 随着年龄的增加趋向不足，从而肠道吸收磷减少有关。因此，正如前面所研究的，碳酸磷灰石在各个年龄段中都是女性的比例比男性高，而且这是女性中仅有的比例较高的一类结石成分的类型。

第三节　不同年龄阶段结石成分的特点

据法国研究者 Daudon 的报道,在 5 个不同年龄阶段,二水草酸钙结石是结石的主要成分,且不分性别差异,青年患者的二水草酸钙结石的比例要比老年患者要高。但是二水草酸钙结石在男性 20—29 岁组达高峰后,其比例下降的速度要比女性高,每 10 年下降大约 5%,二水草酸钙结石在女性(50—80 岁)每 10 年下降约 3%。在达到高峰后,二水草酸钙结石随着年龄的增长而下降的原因,可能与尿钙的排泄随着年龄变化而减少有关。在 50 ~ 79 岁组的女性,二水草酸钙结石比例下降得比较慢,可能的原因为:绝经女性,为了预防骨质疏松症,常被建议补充钙和维生素 D,结果至少一部分患者出现高钙尿,并在绝经女性中引起二水草酸钙结石。男女比例随着结石成分的改变而改变。

Robertson 等报道了在英国尿路结石发病的高峰年龄在 40 ~ 50 岁,然而,尿酸结石发病的高峰年龄要超过 60 岁。日本的研究者 Koide 等报道,日本尿路结石的发病高峰为:一水草酸钙结石发病高峰的在 40 ~ 50 岁,二水草酸钙结石的发病高峰在 30 ~ 40 岁;男性与女性尿酸结石的发病高峰在 60 ~ 70 岁,且性别之比为 4.6。

在我国,尿酸类结石的构成比随年龄的增加而增加,这与发达国家的数据相似。业已证实无水尿酸结石与高尿酸尿、酸性尿和尿量过少有关,且以酸性尿为主。无水尿酸结石比例与年龄的正相关性则与肾小管泌氨功能随年龄增加而减弱,后者能引起尿 pH 进行性降低。最近,Abate 等报道,代谢综合征中的胰岛素抵抗导致低尿氨和低尿 pH 会增加尿酸结石的形成风险。美国流行病学调查表明,代谢综合征在老年人群中发病率较高。因此,胰岛素抵抗可能是尿酸结石在老年人群中常见的另一原因。尿酸铵结石都发生在发展中国家的儿童。尿酸铵结石与饮食中缺磷有关,由于饮食的均衡化,该类结石在我国和发达国家中均属少见结石,但在部分发展中国家的儿童中仍很常见。尿酸铵结石是亚洲的地方病,纯尿酸铵结石在发达国家几乎已消除,但在混合结石中可与其他结石并存,尿酸铵结石最常与尿酸混合,其次是鸟粪石和草酸钙。随着年龄的增长,不管是男性还是女性,其代谢综合征的发病都在增加。60 岁以上的人群,其发病率可达 40%。由于在所有西方国家,代谢综合征的发病率很快增高,代谢综合征已成为老年酸性尿和尿酸性肾结石的一个发病因素。从实际的观点看,筛查代谢综合征的患者,对发现尿酸结石有很重要的意义。

感染性结石多见于 45 岁以上的女性。由于尿路感染在女性中的发病率较男性高,感染性结石的总检出率为 6.11%,女性约占 65%。文献报道表明,发达国家感染性结石占 5% ~ 15%,而在发展中国家占 0.4% ~ 5.6%,但两者都以女性多见。在中国,依然以女性多见,以胱氨酸结石为主,检出率为为 1.18%,且集中出现在儿童中,占儿童结石的 9%。胱氨酸结石是由先天性胱氨酸尿所致,属常染色体隐性遗传。胱氨酸结石约占全部尿路结石的 1% ~ 2%。与氨基酸转运体缺陷有关,在酸性的环境中出现结石沉淀,需要很长时间的治疗。

第四节　儿童尿结石成分的分布情况

儿童尿路结石的发病率约为 3%，仅相当于成人发病率的 1/50 或 1/70。但儿童尿路结石多伴有代谢障碍或先天畸形等，结石生长快，复发率高。在发达国家以儿童肾结石多见，结石成分多为草酸钙结石，发展中国家以儿童膀胱结石多见，结石的成分多为尿酸铵。在发达国家，儿童尿路结石主要为上尿路结石，英国和希腊儿童的下尿路结石的比例不超过 10%，然而，下尿路结石在发展中国家仍很常见，如在突尼斯占 24%，巴基斯坦占 31%，在印度一些地区甚至超过80%，中国儿童下尿路结石比例约为 11%，低于其他发展中国家。中国儿童结石成分的构成与巴基斯坦、突尼斯和亚美尼亚等国家的报道类似。中国男童与女童的比例约为 2.93∶1，尿石症更多见于 3 岁以下的幼童，2 岁以下约占 21%，5 岁以下约占 42%。

在大多数发展中国家，草酸钙结石依然是儿童最常见的结石类型。在发达国家和发展中国家中，胱氨酸结石占儿童结石的 1% ~ 5%。在发展中国家中感染性结石占儿童结石的 6% ~16%，而在发达国家中占 15% ~20%。中国儿童感染性结石比例较低，不到 3%。中国儿童由含脲酶细菌引起的尿路感染的低发病率可能是其原因，但目前尚无研究来证实。另外，在中国，由于抗生素滥用情况较严重，其可能减少尿路感染的发生。因此，感染性结石在中国儿童中的低比率可能是抗生素滥用的结果。在中国儿童尿酸铵结石约占儿童结石的 4.52%，明显低于巴基斯坦的 27.2%。与巴基斯坦相比，中国儿童的饮食更加均衡，这减少了尿酸铵结石的发生。在巴基斯坦，营养缺乏、低蛋白饮食和高碳水化合物饮食是促成尿酸铵结石高比率的原因。

1. Urolithiasis in Tunisian children a study of 120 cases based on stone composition

时间：1980 年。

地点：突尼斯。

测试方法：红外光谱和形态学观察。

例数：91 例（表 3-1）。

表 3-1　结石成分在所有结石中的出现比例

性别	男童(54 例)	女童(37 例)	百分比/%	性别	男童(54 例)	女童(37 例)	百分比/%
一水草酸钙	48	36	92	无水尿酸	4	5	10
碳酸磷灰石	36	23	65	无定形磷酸钙	7	1	9
尿酸铵	26	23	48	尿酸钠	4	1	5
二水草酸钙	21	14	38	胱氨酸	1	0	1
蛋白质	19	14	36	磷酸氢钙	0	0	0
鸟粪石	8	6	15				

2. Pediatric urolithiasis in subsaharan Africa a comparative study in two regions of Cameron

时间：2000 年。

地点:喀麦隆。

测试方法:红外光谱和形态学观察。

例数: 21 例(表 3-2)。

表 3-2　结石成分在结石中所占比例

成　分	结石数(21 例)	比　例/%	成　分	结石数(21 例)	比　例/%
一水草酸钙	17	80.9	鸟粪石	6	28.5
二水草酸钙	13	61.9	蛋白	4	19
尿酸铵	12	57.1	尿酸	1	4.8
碳酸磷灰石	9	42.6			

3. Pediatric urolithiasis developing nation perspectives

时间:2000 年。

地点:巴基斯坦。

例数:772(肾结石 440 例,膀胱结石 245 例,输尿管结石 87 例)(表 3-3)。

表 3-3　结石成分在结石中所占比例

	肾结石/%	膀胱结石/%	输尿管结石/%		肾结石/%	膀胱结石/%	输尿管结石/%
一水草酸钙	198(45)	96(39)	39(45)	尿酸	21(5)	20(8)	4(5)
二水草酸钙	12(3)	15(6)	2(2)	磷酸铵镁	23(5)	20(8)	6(7)
磷酸钙	71(16)	25(10)	9(10)	胱氨酸	1(0.2)		
尿酸铵	114(26)	69(28)	27(31)				

4. Pediatric urolithiasis:an 8-year experience of single centre

时间:2008 年。

例数:63 例(表 3-4)。

表 3-4　结石成分在结石中所占比例

成　分	数　目	百分比/%	成　分	数　目	百分比/%
草酸钙	38	60	胱氨酸	2	3
磷酸钙	2	3	黄嘌呤	1	1.5
碳酸钙	1	1.5	尿酸	6	9.5
草酸钙 + 磷酸钙	4	6	鸟粪石	1	1.5
草酸钙 + 碳酸钙	2	3	其他	4	6.3
磷酸钙 + 碳酸钙	2	3	合计	63	100

5. Pediatric urolithiasis in Armenia:a study of 198 patients observed from 1991 to 1999

时间:2001 年。

地点:美国。

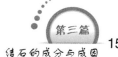

方法：红外光谱。

例数：肾结石 180 例,其中男童 122 例,女童 58 例;膀胱结石 18 例(表 3-5)。

表 3-5　结石成分在结石中所占比例

主要成分	百分比/%	主要成分	百分比/%
草酸钙	62	尿酸	7
鸟粪石	17	尿酸铵	5
磷酸钙	7	胱氨酸	2

6. Urolithiasis in children in West Algeria

时间：2003 年。

地点：法国。

例数：61(表 3-6)。

表 3-6　结石成分在结石中所占比例

	出现比例/%	为主要成分比例/%		出现比例/%	为主要成分比例/%
一水草酸钙	70.5	50.8	尿酸	31.1	14.7
二水草酸钙	75.4	9.8	磷酸铵镁	24.6	
尿酸铵	29.5				

第五节　混杂类结石

1. 二羟腺嘌呤尿结石

Simmonds 证实 10 000 例结石分析中 14 例有二羟腺嘌呤尿,其中 7 例(共 700 例)是儿童。二羟腺嘌呤尿症结石患者具有腺嘌呤磷酸核糖转移酶缺陷,会影响腺嘌呤的正常代谢。当正常通路受阻,腺嘌呤被黄嘌呤氧化酶氧化为 8 -羟基腺嘌呤和 2,8 -二羟基腺嘌呤。因为二羟腺嘌呤不可溶,当析出时就形成结石。2,8 -二羟腺嘌呤尿非常少见,其杂合发生率不足 1%。二羟腺嘌呤尿症结石是射线可透的,因此,与尿酸结石相似。但在生理性尿 pH 范围内不可溶。因此,碱化实际上可能造成其继续生长。尿酸结石光滑、淡黄,2,8 -二羟腺嘌呤尿症结石则呈粗糙以及灰白外观。红外分光镜检查能够区分尿酸结石和 2,8 -二羟腺嘌呤尿症结石,但比色测定不能区分。这种情况虽然很少见,但对儿童射线可透结石则需怀疑。红细胞腺嘌呤磷酸核糖基转移酶检测可以确诊二羟腺嘌呤尿症。将二羟腺嘌呤尿结石浸泡于液氮,然后暴露于紫外线中可表现出强烈的蓝色荧光,而尿酸结石则没有。

2. 黄嘌呤结石

遗传性黄嘌呤尿导致黄嘌呤结石形成,射线可透,同时容易与尿酸结石混淆。黄嘌呤结石是一种先天代谢缺陷,具有常染色体隐性性状,表现为黄嘌呤氧化酶缺陷。次黄嘌呤氧化为黄嘌呤,随后在生成尿素时受阻。血清尿酸水平较低,平均不足 1.5 mg/dL。血清和尿液中次黄嘌呤及黄嘌呤水平明显升高。因黄嘌呤的溶解性不及次黄嘌呤,故可形成黄嘌呤结石。黄嘌呤及次黄嘌呤晶体沉积于肌肉非常少见。

偶尔别嘌呤醇用于治疗尿酸性尿石病或痛风的患者形成黄嘌呤结石。然而别嘌呤醇仅部分抑制别嘌呤醇的活性,血清尿酸很少降到 3 mg/dL,因此,很少发生黄嘌呤结石。黄嘌呤结石最有效的治疗是大量液体摄入。矛盾的是,别嘌呤醇似乎有可能通过抑制黄嘌呤氧化酶抑制次黄嘌呤氧化为黄嘌呤,导致晶体减少。黄嘌呤结石能够发生在接受大剂量别嘌呤醇治疗的 Lesch-Nyhan 综合征的患者。这种病症的次黄嘌呤-鸟嘌呤磷酸核糖转移酶的缺陷导致次黄嘌呤的蓄积。次黄嘌呤然后被黄嘌呤氧化酶氧化为黄嘌呤,继而形成尿酸。这一病症患者的血清尿酸偏高,大剂量的别嘌呤醇有时用于降低血清尿酸水平。如此大剂量的别嘌呤醇带来尿液中蓄积大量黄嘌呤,形成黄嘌呤结石。

3. 医源性结石

医源性结石主要由蛋白物质和黄曲霉组成的医源性结石,有时见于长期抗生素治疗的患者。

4. 硅酸盐结石

硅酸盐结石多发生于沙地饲养的家牛,人类极少见,仅见于服用大量含硅酸盐抗酸药的患者。正常尿硅酸盐排泄量少于 10 mg/d,但服用三硅酸镁的患者达到 500 mg/d 时,三硅酸盐可由胃酸转化为二氧化硅。硅酸盐结石射线可透,但具有钉状外观。治疗方法是停止服用含硅酸盐的相关药物。

5. 基质结石

基质结石主要见于脲酶微生物感染的患者。变异菌种(Proteus)特别有可能与基质结石有关。Boyce 将基质结石定义为一类由晶体成分很少的凝固性类黏蛋白组成的结石。有不少此类结石见于临床报道。基质结石射线可透,容易与尿酸结石混淆。因尿酸结石多在酸性、无菌尿中形成,而这种结石多与碱性尿路感染有关,所以有助于给出推断诊断。大多数病例需要外科处理移除结石,已知的方法不能溶解结石。β_2 微球蛋白组成的基质结石多发生在尿毒症患者的肾脏中,这种蛋白可以被滤过,出现在尿液中。

6. 药物源性结石

Assimos 等研究发现,大量服用诸如麻黄碱或愈创甘油醚等 OTC 咳嗽药的个体具有发生这些药物代谢派生的结石风险。很多此类患者具有药物和酒精依赖性及严重的服药过量倾向。这种结石在常规 X 线下是不可见的。氨苯蝶啶是一种潴钾利尿药,经常单独给药或与氢氯噻嗪联合给药用于治疗高血压。单独口服氢氯噻嗪会造成血钾丢失,联合用药则可避免这种情况的发生,并且也可以用于治疗液体潴留及高钙尿性钙结石。高达 70% 的口服氨苯蝶啶患者尿液中出现氨苯蝶啶,一些患者发生纯或混合性氨苯蝶啶结石。Ettinger 发现在 50 000 例结石分析中有 181 例含有氨苯蝶啶成分。纯氨苯蝶啶是 36 例,占所有结石的 0.31%。其余结石表现为草酸钙或尿酸的混合物,大多数位于结石核中。氨苯蝶啶结石患者基本都具有肾结石的病史。因给予氨苯蝶啶治疗结石的患者的入院率与单独给予氢氯噻嗪的患者或一般人群没有差别。虽然如此,随着例如阿米洛利等直接降尿钙的保钾利尿剂的出现,现已对有尿结石病史的患者慎用氨苯蝶啶。

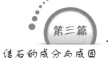

据报道,应用人免疫缺陷症病毒 I 型的蛋白酶抑制物的患者的肾结石发生率为 4% ~ 13%。作为有效的蛋白酶抑制物,茚地那韦具有很高的肾结石发病率。结石生长很快,在茚地那韦使用期间,平均急性结石发作事件的时间是 21.5 周(6 ~ 50 周)。口服施用茚地那韦后,很快吸收,肝脏代谢,主要由粪便排泄(81%),其余基本不变,由尿液排泄(19%)。茚地那韦在酸性环境下溶解,除非 pH 下降至 5.5 以下,其溶解度没有明显升高(大于 3000 倍)。结石形成的确切机制尚不清楚,一般认为由于其浓度的增加和 pH 的下降导致小管内药物的结晶。茚地那韦结石与其他结石患者相似,表现出急性肠绞痛伴恶心,偶发呕吐。据报道,30% 的此类患者可能因为先在的慢性疾病在症状期出现发热。尿液分析显示,茚地那韦具有特征性的晶体-直角扇形或星爆结构,可通过装有偏极滤光片的显微镜确认。据报道,高达 20% 的服药患者出现晶体。这些石头具有典型的射线可透性,在静脉内尿路造影(IVU)或 CT 都不可见。结石为棕灰色和油灰样质地。如果 X 线摄像可见,则说明结石中包含着钙质。

第六节　假性结石

假性结石或伪结石并不罕见。大多数实验室报道了这类产生于体外的结石占所有结石的 1% ~ 2%。1973 年,Sutor 报道了一名患者将锅垢置入膀胱模拟尿石的产生。1992 年,Drach 报道了一位有心理障碍的男性患者,总是怀疑自己有尿结石病,但各种检查已排除其患结石的可能,但他不信,因而一直情绪低落,一天他的妻子从其尿液中取出一块石头,然后该患者就认为其确实患有结石病,且结石已经排出。事实的真相是其妻子将溪石放入其尿液中,然后拿给他看。

一些医院的急诊科偶尔会碰到一些人假冒尿石病患者肾绞痛发作,目的是获取一些阿片类药物。例如,当碰到一个人来到急诊室井然有序地讲述其严重的疼痛,并夸张地描述其如何如何疼痛,此时就要高度怀疑。基于大量资料的分析,假结石约占结石的 1%,Prien 研究的 25 000 例结石中占 0.8%,Herring 研究的 10 000 例结石中的 0.85%。在所有的 10 617 例结石中,他们发现假结石有 179(1.6%),这一结果介于以前报道的数据和 Gault 研究的 3 300 例结石得出的数据之间。在这些假结石中,65% 是病人与医者分析排除的,35% 是通过结石的分析得出的。但是在中国,假结石的报道很少,但肯定有假结石的存在。

第七节　中国尿石成分的分布简况

一项针对中国 1995—2010 年间 20 多篇尿路结石成分的荟萃分析显示,结石病患者的平均年龄为 44.32 岁,上下尿路结石之比为 9.8：1;主要结石类型,按降序包括草酸钙结石、碳酸磷灰石、尿酸结石、六水磷酸铵镁结石和胱氨酸结石,这与各国文献所报道的类似。在所有结石中的检出率中,草酸钙结石最多占 93.04%,磷酸钙结石的检出率为 39.23%,尿酸结石的检出率为 19.07%,感染性结石的检出率为 6.11%,胱氨酸结石的检出率为为 1.18%(表3-7,图3-1)。

表 3-7　中国不同地区各种结石构成的粗略情况

	病例数	性别比例	平均年龄/岁	上尿路：下尿路	草酸钙/%	磷酸钙/%	尿酸/%	胱氨酸/%	感染石/%
东北	3 974	2.09：1	45.60	10.39：1	83.00	43.50	19.75	1.60	6.05
西南	1 121	2.10：1	43.55	7.84：1	85.19	42.12	13.61	1.015	3.65
西北	1 193	2.31：1	38.34	8.31：1	77.76	29.34	22.76	1.24	5.01
华南	8 146	1.40：1	46.54	7.28：1	78.79	44.72	28.40	1.106	8.93
华北	704	2.57：1	48.50	9.67：1	75.40	39.60	14.30	0.95	8.75
华中	4 618	1.83：1	42.27	12.34：1	80.11	33.00	14.13	1.08	5.15
华东	10 441	2.36：1	45.45	11.02：1	79.26	42.32	20.52	1.27	5.20
合计	30 197	2.15：1	44.32	9.8：1	79.93	39.23	19.07	1.18	6.11

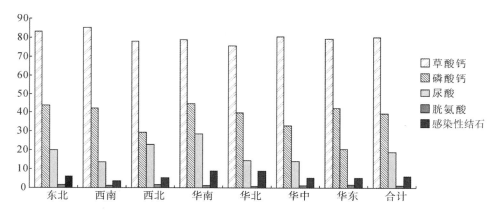

图 3-1　中国不同地区主要结石成分构成

　　Zhang Jing 报道了应用 FTIR 对 2007 年 3 月至 2008 年 12 月的 625 例结石患者的结石成分进行了分析。单一结石成分为 234(37.4%)，其中最常见的是草酸钙(33.9%)，其次为磷酸三钙(2.7%)和尿酸(0.8%)。混合结石为 391 例(62.6%)，在混合结石中草酸钙(43.2%)是最常见的结石成分，其余依次为磷酸钙(16.3%)、胱氨酸(1.3%)、尿酸(1.1%)、鸟粪石(0.6%)。尿酸结石在男性比女性更多见，而感染性结石在女性比男性更多见。感染性结石比以前要少，这可能与以下三点有关：① 尿路感染的早期发现；② 人们对尿路感染的治疗越来越重视；③ 可能与我国抗生素的滥用有关。

　　2010 年孙西钊在 *Urology Research* 报道了我国目前结石红外光谱分析的最大样本，其样本来自于 1999—2008 年南京鼓楼医院的 5 248 例结石的红外光谱分析，结果提示，5 248 例结石中以混合性结石多见，占构成比的 61.9%，单一结石成分的仅占 38.1%，含两种成分的占 42.5%，三种成分的占 20.4%；结石成分按百分比进行排序的顺序是：草酸钙 > 磷酸盐类 > 尿酸类 > 感染性结石 > 胱氨酸。混合结石以一水草酸钙 + 碳酸磷灰石最为多见，其次为一水草酸 + 二水草酸钙 + 碳酸磷灰石。此外，碳酸磷灰石多见于女性，男性中更多见尿酸结石，感染性结石影响女性比男性多见。

　　孙西钊采用结石红外光谱自动分析系统检测了 2007 年 11 月至 2009 年 10 月间收集的 1 450 例尿路结石标本，其总体构成比为：一水草酸钙结石 714 例(49.24%)，碳酸磷灰石结石 444 例(30.62%)，无水尿酸结石 93 例(6.41%)，二水草酸钙结石 92 例(6.34%)，六水磷酸铵

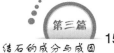

镁结石 28 例（1.93％），胱氨酸结石 23 例（1.59％），尿酸铵结石 20 例（1.38％），二水尿酸结石 16 例（1.10％），二水磷酸氢钙结石 12 例（0.83％），一水尿酸钠结石 2 例（0.14％），碳酸钙结石 1 例（0.07％），其他 5 例（0.34％）；结石组合成分多为混合性结石，单一结石成分仅为 397 例（27.38％）。混合性结石大部分为含钙类成分，主要包括草酸钙和碳酸磷灰石，非钙类结石相对少见（图 3-2，图 3-3）。

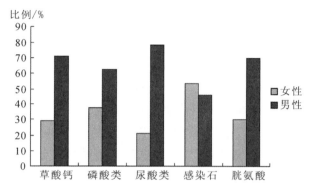

图 3-2　性别间的主要结石成分构成比较（2009 年）

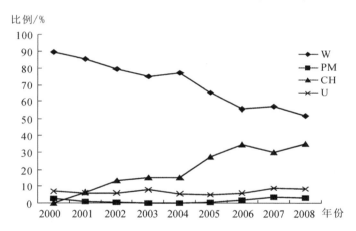

W：草酸钙结石；PM：感染性结石；CH：碳酸磷灰石；U：尿酸结石

图 3-3　2000—2009 年结石成分变化的情况

目前已证实草酸钙结石主要与高草酸尿有关。我国居民饮食以偏素饮食为主，摄入草酸较多而摄入的钙较少。饮食中的草酸主要经小肠吸收，且只有游离草酸才能被吸收，而饮食中的钙通常在肠道中与游离草酸结合形成不溶的草酸钙，后者不能被肠道吸收，最后随粪便排出体外，从而减少草酸的吸收。高草酸低钙饮食导致肠道中的游离草酸增多，肠道吸收草酸明显增加，引起高草酸尿，最终诱发结石。

我国一些研究者对我国部分少数民族的结石成分的构成进行了研究，发现广东壮族地区的结石以混合结石为主，其中主要是草酸钙和磷酸钙及尿酸盐的混合结石。马惠林于 1982 年、顾春林等于 1990 年分别报道了新疆伊犁地区（北疆）和喀什地区（南疆）尿路结石的发病情况，膀胱结石与尿道结石占结石总数的 80％以上，且主要为 5 岁以下的男性小儿，南疆喀什地区 1980—1987 年的尿石症占同期泌尿外科总住院病例的 80％，这些数据都远远高于同期全国平均水平；所有下尿路结石均来自南疆，多为儿童，表明南北疆结石发病差异较大，可能与南北疆经济发展不平衡有关。

马英俊报道,甘南藏族自治州牧区下尿路结石病发病率仍然较高,结合尿结石发病的综合原因,91例中男性86例,占94.5%;女性6例占5.5%;发病的最小年龄8个月,最大年龄11岁,平均2.6岁。其中膀胱结石61例,占67%;后尿道结石11例,占12%;前尿道结石19例,占21%。成分定性分析:① 草酸钙结石66例,占72%,结石多为桑葚状或刺状突起的不规则形,质硬而脆;其中1例膀胱结石约鹅蛋大小,分层状表面松散易脱落;② 磷酸盐结石25例,占28%,结石呈乳白色,表面光滑,米粒样。农牧区牛奶资源十分丰富,离开母乳,牛奶必然成为代乳品,但牛乳含有大分子蛋白质,小儿不易消化吸收,而且牛乳矿物质钙磷等的含量高于母乳,长期食用纯牛乳使小儿体内的钙磷代谢紊乱,容易形成含钙的结石。本组草酸钙结石居多可能与此有关。

邓刚(2008年)报道了维、汉民族结石成分的分布均以含草酸钙结石为主,维吾尔族占71.90%,汉族占57.28%。维、汉民族尿石成分总体分布无统计学意义。新疆南部90例维吾尔族上尿路结石患者,结石成分以草酸钙为主者81例(90.0%),其中单纯草酸钙结石55例(67.9%),草酸钙+磷酸钙结石4例(4.9%),草酸钙+磷酸镁铵结石3例(3.7%),草酸钙+尿酸结石(或尿酸胺)15例(18.5%),草酸钙+磷酸镁铵+碳酸磷灰石结石2例(2.5%),草酸钙+碳酸磷灰石结石2例(2.5%);胱氨酸结石1例(1.1%);磷酸钙结石1例(1.1%);尿酸结石5例(5.6%);磷酸镁铵结石2例(2.2%)。

尿酸类结石通常有三种形式:尿酸、尿酸铵和尿酸钠。其中,尿酸结石多见,常以无水尿酸形式存在。文献报道尿酸类结石的比例为7%~10%,无水尿酸的比例约为6%,有极少部分是以二水尿酸形式存在,约占0.06%。尿酸铵和尿酸钠的比例分别为0.53%和0.19%。2008年由于食用三聚氰胺过量的奶粉所致的儿童尿路结石为二水尿酸与尿酸胺的混合结石。

一项南京地区2000—2008年历时9年的5 000例尿结石成分的红外光谱调查显示,男女患病率从2000年的1.90∶1上升至2008年的2.63∶1,平均男女比为2.28∶1;草酸钙结石的构成比呈现逐年下降趋势,磷酸盐的构成比呈现逐渐增加的趋势,而尿酸类结石和感染性结石的构成比变化不大;在尿路结石中的构成比中,男性草酸钙结石比例的基本随着年龄的增长而增加,在女性,11~20岁组达到最高峰78.00%后,21~30岁组稍微下降,其他年龄组基本变化不大,维持在67.00%左右;男性以一水形式存在的草酸钙结石是二水形式的3.15倍,女性为3.88倍;男性草酸钙结石中的二水草酸钙结石构成要比女性要多($P<0.001$)。碳酸磷灰石的构成,在各个年龄段中都是女性的比率比男性高,其构成比的性别差异有统计学意义($P<0.001$)。在男性,11~20岁组达到最高峰26.00%后,基本趋势是随着年龄的增长而降低。在女性,碳酸磷灰石患者的比例要比男性高,且年轻女性要高于老年女性,其比例在21~30岁组达到最高峰31.00%,其后,基本趋势是随着年龄的增长而降低,61岁以上组可降至16.00%。尿酸类结石的构成,男性尿酸结石要比女性多见(6.77% vs. 4.11%,$P<0.001$),且多以无水形式存在,占到总结石数的近7%。在男性,20岁以后,基本趋势是随着年龄的增长而增加,尤其是60岁以上组增加的更明显,增加到19%。在女性,31~40岁组达到最低后,也随着年龄的增长而逐渐增加,60岁以上组可达8%。

在各年龄段,女性磷酸铵镁结石的比例要比男性要高,其比例为2%~4%,男性比例为0.58%~2%。女性感染性结石要比男性多见,且岁数较大的女性发病率更高。

(吕建林　吴　锐)

第十七章

泌尿系统结石的分析方法

代谢评估是揭示和诊断尿结石病因的一种生化方法,已成为评估成石危险因素的金标准。结石成分分析是代谢评估的核心技术,在诊断上,它可对非钙结石的病因判别提供直接证据,对钙结石则有助于缩小结石代谢评估的范围。1776 年,Scheeler 在结石成分中发现尿酸成分;1810 年,Wollaston 发现了胱氨酸结石;1847 年,Heller 建立了系统性结石化学分析法;1882 年,Ultzman将结石分析作为常规检验技术;1931 年,Saupe 首次用 X 线衍射法鉴定结石晶体成分;1942 年,Randall 首次用偏光显微镜观察结石;1954 年 Beischer 首次用红外光谱法分析肾结石成分;1958 年,Nicholas 运用烧灼法定量分析尿结石。进行尿路结石成分分析的必要性在于:① 为尿石成因的研究提供依据;② 帮助泌尿外科医生告之患者如何进一步预防结石的复发;③ 帮助泌尿外科医生针对特定的结石选择最佳的治疗方案、减少并发症、提高治疗效价比。

精确的结石分析仍然具有一定的难度,因为从患者得到的结石样本量有限,并且结石的成分往往不是单一的而是复杂的混合物。分析尿结石成分的方法很多,如化学分析法、扫描电子显微镜(SEM)法、偏光显微镜法、X 线衍射(XRD)法、红外光谱法、热重量分析法等。按分析准确程度可分为定性和定量分析;按分析手段可分为化学分析和仪器分析;按获得信息详细程度可分为成分分析和物相分析。研究表明,相同元素组成可能其赋存状态完全不同,如草酸钙结石又分为一水草酸钙、二水草酸钙结石等。不同形式草酸钙结石其性质、生成机制、治疗和预防方法可能完全不同。因此,结石的物相分析较常规成分分析具有更重要意义。

第一节 尿结石的化学分析法

化学分析大约从 1826 年就开始了,至今已有 200 年历史,它的优点是操作简便,不需要特殊仪器和设备,费用低廉,能够提供结石主要成分的基本信息,适合我国的国情,但却需要标本量较多,对标本的破坏大,检测结果容易出现误差,鉴别复杂性混合结石较为困难,它所测得的只是化学成分,而不是晶体成分,结果比较粗糙。1882 年 Ultzmann 最先开展泌尿系统结石的化学定性分析,1959 年 Winer 开展结石成分点滴分析法及 1972 年 Berenyi 的结石成分的微量分析。1957 年王以敬在我国最先开展结石的化学定性分析,对 125 例结石成分进行了分析。尿结石的化学成分复杂多样,而且多种成分常互相混合。一般按结石的晶体成分可分为有草酸钙、磷酸钙、尿酸盐、碳酸钙、碳酸磷灰石、尿酸、磷酸钙、磷酸铵镁、羟基磷灰石、胱氨酸等。化学分析方法正是基于充分了解结石的这些组成成分,采取从估计含量最多的成分开始,逐步分析。无论哪种结石分析方法,对结石成分和结构的全面了解都有不同程度的欠缺,而尿路结石化学成分分析是各种分析方法中最基本的手段,化学分析方法分为定性分析和定量分析。

定性分析是通过观察结石外形、颜色或对结石标本预处理和预试验,考察结石与某试剂的化学反应,产生特定的颜色、沉淀、气体等,来初步判断结石的组成成分。主要方法有点滴法、加热法、纸片法等。最常用的是 1959 年 Winer 首创的点滴反应法,1972 年 Berenyi 使用的微量分析法,以及 1978 我国李永岚的重结晶法。尽管化学分析存在着所需标本量相对较多,本身需要破坏结石标本,不能确定晶体的真实结构,且化学法在定性上只适合已知组分的鉴定,无法发现罕见的、新的或含量很少的组分,方法繁琐费时等缺点,但是一个明确的化学定性分析对于深入探讨泌尿系结石成因、诊治和预防结石复发有着极其重要的临床指导意义,而且无需特殊复杂的仪器设备,费用低廉,适合我国国情。1982—1994 年,詹皇南、梅骅采用纸片法、点滴反应法等化学检验法测定尿路结石 4 714 例,他们的研究是此间我国最大的尿结石样本量的研究。他们发现 4 714 例结石中,以草酸钙和磷酸钙混合结石为主,占尿路结石 45.29%,单纯草酸钙结石占 17.75%,单纯尿酸盐结石占 8.86%,草酸钙和尿酸盐混合结石占 7.65%,草酸钙和磷酸钙及尿酸盐混合结石占 7.44%。

定量分析是在定性分析的基础上进行的,主要用于测定试样中某一种特定物质的含量。常用的分析方法有很多,比如 EDTA 滴定分析法、比色法、重量法、分光光度计法等。1958 年 Nicholas 最早运用烧灼定量法分析尿路结石,但随着实验技术的进步,已有更为简洁明了且精确实用的方法出现,避免了繁琐的计算和结石中吸附水或有机物的干扰,而且不用做相关试样的标准曲线。容量滴定法测定钙、镁、草酸,目视比色和分光光度法测定尿酸(铵)、胱氨酸和磷酸等。由于草酸钙对结石形成的影响较大,尿中草酸的监测对预防尿石症的发生和复发具有指导意义。目前对结石的化学定量分析可用发射光谱分析。

第二节　尿结石的发射光谱分析

1859 年,基尔霍夫(Kirchhoff GR)和本生(Bunsen RW)研制了第一台用于光谱分析的分光镜,实现了光谱检验;1930 年以后,建立了光谱定量分析方法。在外能的作用下,无论原子、离子和分子都可以产生发射光谱。发射光谱可以直接分析固体试样。原子发射和吸收光谱是分析结石微量元素的较好方法,把结石粉末与光谱缓冲剂混合装入电极摄谱进行发射光谱分析。将其制成溶液(溶解或制成悬浮液),采用 ICP 质谱法,可完成多种元素的定性、半定量和定量分析,检测系统主要有摄谱法和光电法两种,以摄谱法常见,其中摄谱法主要是用于定性分析和半定量分析,而光电法主要用于定量分析。近年来,由于 ICP 质谱技术用于光电直读光谱仪,其具有其他方法无与伦比的优点,如用 ICP 光源激发时所能检测的在 10ppb 以下的元素要比其他任何方法都多。此方法需要的结石样本量小,灵敏度高,一次进样可完成几十个元素的同时测定,对结石样品少的尤其有利。

原子发射光谱法(atomic emission spectrometry,AES)是利用物质在热激发或电激发下,每种元素的原子或离子发射特征光谱来判断物质的组成,而进行元素的定性与定量分析的。通常所称的原子发射光谱法是指以电弧、电火花和电火焰(如 ICP 等)为激发光源来得到原子光谱的分析方法。以化学火焰为激发光源来得到原子发射光谱的,专称为火焰光度法。当处于基态(E_0)的原子受到外能作用时,核外电子跃迁至较高的能级(E_n),即处于

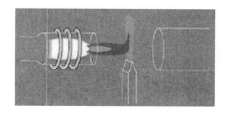

图 3-4　原子发射光谱示意图

激发态。激发态原子不稳定,以辐射的形式释放出能量后跃迁至低能级或基态。由于不同元素的原子结构不同,受激发后所能辐射出的特定波长不同,根据这一特征可用于元素的定性分析。原子发射光谱法可对约 70 种元素(金属元素及磷、硅、砷、碳、硼等非金属元素)进行分析。在一般情况下,用于含量在 1% 以下的组分测定,检出限可达微克级,精密度为 ±10%,线性范围约 2 个数量级。这种方法可有效地用于测量高、中、低含量的元素。

原子吸收光谱(atomic emission spectrometry, AES)是基于从光源发出的待测元素的特征辐射通过样品蒸气时,被待测元素基态原子所吸收,根据辐射的减弱程度计算样品中被测元素的含量。原子吸收光谱法灵敏度很高,火焰原子吸收法的灵敏度是 $10^{-9} \sim 10^{-6}$ g,石墨炉原子吸收法绝对灵敏度可达 $10^{-14} \sim 10^{-12}$ g,因此 AAS 可用于尿石中痕量元素的定性和定量分析。石墨炉的原子化效率接近 100%,而火焰法的原子化效率只有 1% 左右。用石墨炉进行原子化时,基态原子在吸收区内的停留时间较长。

质子激发 X 射线发射光谱(PIXE)是利用加速质子去撞击所测试样,诱发试样发出 X 射线,然后分析这种 X 射线光谱,即可鉴定此试样的化学成分。PIXE 是鉴定痕量元素存在的一种强效手段,可以直接在试样上进行。同时,PIXE 技术能够使我们详细地了解尿石不同部位所含元素及其相对含量的差异,这可以弥补尿石常规分析方法,如 XRD、FTIR 等只能得到统计学数据而不能精确地分辨出尿石不同部位成分的缺陷。PIXE 与原级 X 射线发射光谱法比,不存在连续 X 射线光谱,以散射线为主构成的本底强度小,谱峰与本底的对比度和分析灵敏度显著提高,操作简便,适于多种类型的固态和液态物质的测定,并易于实现分析过程的自动化。样品在激发过程中具有不受破坏,强度测量的再现性好,以及便于进行无损分析等优点。其次,与原子发射光谱法相比,特征(标志)X 射线光谱基本上不受化学键的影响,定量分析中的基体吸收和增强效应较易校正或克服,谱线简单,互相干扰比较少,且易校正或排除。

第三节　傅立叶变换光谱法

一、红外光谱

红外光谱分析(infrared spectrophotometry, IR)又称红外分光光度法,是利用红外分光技术来检测和研究结石分子的红外吸收光谱来确定结石成分和含量的方法。1955 年红外分光光度计首次被用来研究结石,在此后的十多年里,随着仪器的不断改进,有研究将这种方法和热分析法进行比较,他们认为红外光谱法是一种比较理想的结石定性和定量测定方法。本世纪初,红外光谱被应用于鉴定物质成分,红外光谱被认为是物质的"指纹"。

利用红外光谱分析结石成分已有近50年的历史,在近20年来,该技术已成为鉴定结石成分的主要方法,它的主要优点是:① 检测速度快,大约10 min;② 结果准确可靠;③ 既可检测无机物,又可检测有机物,对尿中某些常见的重要成分如磷酸盐等,非常敏感;④ 既可检测晶体,又可检测非晶体。红外光谱法可反映结石的结构特征和组分的含量,操作简便,分析快速,能对结石内的晶体或非晶体物质、有机或无机成分进行分析,使用样品少。重要的是该法作为一种非破坏性分析方法,能直接测定样品组成。红外光谱可以鉴定尿石中草酸钙的三种形式:一水草酸钙(COM)、二水草酸钙(COD),三水草酸钙(COT)。此外,红外光谱分析可以轻易地把鸟粪石从其他类型的尿石组分中区分出来并可区分尿酸和尿酸铵。

常用的红外光谱分析仪也有一定的不足:① 红外光谱的解析是依据图谱中的峰位、峰强和峰形对分析物(结石)进行成分鉴定的过程,由于结石成分多达30余种,加之混合成分居多,图谱解析甚为繁琐,不易掌握,容易出错,影响了它在临床医学专业中的推广和使用;② 其绘制出的图形,需研读者来判断,由于研读者水平不同,可以得出不同的结果,而影响结石分析的正确性;③ 其操作是手工式的,过程较为复杂,对单一结石成分分析较为准确,对混合性结石分析易产生差错;④ 测试样品中含有杂质,测样品光谱和杂质光谱可能会重叠;⑤ 吸光率可受外界因素影响;⑥ 设备较贵。

二、拉曼光谱

拉曼光谱(Raman spectra),是一种散射光谱。拉曼光谱分析法是基于印度科学家C. V. 拉曼(Raman)所发现的拉曼散射效应,对与入射光频率不同的散射光谱进行分析以得到分子振动、转动方面信息,并应用于分子结构研究的一种分析方法。1928年C. V. 拉曼研究发现,当光穿过透明介质被分子散射的光发生频率变化,这一现象称为拉曼散射,同年,苏联和法国的科学家也观察到这一现象。与分子红外光谱不同,极性分子和非极性分子都能产生拉曼光谱。激光器的问世,提供了优质高强度单色光,有力地推动了拉曼散射的研究及其应用。拉曼光谱的应用范围遍及化学、物理学、生物学和医学等各个领域,对于纯定性分析、高度定量分析和测定分子结构都有很大价值。

拉曼光谱仪与红外光谱仪的检测原理大不相同。拉曼位移是拉曼光谱进行物质定性结构鉴定的依据。不同的物质具有不同的振动和转动能级,因而也具有不同的拉曼位移,但同一物质的拉曼位移是一个确定值。当固定入射光波长等实验条件时,拉曼散射光的强度与物质的浓度成正比,这是拉曼光谱用于定量分析的基础。红外光谱法的检测直接用红外光检测处于红外区的分子的振动和转动能量:用一束波长连续的红外光透过样品,检测样品对红外光的吸收情况;而拉曼光谱法的检测是用可见激光(也有用紫外激光或近红外激光进行检测)来检测处于红外区的分子的振动和转动能量,它是一种间接的检测方法,即把红外区的信息变到可见光区,并通过差频(即拉曼位移)的方法来检测。

红外光谱法看起来似乎是分析尿结石的一个完美的技术,但是有时候在检测混合物中微量成分和小样本特别是微晶体,比如结石的晶核的时候显得有些不足。从病因学和治疗学角度来说,用适当的物理学方法来研究肾结石是一种重要的方法,就这一点来说,红外光谱法是最好的方法之一,它具有比用X线技术更多的优点,特别是它分析迅速,只需少量的样本。对无定形基质和蛋白质用拉曼光谱技术分析结石也是一种非常好的技术,它的高度敏感性和准确性使拉曼

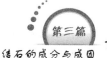

光谱具有完美的可重复性(大于 0.6 cm^{-1}),但是它比 IR 技术更昂贵。此外,事实上它还受两个因素制约:荧光性和生物样本。虽然如此,MOLE 在区别尿结石主要成分,在小数量的混合物中区别和鉴定物质成分和在研究结石结构方面仍然显示出很强的实用性。

拉曼光谱不仅可以区分尿石中不同晶体组分,而且还能检测各物相间的相互转换。拉曼光谱除可以对尿石粉末进行测定外,还可以通过激光束直接在尿石表面进行检测。在草酸钙尿石中,常见的有一水草酸钙和二水草酸钙。COM 既可以单独存在,也可以与 COD 以不同比例共存。由于引起 COM 和 COD 结石的病因不同,且两者在硬度、与肾上皮细胞的黏合能力等方面也存在差异,因此,区分草酸钙结石中的 COM 和 COD 及其比例,对于准确诊断结石的成因和提出正确的预防结石复发的方法非常重要。但如果 COM 或者 COD 含量太低,一般的检测方法如 XRD、XPS 和 FTIR 等很难把它们鉴定并区分开,但 COM 和 COD 的拉曼光谱差异较大,很容易将它们区分。

拉曼光谱可提供快速、简单、可重复,且更重要的是无损伤的定性定量分析,它无需样品准备,样品可直接通过光纤探头或者通过玻璃、石英和光纤测量。拉曼光谱的分析方法不需要对样品进行前处理,也没有样品的制备过程,避免了一些误差的产生,并且在分析过程中具有操作简便、测定时间短、灵敏度高等优点。但不同振动峰重叠和拉曼散射强度容易受光学系统参数等因素的影响,荧光现象对傅立叶变换拉曼光谱分析有一定的干扰,在进行傅立叶变换拉曼光谱分析时,常出现曲线的非线性的问题。任何一物质的引入都会对被测体系带来某种程度的污染,这等于引入了一些误差的可能性,会对分析的结果产生一定的影响。

第四节　X 射线衍射法

1912 年,劳埃等人根据理论预见并用实验证实,X 射线与晶体相遇时能发生衍射现象,同时证明了 X 射线具有电磁波的性质,成为 X 射线衍射学的第一个里程碑。当一束单色 X 射线入射到晶体时,由于晶体是由原子规则排列成的晶胞组成,这些规则排列的原子间距离与入射 X 射线波长有相同数量级,故由不同原子散射的 X 射线相互干涉,在某些特殊方向上产生强 X 射线衍射,衍射线在空间分布的方位和强度,与晶体结构密切相关,这就是 X 射线衍射的基本原理。X 射线发展至今,已形成 3 种比较完整的应用技术,即 X 射线形貌技术、X 射线光谱技术和 X 射线衍射技术,其中 X 射线衍射技术应用最为广泛,是分析物质结构最基础和最常用的方法。不同的晶体,其晶体结构(晶体类型、晶格常数等)是不同的,而不同结构的 X 射线衍射结果也必定不同。如果能测得晶体的衍射结果,通过比较就可以确定该晶体的类型及其结构。这就是 X 射线衍射分析的原理。

X 射线衍射分析(X-ray diffraction,XRD),是利用晶体形成的 X 射线衍射,对物质进行内部原子在空间分布状况的结构分析方法。将具有一定波长的 X 射线照射到结晶性物质上时,X 射线因在结晶内遇到规则排列的原子或离子而发生散射,散射的 X 射线在某些方向上的相位得到加强,从而显示与结晶结构相对应的特有的衍射现象。X 射线衍射方法具有不损伤样品、无污染、快捷、测量精度高、能得到有关晶体完整性的大量信息等优点。由于晶体衍射实际上是晶体中每个原子的电子密度对 X 射线的衍射的叠加,衍射数据反映的是电子密度进行傅立叶变换的结果,用结构因子来表示。通过对结构因子进行反傅立叶转换,就可以获得晶体中电子密度的分布。而结构因子是与波动方程相关的,计算结构因子需要获得波动方程中的三个参数,即波的振幅、频率和相位。振幅可以通过每个衍射点的强度直接计算获得,频率也是已知的,但相位无法从衍射数据中直接获得,因此就产生了晶体结构解析中的"相位问题(phase problem)"。

X 射线衍射技术用作定性分析时具有可靠性,用做定量分析时具有准确性,并具有检测简便迅速、灵敏度高、多组分和多晶态可一次性检测等特点。但对于混合型泌尿系结石中含量较少的物相而言,X 射线衍射技术物相分析方法的灵敏度不高,此时,需要与其他方法联合使用。

X 线衍射技术主要是用来测定晶体物质,1931 年 X 射线衍射技术首次被用来测定泌尿系统结石。1992 年,Rebentish 等采用 X 射线衍射法对尿结石进行定性分析,通过使用特定的计算机程序,分析影响结石形成的 10 种典型因素,从而提出饮食预防和药物治疗措施。随后,许多学者应用此方法对泌尿系结石进行了系统研究,他们认为衍射仪法是鉴定结石类型的一种令人满意的方法,无论对无机晶体还是有机晶体都能做出准确而迅速的分析。由于各种结晶物质都有其特定的晶体结构,它们相应都有特殊的衍射花样,所以这一技术对于结石中的晶体成分的测定非常准确,而且标本需要量很少,大约 2 mg、20 min 内可完成分析,但缺点是对非晶体成分或结晶不良的晶体,不够致密或不能测定。例如,碳酸磷灰石是结石中常见的重要成分,但用 X 线衍射对其进行鉴定有时很困难的。1947 年,Prien 和 Frondel 检查了 600 例结石后制作了结晶构造的图表。Herring 用 X 线衍射仪分析泌尿系结石 10 000 例,总结了他在 23 年中研究泌尿系结石的资料。Brien 用衍射仪法对结石进行晶体物分析,认为该技术是鉴定结石类型的一种令人满意的速成法,无论对无机晶体还是有机晶体都能做出准确而迅速的分析。Bick 采用 X 线衍射仪及偏光显微镜联合分析,对结石核心和表层的晶体物,及结石形成中起决定作用的物理化学条件进行了探讨。

X 线衍射仪法具有下列优点:① 测量衍射线条的强度的灵敏度较高;② 检查方法简便迅速;③ 试样分析可在高温或低温情况下操作;④ 适用于测定连续相转变的试样。因此,X 射线衍射仪法是鉴定物质中所存在晶相的快速而准确的方法,有时甚至是测量一种物质可能存在哪一种多晶形态的唯一方法,而且能对各种化合物的存在进行鉴别。但其缺点是:① 粉末法受试剂影响,有时定量不准确。② 所需仪器较贵,维护保养条件也较高。X 射线衍射技术与 X 射线光电子能谱(XPS)或与红外光谱(IR)联合分析能够更好发挥各自技术的优势,使分析结果更加准确。

欧阳健明采用 X 射线光电子能谱和 X 线衍射联合分析研究了广东省东江流域尿石症患者的尿石成分,发现在草酸钙结石的 XPS 谱中,只出现元素 C、Ca 和 O 的特征峰;在尿酸结石的 XPS 谱中,只存在 C、N 和 O 的特征峰外,没有 Ca 出现;而在草酸钙、二磷酸钙混合型结石的 XPS 谱中,除出现元素 C、Ca 和 O 的特征峰外,还出现了较弱的元素 P、Mg 和 N 的特征峰,表明此类尿石样品中可能含有少量磷酸铵镁或尿酸。另外,根据所测定结石各元素 XPS 特征峰面积的相对大小,可以定量地计算出尿石中 C、Ca、P、Mg、N、O 等元素的相对含量。

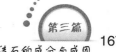

第五节　X射线荧光分析法

　　X射线荧光分析法(X-Ray fluorescence,XRF)利用原级X射线光子或其他微观粒子激发待测物质中的原子,使之产生荧光(次级X射线)而进行物质成分分析和化学态研究的方法。在成分分析方面,X射线荧光光谱分析法是现代常规分析中的一种重要方法。X射线荧光分析具有谱线简单、不破坏样品、基体的吸收和增强效应较易克服、操作简便、测定迅速等优点,较适合于做野外和现场分析,而且一般使用便携式X射线荧光分析仪,即可达到目的。如在室内使用X射线能谱仪,则可一次在荧光屏上显示出全谱,对物质的主次成分一目了然,有其独到之处。X射线荧光光谱分析技术已经广泛地应用于地质、冶金、采矿、有色、海洋、生化、环境、石化、商检、电子、公安、考古、难融化物和陶瓷工业等领域。分析技术已从主量、次量、微量元素分析,扩展到痕量元素分析、元素成分微区分布分析等;新近发展到对大气尘埃的分析、生化医药、纳米材料和薄膜分析。随着新分析仪器的普及,X射线荧光光谱仪器已经成为各实验室的常规仪器。至于常量元素的测定,X射线荧光分析法的迅速和准确,是许多其他仪器分析方法难以相比的。

　　随着大功率X射线管和同步辐射源的应用,各种高分辨率X射线分光计的出现,计算机在数据处理方面的广泛应用,以及固体物理和量子化学理论计算方法的进步,通过X射线光谱的精细结构(包括谱线的位移、宽度和形状的变化等)来研究物质中原子的种类及其本质、氧化数、配位数、化合价、离子电荷、电负性和化学键等,已经取得了许多其他手段难以取得的重要结构信息,在某些方面(例如配位数的测定等)甚至已经得到非常满意的定量结果。这种研究方法具有不破坏样品、本底低、适应范围广、操作简便等优点,不仅适用于晶体物质研究,而且对于无定形固体物质、溶液和非单原子气体也可以发挥其独特的作用,可以解决X射线衍射法和其他光谱、波谱技术所不能解决的一些重要难题。

　　1895年,德国物理学家伦琴在研究阴极射线时发现了X射线。莫塞莱建立了X射线光谱分析方法,提出了X射线波长与原子序数之间的关系定律,从而为根据荧光X射线来对试样进行定性和定量分析打下了理论基础。1948年H.弗里德曼和L. S.伯克斯制成了一台波长色散的X射线荧光分析仪此后,随着X射线荧光分析理论和方法的逐渐开拓和完善、仪器的自动化和计算机水平的迅速提高,60年代本法在常规分析上的重要性已充分显示出来。X射线荧光光谱分析技术经历了三次发展高潮:第一次是1948年X光谱仪的诞生;第二次是20世纪80年代的计算机化;第三次是最近几年来各种新器件、新技术的产生,使得X射线荧光光谱分析技术已在各种科研和工业领域得到了广泛的应用。由于XRF分析法是一种相对分析方法,故对标样的要求严格。分析轻元素的困难较多。分析结果受样品的表面物理状况、组成一致性等影响较大,故对每种制样方法要求都很严格。该分析方法的缺点是:仪器价格昂贵,对安装条件要求很高,并要防止辐射危害。

第六节　扫描电子显微镜

早在 1935 年,Knoll 在设计透射电镜的同时,就提出了扫描电镜(scanning electron microscopy, SEM)的原理及设计思想。1940 年英国剑桥大学首次试制成功扫描电镜。但由于当时的分辨率很差、照相时间过长,因此没有立即进入实用阶段,直至 1965 年英国剑桥科学仪器有限公司开始生产商品扫描电镜。20 世纪 80 年代后扫描电镜的制造技术和成像性能提高很快,目前高分辨型扫描电镜(如日立公司的 S-5000 型)使用冷场发射电子枪,分辨率已达 0.6 nm,放大率达 80 万倍。扫描电镜是利用细聚焦电子束在样品表面扫描时激发出来的各种物理信号来调制成像的。扫描电镜的另一个重要特点是景深大,图像富立体感。扫描电镜的焦深比透射电子显微镜大 10 倍,比光学显微镜大几百倍。由于图像景深大,故所得扫描电子象富有立体感,具有三维形态,能够提供比其他显微镜多得多的信息,这个特点对使用者很有价值。在扫描电镜中,不仅可以利用入射电子和试样相互作用产生各种信息来成像,而且可以通过信号处理方法,获得多种图像的特殊显示方法,还可以从试样的表面形貌获得多方面资料。因为扫描电子像不是同时记录的,它是分解为近百万个逐次依此记录构成的。因而使得扫描电镜除了观察表面形貌外还能进行成分和元素的分析,以及通过电子通道花样进行结晶学分析,选区尺寸可以从 10 μm 到 3 μm。扫描电镜主要有真空系统、电子束系统以及成像系统。在进行扫描电镜观察前,要对样品作相应的处理。扫描电镜样品制备的主要要求是:尽可能使样品的表面结构保存好,没有变形和污染,样品干燥并且有良好的导电性能。

Escolar 用 SEM 和能量分散 X 射线分析法(EDX)联合分析了胱氨酸结石的内部结构和混合在其中的其他组分,SEM 观察表明:结石内的胱氨酸晶体呈六边形棱柱状;胱氨酸结石中常见到小球状的磷灰石,甚至在几乎纯的胱氨酸结石中也能见到,在一些胱氨酸结石中还含有层状结构的透钙磷石,极少量的胱氨酸结石中还含有少量的尿酸盐。一水草酸钙和二水草酸钙结石晶体形貌呈多样性,有四方双锥形、长方形、哑铃状、板状、卵圆状、玫瑰花瓣状及不规则状等。羟基磷灰石晶体主要以葡萄状圆球形的无定形非晶态存在,也有类圆球形和不规则形晶体存在,且羟基磷灰石常与其他类型的晶体交织生长。磷酸铵镁与磷酸钙和二水草酸钙晶体交织生长,有六边形、棺盖状和梳状形。尿石由无机矿物和有机基质组成,基质在矿化中起着关键作用,SEM 观察表明,结石的基质多以地毯状、苔藓状、织网状和木耳状四种不同形式存在。

第七节　偏光显微镜

晶体光学是研究晶体物质的光学性质的一门技术,它的研究工具是偏光显微镜,这一技术主要是在岩相学中应用,1942 年首次被用于尿路结石成分的研究。检测使用晶体光学技术的特点是既可以用于鉴定结石成分又可以观察结石内部的结构,因为结石结构是结石发生过程的一个真实记录,所以这一技术对于结石成分分析的临床应用,而且对于尿石症的基础研究都有帮

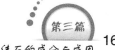

助。1982 年,熊旭林在我国较早地报道了偏光显微镜观察。总之,以偏光显微镜观察为主的综合分析方法简单、易行准确,能了解结石中不同成分及其沉积的先后次序和相互关系,观察结石总体结构及特点,为进一步寻找阻止结石形成和生长途径提供了化学和结构形态学资料。

它的主要缺点是理解这套晶体光学的理论体系有些烦琐,对于有些结石成分的判定不如红外光谱来得肯定。可以说它们的作用是互相的、互证的。红外光谱法是一种比较理想的结石定性和定量测定方法。定性分析时,样品谱图与纯物质标准谱图对照,在波数 400 ~ 4 000 cm^{-1} 范围内,可证实混合物中含量 5% ~ 10% 的组分。混合结石的谱图可能会重叠,但只要有部分不重叠仍可确定其成分,从而可对物理和化学性质相近的混合物进行分析。定量测定一般采用工作曲线法、内标法,对于特征谱带位置相近的组分,采用标准配比法估算样品的成分含量。Laurence 等在 1 324 cm^{-1} 处采用零交叉一阶导数法测定 COM、COD 含量。

偏光显微镜主要是利用晶体光学的原理和方法来研究和鉴定泌尿系统结石晶体成分和泌尿系结石的结构和形貌。尿石的主要成分是晶体,不同的晶体成分具有不同的结晶习性和光学特征。因此,通过偏光显微镜的单偏光、正交偏光和锥光三个系统进行观测,初步鉴定尿石的基本成分,并在镜下直接观察尿石剖面的细微结构,发现其他晶体成分。偏光显微镜分析方法虽然只能进行结石标本的定性分析,但是却能够从形态学和结构学角度了解结石,可在镜下直接观察结石剖面的细微结构,对于研究结石成石的原因、方式和过程有一定意义。有学者用偏光显微镜研究了不同性激素对大鼠肾内结石形成的影响,表明雄激素和雌激素可抑制结石形成。也有人用偏光显微镜研究了不同剂量维生素 E 和维生素 C 对大鼠肾结石模型体内活性氧及成石的影响,表明大剂量维生素有利于肾结晶的沉积。但是偏光显微镜的放大倍数有限,难以看清结石的细微结构,因此,有时尚需配合扫描电镜进一步观察,才能得到更确切结果。

第八节 原子力显微镜

原子力显微镜(atomic force microscope,AFM)是利用微悬臂感受和放大悬臂上尖细探针与受测样品原子之间的作用力,从而达到检测的目的,具有原子级的分辨率。由于原子力显微镜既可以观察导体,也可以观察非导体,从而弥补了扫描隧道显微镜(STM)的不足。原子力显微镜是由 IBM 公司苏黎世研究中心的格尔德与斯坦福大学的 Calvin Quate 于 1985 年发明的,其目的是为了使非导体也可以采用类似扫描探针显微镜(SPM)的观测方法。原子力显微镜与扫描隧道显微镜最大的差别在于并非利用电子隧穿效应,而是检测原子之间的接触,原子键合,范德华力或卡西米尔效应等来呈现样品的表面特性。相对于扫描电子显微镜,原子力显微镜具有许多优点。

第一,不同于电子显微镜只能提供二维图像,AFM 提供真正的三维表面图。第二,AFM 不需要对样品做任何特殊处理,如镀铜或碳,这种处理对样品会造成不可逆转的损害。第三,电子显微镜需要运行在高真空条件下,原子力显微镜在常压下甚至在液体环境下都可以良好工作。这样可以用来研究生物宏观分子,甚至活的生物组织。和扫描电子显微镜(SEM)相比,AFM 的缺点在于成像范围太小,速度慢,受探头的影响太大。陈斌等用 AFM 研究了尿石超微结构,发现草酸钙结石中微晶的形貌与磷酸钙微晶不尽相同。草酸钙微晶多呈尖顶型、类山峰状,成簇聚集成聚合体,其尖顶多为锐角,还能在图像中清晰地看到晶体超微结构中的分层生长带;磷酸钙结石微晶则呈条块状、类球状及六边形状,也见多个微晶聚集成大晶体的现象。此外,从尿石的图像中还观察到基质有序紧密排列,呈带状分布,它们与尿石晶体明显不同,很容易区分。然而,AFM 不适宜用于观察高度变化超过 $0.15 \sim 1~\mu m$ 范围的样品表面;如果切片机切出的尿石切片表面不是非常平滑的话,此时用 SEM 更为合适。

原子力显微镜用于结石成分分析有下列优点:① 原子力显微镜是在纳米级分辨条件下观测结石的实三维表面结构,这是扫描电镜难以实现的;② 电子显微镜必须在真空条件下才能工作,而原子力显微镜能在低温、常温常态下,甚至在液相条件下可获得分辨率很高的图像;③ 它不仅能观察晶体的表面结构,也能观察非晶体表面的结构;④ 原子力显微镜扫描范围跨度大,从数纳米到数百纳米,能分别在原子水平、分子水平、细胞水平研究待测样品的结构和功能;⑤ 样品制作比扫描电镜、X 线衍射分析法更简单,需量更少,成本更低,是一个有发展潜力的方法。

第九节　透射电子显微镜

透射电子显微镜(transmission electron microscope, TEM)是用透过样品的电子束使其成像的电子显微镜。在光学显微镜下无法看清亚显微结构或超微结构。要想看清这些结构,就必须选择波长更短的光源,以提高显微镜的分辨率。1932 年,Ruska 发明了以电子束为光源的透射电子显微镜,电子束的波长要比可见光和紫外光短得多,并且电子束的波长与发射电子束的电压平方根成反比,也就是说电压越高波长越短。目前 TEM 的分辨力可达 0.2 nm。Kahan 等采用 TEM 研究了尿石形成过程中磷酸钙晶体对草酸钙晶体成核和生长的影响。从脱矿后的尿石可以清楚地看到,尿蛋白有机基质广泛存在于尿石无机矿物晶体中。不论是磷酸钙还是草酸钙晶体,其晶体内都渗透有尿蛋白有机基质;此外,晶体与晶体的间隙中也被有机基质所填充。

第十节　热　分　析

热分析是通过研究分析结石在加热过程中发生的化学变化及吸热和放热的热效应来判断结石中的成分并精确定量,主要有热重分析(TG)和差热分析(DTA)等几种方法。热重分析(TG)是一种较早开展的定量分析方法,在 20 世纪初就开始在实验室应用这一分析技术。Strates 于 1996 年就介绍热重法可用于泌尿系统结石的定量分析,但由于热化学方法条件难控制,精确度差,长期以来发展比电学、光学缓慢的多。随着热谱技术的发展,它的功能不断提高,特别是与 X 线射线分析仪和色谱仪等实现联用,更扩大了其应用范围,国内外一些学者又相继报道了使用该方法的经验,热分析正逐步成为泌尿系结石研究的常用方法之一,他们一致认为热重法可以对泌尿系结石成分进行精确定。

热重法(TG)是在程序控制温度下,采用热天平测量物质质量变化与温度关系的一种技术。

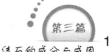

重量变化是由于在高温中各物理连接和化学键破裂或形成,释放出挥发性产物或生成较重产物。从温度—重量关系曲线图中可以得到有关化学反应热力学和动力学、反应机别和中间产物以及最终产物的数据。差热(DTA)是在程序控制温度下,测量物质和参照物的温度差和温度关系的一种技术当试样发生任何物理化学变化时。所释放或吸收的热量使试样温度高于或低于参照物。国内外有不少学者利用些对尿结石成分进行过分析报道,如 Kaloustian 等用 DTAITG 法分析了尿石中的 COM、COD、鸟粪石及尿酸等组分。在实验室对结石的分析过程中,利用结石失重和样品中成分脱水、气体挥发、变相等物理过程或化学过程之间的联系,绘制出热重分析图谱,再根据图谱中曲线坡度变化的位置和形状,可以对结石进行定性和定量测定。

1985 年,叶章群等利用热分析法对 100 例结石进行热重分析,认为热重分析灵敏度较高,能准确测量出 1% ~5% 的含量,既能定性又能定量对结石成分进行测定。总之,热分析法简便、经济、灵敏度高,所需样品量少,设备简单,而且对于复杂性结石,热分析不但能够进行定性分析,而且能够比较准确的进行定量分析,通过 DTA 和 TG 可定性和定量鉴定晶体组分,尤其是对草酸钙结石中的 COM、COD 的定量测定,适用于一般的实验室分析尿石使用。

第十一节　CT 扫描分析

随着 20 世纪 60 年代现代计算机技术的发展和应用,英国工程师 G. N Hounsfield 于 1972 年发明了 X 射线计算机断层扫描(CT)。此后 Hounsfield 和 J. Ambrose 进行了历史上第一次临床 CT 检查。为了纪念 Hounsfield,CT 值的单位规定为 Hu。CT 值是指将检测器测得的 X 线衰减系数通过一定的数学变换得到相对的密度度量标准。目前,通用的 CT 值概念是,将水的 CT 值定为 0 Hu,骨皮质的 CT 值定为 +1 000 Hu,空气 CT 值定位为 -1 000 Hu。其他各种组织的 CT 值则介于 -1 000 ~ +1 000 Hu之间,脂肪组织多位于 -90 ~ -70 Hu 之间。非增强螺旋 CT 因其安全、快速、准确、无需使用造影剂和不受肾功能影响等优点,已广泛应用于尿路结石的诊断。有研究报道,螺旋 CT 诊断尿路结石的灵敏度达 97%,特异度达 96%。体外研究表明,非增强螺旋 CT 可以初步判断尿路结石的主要成分;但螺旋 CT,在体内并不能准确判断所有尿路结石的成分。一些实验研究表明,利用 CT 可以判断部分尿路结石的成分。但是在有关 CT 判断尿路结石成分的最佳电压、电流、层厚、扫描环境以及相关分析参数的选择上还存在争议。采用螺旋 CT 对疑有尿石症患者扫描时,体外研究采用的双电压及 1mm 层厚全程扫描在临床上并不适用,螺旋 CT 对尿石症患者扫描的最佳参数设置尚不统一。因此,非增强螺旋 CT 是否可以在体内准确判断尿路结石的成分尚需大量的临床研究。

1978 年,Segal 等就用 CT 来区别结石、肿瘤和血块。当时他们测得纯尿酸结石的 CT 值是 140 Hu 和 160 Hu,以草酸为主要成分的结石 CT 值为 240 Hu。由于当时实验例数较少,并未做深入的研究。Federle 把不同成分的结石放在水盆里,也测得了尿酸结石、胱氨酸结石和草酸钙结石的 CT 值。发现不同成分的结石 CT 值是有差异的。1983 年,Mitcheson 等通过研究认为,可以用结石的 CT 值来区分不同成分的结石。在 125 kV 和 77 kV 两种电压下扫描,能够把尿酸结石同其他各种成分的结石区分开来,也可以把草酸钙结石和磷酸钙结石同其他结石区分开来。

但是要把胱氨酸结石同感染性结石区分开来较为困难。1984年,Newhouse等曾尝试通过CT体外扫描尿路结石来预测其成分,限于当时扫描设备等的限制,结石的CT值表现出很大的不均一性,认为CT对尿路结石成分的判断并没有比普通放射学检查体现出更大的优势。而Hillman等在体外用CT扫描了63份结石样本,成功鉴别了尿酸、草酸钙和鸟粪石三类结石。随后,一些学者在这一领域进行了进一步研究。CT对相对单一的结石成分预测有较好的价值,但是大多数结石为混合结石。目前,对纯结石的定义尚无统一标准。如Deveci将纯结石定义为某种结石成分的含量超过70%;Bellin将结石中主要成分含量超过80%者定义为纯结石;Saw和Willia将结石成分在60%以上者定义为纯结石;Nakada将某种成分大于50%的泌尿系统结石列入研究范围。

1. CT分析结石成分时的窗宽、窗位的选择

测定泌尿系结石的CT值首先要选定结石的感兴趣区域(region of interests,ROI)。感兴趣区域的范围将直接影响该区域内平均CT值的大小。既往的研究并没有明确指出感兴趣区域的选择标准。Saw的研究选取75%的最大CT值区域来作为感兴趣区域。Bellin认为,要在结石具有最大横径的CT图像层面确定感兴趣区域。

人体组织CT值范围有2 000个分度,但人眼一般仅能分辨16个灰阶。窗宽(window width,W)指图像上16个灰阶所包括的CT值范围,在此CT值范围内的组织均以不同的模拟灰度显示,CT值高于此范围的组织均显示为白色,而CT值低于此范围的组织均显示为黑色。窗宽的大小直接影响图像的对比度,加大窗宽,图像层次增多,图像对比减少;缩窄窗宽,图像层次减少,对比增加。窗位(window level,L)又称窗中心(window center),为窗的中心位置,一般应选择需观察组织的CT值为中心。窗位的高低影响图像的亮度,提高窗位图像变黑,降低窗位则图像变白。只有选用合适的窗宽、窗位,才能获得较清晰且能满足诊断要求的CT图像。在不同的窗宽、窗位设置下,结石的CT影像大小不同,这将直接影响结石感兴趣区域的选择,进而影响到CT值的测量。结石CT值的测定应选择骨窗口(窗宽1 000 Hu,窗位+600 Hu)。

同样的窗宽,由于窗位不同,其所包括CT值范围的CT值也有差异。例如,窗宽同为100 Hu,当窗位为0 Hu时,其CT值范围为−50~+50 Hu;如窗位为+35 Hu时,则CT值范围为−15~+85 Hu。通常欲观察某组织结构及其发生的病变,应以该组织的CT值为窗位。Williams认为,运用螺旋CT预测结石成分时,通过调整适当的窗宽、窗位设置可以观察尿路结石内部结构的不均一性。在软组织窗观察结石仅表现为一白色区域,掩盖了结石内部矿物的密度变化。如果不能很好地观察结石的内部结构,那么所测得的CT值就是结石中矿物质的平均值,不能代表任何一种单一的矿物成分。体外研究表明,使用螺旋CT通过调整适当的窗宽、窗位设置(如骨窗)可以观察到结石的内部结构,测得特殊结石区域的CT值。Mohammad R认为,结石的CT值由低到高依次是:尿酸结石,鸟粪石,胱氨酸结石,二水草酸钙结石,一水草酸钙结石和羟基磷灰石。Serkan则认为,草酸钙结石比磷酸钙结石的CT值高。大多数实验结果认为CT在判断三种临床上最常见的结石即:尿酸结石、草酸钙结石和鸟粪石时最准确,CT值在三组之间不发生重叠。草酸钙和磷酸钙之间、一水草酸钙和二水草酸钙之间、透钙磷石(磷酸二水氢钙)和羟基磷灰石之间、胱氨酸和鸟粪石之间的CT值都有部分重叠。不过Kim SC认为,CT可区分光滑型的胱氨酸结石和粗糙型的胱氨酸结石,认为前者的CT值比后者高。我国学者陈志强通

过螺旋 CT 体外扫描 30 例尿路结石发现,非增强螺旋 CT 可以在体外预测 5 种结石成分,纯尿结石的 CT 值由高到低依次为草酸钙[(1890 ± 100) Hu],磷酸钙[(1382 ± 74) Hu],胱氨酸[(1089 ± 22) Hu],磷酸铵镁[(674 ± 37) Hu]和尿酸[(148 ± 88) Hu],各类纯尿结石的 CT 值差异有显著性;各混合成分结石的 CT 值均在相应纯结石 CT 值之间。由于其结石样本被置于干燥箱 65℃干燥 6 h,排除了结石结晶水的含量,无法区分一水草酸钙和二水草酸钙成分。

Newhouse 研究发现,在对一些混合性结石进行扫描时,同一层面不同部位的 CT 值可以相差很大,提示利用 CT 有可能会判断混合性结石的多种成分。在骨窗下观察能够更好的显示混合性结石的内部结构,可以选择结石横断面的不同部位分别进行测值。由于在混合性结石内部不同的成分在结石中分布不同,不同部位的 CT 值会有些差异,了解这些差异就可以大致判断混合性结石含有哪些成分。但是混合性结石不同成分之间的差异性没有单一成分结石之间的差异性显著。

2. CT 分析结石成分时扫描电压的选择

Hillman 建议用 CT 预测尿路结石成分所用的参数是在 120 kV 电压下的 CT 值和标准差。Bellin 将 100 例尿路结石样本以 3 mm 层厚分别在 80 kV、120 kV 和 140 kV 进行螺旋 CT 体外扫描,认为在 80 kV 分析不同结石类型的最高 CT 值、CT 图像中结石的视觉密度及最高 CT 值/面积比三个变量能够准确预测 64%~81% 尿路结石的成分。Deveci 等将 86 枚纯结石分为一水草酸钙、二水草酸钙、磷酸钙、尿酸、鸟粪石、胱氨酸六组,行 80 kV 和 120 kV 双电压螺旋 CT 体外扫描,在骨窗测结石 CT 值,统计学分析提示螺旋 CT 在体外可以准确预测尿路结石的化学成分。在 120 kV、1mm 层厚,使用多排螺旋 CT 扫描可以区分五类纯结石,CT 值范围无重叠,分别为:一水草酸钙结石($n=50$) 1 743~2 857 Hu,磷酸钙结石($n=5$)1 252~1640 Hu,尿酸结石($n=16$)112~436 Hu,鸟粪石($n=9$) 510~681 Hu,胱氨酸结石($n=5$) 994~1 180 Hu 。Mitcheson 等在体外采用 77 kV 和 125 kV 双能量扫描结石发现,单能量扫描可以获得与双能量扫描几乎相同的信息。

Mostafavi 研究了 102 枚纯结石,在 80 kV 和 120 kV 两个电压下以 1 mm 层厚扫描,在每枚结石的感兴趣区域取 3 个点 CT 值,将其平均值作为该结石的绝对 CT 值。统计分析结果提示,在 120 kV 单一扫描电压测得的 CT 值可以准确区分尿酸、鸟粪石和草酸钙三类常见的结石成分。尿酸结石 CT 值为(409 ± 118) Hu,明显低于其他结石,是唯一一种在 120 kV 单电压通过绝对 CT 值能够与其他结石相区分的结石类型;鸟粪石的 CT 值为(666 ± 87) Hu,能够与尿酸、一水草酸钙、二水草酸钙、磷酸氢钙区分,而不能与胱氨酸结石(711 ± 228) Hu 区分;草酸钙结石(一水草酸钙和二水草酸钙)不能与磷酸氢钙结石区分。Mostafavi 认为,在 120 kV 所测的绝对 CT 值是区别结石类型最好的单一 CT 参数。采用双能量绝对 CT 值相减(即 80kV 的 CT 值 − 120 kV 的 CT 值)能够区别相似密度的结石(即鸟粪石和胱氨酸结石、草酸钙和磷酸氢钙、一水草酸钙和二水草酸钙)。联合使用两种技术可以互相区分各类结石。

3. CT 分析结石成分部分容积效应与层厚的选择

部分容积效应是指二维 CT 图像实际上是由一定厚度的三维组织的影像重叠而成。如某一局部扫描层厚内包含两种密度不同的组织,则该局部图像中所测得的 CT 值是两种组织的平均值,不能代表某一组织的真正密度,这种现象称为部分容积效应。层厚是体层像包含的组织厚度。一般是根据器官或病变的大小在扫描时设定的。国外以往的研究较常采用的是 1.25 mm、1 mm、2 mm、3 mm 和 5 mm。大多数学者都认为较小的层厚易于诊断结石并判断其成分。在 CT 扫描中,凡小于层厚的病变,其 CT 值受层厚内其他组织的影响,所测出的 CT 值不能代表病变的真正 CT 值。这就是 CT 的部分容积效应。如在低密度组织中的较小的高密度病灶,其 CT 值会偏低。很多因素都会影响到结石 CT 值的测定,主要是扫描层厚和结石大小。当结石较小、扫描层厚较宽时,CT 值就会降低。

有学者认为,直径 3 mm 的结石在 5 mm 层厚扫描时衰减值为 312 Hu,在 10 mm 层厚扫描时衰减值为 76 Hu;而且,对于相同成分的结石在相同层厚扫描时,直径小于 5 mm 的结石的 CT 值(184~300 Hu)比直径 5~9mm 结石的 CT 值(300~402Hu)要小。Deveci 等认为,以 1 mm 层厚扫描结石可以最大程度地减少部分容积效应。FOX 的研究证实,当 CT 扫描层厚大于结石直径一半时,由于容积平均效应的影响,结石的 CT 值将会受到很明显的影响。如采用 5 mm 层厚扫描一颗直径为 5 mm 的结石,所测的 CT 值最多只有该结石真实 CT 值的 60%。这一 CT 值是结石与其周围软组织的平均 CT 值,低于结石的真实 CT 值。Saw 认为,在 1 mm 的层厚下扫描比在 3 mm 的层厚下扫描更容易区分不同成分的结石。如果选择 10 mm 的层厚,误差就会很大。在这种情况下,较小的结石不容易显示或显示得不清楚,测量时再加上部分容积效应的影响,测得 CT 值的准确性就会很低。Saw 等研究了 127 枚结石,在 1 mm 层厚扫描测得 CT 值由低到高依次为:尿酸 < 胱氨酸和鸟粪石 < 一水草酸钙 < 磷酸氢钙和羟基磷灰石,其中胱氨酸和鸟粪石、磷酸氢钙和羟基磷灰石的 CT 值范围均存在重叠。

Zarse 等将 7 枚离体肾结石嵌入甲基异丁烯酸中以 1~2 mm 层厚将其剖切,采用显微 CT(一种高分辨率的实验室设备)在 120 kV,以 1 mm 层厚体外扫描结石,红外光谱法测定均质区域的结石成分。统计学分析发现,各类结石 CT 值范围不重叠,尿酸为 566~632 Hu,鸟粪石为 862~944 Hu,草酸钙为 1 416~1 938 Hu,羟基磷灰石为 2 150~2 461 Hu。Etienne 做过相关研究,把不同成分的结石放在琼脂中采用多个层厚分别进行扫描,分析后认为薄层 CT 能够更好的诊断结石和判断尿路结石的成分。Motley 等通过对 100 例体外单一成分结石的超高速 CT 平扫,将结石和 CT 值密度进行比较。结果发现,草酸钙和磷酸钙的 CT 值无明显不同。

4. CT 预测尿路结石化学成分的体内研究

同一成分的结石进行 CT 扫描,体内和体外研究的结果不同,究其原因可能与 CT 扫描层厚、扫描的电压、操作 CT 设备的医生技术水平、结石大小、对纯结石的定义、感兴趣区域的选择以及对 CT 值的测量方法等不同有关。通过分析体内和体外的研究结果,各类结石的体内 CT 值均低于体外。

Nakada 等使用螺旋 CT 在体内扫描了 99 例尿路结石,其中 17 例尿酸结石[(344 ± 152) Hu],82 例草酸钙结石[(652 ±490) Hu],统计学分析两类结石的 CT 值,差异有显著性;对于横径大于 4 mm 的结石,两组之间差异更显著($P = 0.002$)。Nakada 分析,各类结石 CT 值体内低于体外的原因可能为体内扫描时结石周围软组织容积平均效应的影响及体外扫描时层厚较薄所致。另外,CT 扫描设备不同也是影响 CT 值的因素,Levi 等认为,不同生产厂家的 CT 扫描设备所测的 CT 值存在差别,即使同一厂家生产同一型号的 CT 扫描设备所测的 CT 值也会有差异,这或许是不同 CT 扫描设备所测的 CT 值存在差异的一个原因。Demirel 等在 120 kV、5 mm 层厚

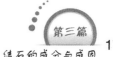

下扫描了 87 例泌尿系结石患者,其中 54 例草酸钙结石[(812±135)Hu],19 例鸟粪石[(614±121)Hu],14 例尿酸结石[(413±143)Hu],分析三类结石的 CT 值,差异有显著性。

Motley 发现,结石 CT 值和结石大小(mm)之间存在统计学正相关,即不论结石成分如何,结石越大结石的平均 CT 值也越大。为此,引入了一个新概念"Hu 密度",即每颗结石的平均 CT 值与其最大横向直径(mm)的比值。他们认为,Hu 密度是预测结石化学成分的最佳参数。当比较含钙结石和不含钙结石的 CT 值密度时,则发现不含钙结石的 CT 值密度小于 76 Hu/mm。使用单变量分析,含钙结石(105±43)Hu 和尿酸结石(50±24)Hu 的 CT 值密度有显著差异($P=0.001$);含钙结石和鸟粪石(53±28)Hu 也有差异性($P=0.073$);其他结石之间无明显差异。因此,根据 CT 值密度能区别钙石和尿酸结石。Nakada 等也认为,Hu 密度是区分尿酸结石和草酸钙结石的一个重要参数,是对结石成分预测更为准确的指标,Hu 密度大于 80 Hu/mm 提示非尿酸结石。在 Motley 和 Nakadal 的研究中,所测的 CT 值受容积平均效应影响,已不是结石的真实 CT 值,其 HU 密度(CT 值/结石最大横向直径比率)就可能无法反映结石的准确成分。他们指出"结石的 CT 值和结石大小(mm)之间存在统计学正相关"的观点,可以解释为,较小的结石受容积平均效应影响较大,其 CT 值也较低。Bellin 认为,CT 判断结石的重要参数为 CT 最大衰减值、CT 最大衰减值/结石直径和标准差,综合考虑以上三个参数有助于提高判断结石的准确性。

第十二节　阴极发光技术

阴极射线显示是基于阴极射线发光技术来显示成像的技术。阴极射线发光是指发光体在加速电子的轰击下激发发光。阴极发光技术用于结石分析有其不可替代的优势。在阴极光照射下,根据各种成分的特有颜色和荧光强度,很容易分辨出结石的各种组分及构造。如尿酸或尿酸盐单晶体或微晶混存于其他成分之中时,用一般分析方法很难区分,但在阴极光照射下,根据特有的颜色便可一目了然,可看出用偏光显微镜在结石中发现从未看到过的取向附生现象。该法对防治结石症具有一定意义,对发光产生的原因有研究探讨的价值。

第十三节　其他分析技术

电子束探针微区分析(electron probe microanalyser,EPMA)是目前比较理想的一种微区化学成分分析手段,它是利用细电子束作为 X 射线的激发源,打在要分析的样品表面,激发产生出与被打击的微小区域内所包含元素的特征 X 射线谱,通过对特征 X 射线波长和强度的分析,来判断该微区内样品所含元素及其浓度。电子束探针因为可以分析微半级范围的微区表面且不损坏样品,还能够做各种扫描图像的观察从而获得微区内元素的分布状态、表面物性、结构特征等信息,是表面科学中重要的测试技术之一。在医学和生物学方面,主要用于分析人类和生物的骨骼、牙齿、硅肺、尿路结石、头发等,以及跟踪毒性元素在生物体内的分布。电子束探针微区分析技术的特点为:① 可以在不损伤原样品的情况下,直接在平整的样品表面随意选点,最小分析体积约 1 μm^3。② 可分析元素周期表中从铍（序数 4）到铀（序数 92）的所有元素。③ 利用元素的 X 射线强度变化曲线和图像及等值线图可研究元素的分布状况。④ 利用二次电子图像、反向散射电子图像和样品电流图像可显示试样表面形貌和组成的变化。⑤ 可观察试样的电子荧光并进行某些晶体化学研究。与其他化学分析方法相比，电子束探针微区分析的分析手段大为简化，分析时间也大为缩短；其次，利用电子探针进行化学成分分析，所需样品量很少，而且是一种无损分析方法；再次，由于分析时所用的是特征 X 射线，而每种元素常见的特征 X 光谱线一般不会超过 120 条（光学谱线往往多达几千条，有的甚至高达两万条之多），所以释谱简单且不受元素化合状态的影响。因此，电子探针是目前较为理想的一种微区化学成分分析手段。

生物化学和分子生物学分析技术采用蛋白分析技术（如色谱分析、凝胶电泳分析、蛋白质印迹分析、氨基酸组成和序列测定）和核酸分子检测技术等生物化学和分子生物学方法，开辟了尿结石研究的新途径，使我们有可能在分子水平上了解和掌握尿结石的致病原因，为临床防治结石的产生和减少其复发带来了新的手段。

（徐　彦　周水根）

第十八章

尿结石的形态及晶体结构

尿结石的形态及晶体结构有着多种差异性,即使同一化学成分的结石也有晶体结构的差异。草酸钙是人类结石的主要成分,以两种不同的化学和晶体学形式结晶:一水合物和二水合物结构的复合物。草酸钙是一种二羧酸(草酸)的钙盐。晶格中水分的差异决定不同的晶体结构,不同的生长形态,不同晶体表面的原子结构,以及不同的生物学活力。在结石中有四种磷酸钙盐及两种磷酸镁盐。磷酸钙盐随钙/磷比例,羟基/氢离子含量,以及晶格中水分的多少而变化。磷酸镁盐随铵根离子或氢离子,和晶格中水分的差别而有所不同。在应用红外线光谱法分析时常常会碰到化学成分相似,而晶体结构不同的问题。

所有的钙盐和镁盐都有不同的晶体结构,采用 XRD 法易于区别,但检测的敏感度困扰着分析的完成。同样,嘌呤结构含有像 6/5 个苯环结构的尿酸的微妙化学成分及结构的变化。嘌呤环中引入羧基团可以区分诸如次黄嘌呤、黄嘌呤及尿酸这样的相似结构。嘌呤的有机酸盐分和晶体水分的变化导致了明确成分分析的鉴定标准的差异。先前有关结石中草酸盐及磷酸盐的描述同样适合于嘌呤及其盐分。类似的化学成分可产生红外光谱的微妙差异,但在 XRD 数值中存在显著差异。直白地讲,XRD 或 FTIR 法对于各种各样的结石成分均具有足够差别来提供准确的分析标准。

判断结晶尿及可能性的晶体成分可以采用新鲜排泄尿和偏光显微镜完成。结晶尿中不同的晶体成分在镜下表现出不同的生长形态。很多晶体表现出双折射,因而生长形态的观察通常更加明确。一水草酸钙晶体可以观察到椭圆形或哑铃形,二水草酸钙晶体为双锥形。磷灰石晶体表现为无定形的沉淀,常常以很小晶体的簇状形式生长。尿粪石呈典型的棺木盖样形式生长。尿酸晶体表现为扁平的平行六面体薄片形状,胱氨酸晶体表现为六角形的薄片形状(图3-5~图3-8)。

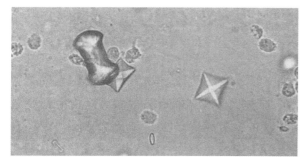

一水草酸钙:哑铃状结晶;二水草酸钙:信封状结晶

图3-5　草酸钙结晶(100×)

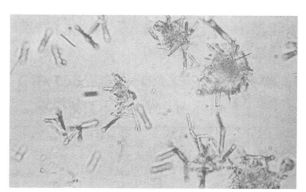

图3-6　磷灰石无定形晶体(100×)

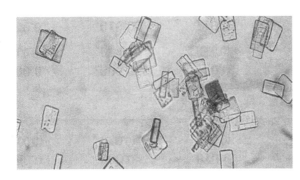

图 3-7　尿酸直角或磨角石状结晶或砖样微晶（100×）

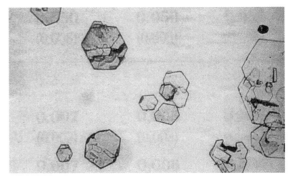

图 3-8　胱氨酸苯环状结晶（100×）

一、草酸钙结石

一水草酸钙结石通常较硬，呈咖啡色，经常具有暗灰色的外观。切开时，这些结石呈楔形巢以辐射形状生长，末端较圆形成比较光滑的外观。二水草酸钙纯二水合结石通常较小，圆形，由黄褐色或黄色的盘状物串联组成。盘状物尖锐，以各种方式排列。一水/二水草酸钙混合结石常常具有更多的二水草酸钙结石的特征，主要的原因是二水草酸钙结石更易出现在混合结石的表面。这些结石一般比单纯二水草酸钙结石要大，圆形，黄色的盘状物串包绕坚硬的咖啡色内核表面。盘状物尖锐，以各种方式排列。偶尔内核呈浅棕色，具有颗粒状。

二、磷灰石

纯磷灰石结石通常较小，白色，具有非常细腻的颗粒状表面，及柔软的白色粉笔样内核。偶尔，这些结石也呈浅棕色、光亮的表面。最常见的结石是磷灰石，或一水草酸钙草酸钙及二水草酸钙草酸钙的混合物，通常表面光滑，圆形，表面呈浅棕色的盘状外观。内部的切面通常呈白色和浅棕色的层状结构。常可以看到，乳头管型位于结石的一侧，磷灰石位于管型的内，其原因是磷灰石一般是首先沉淀的晶体物。在乳头管型的另一侧通常可以看到二水盘状物。

三、鸟粪石

纯鸟粪石通常是米色或浅棕色，具有粗糙的外在质地。结石的内部切面呈白色的同心圆状，偶尔内部见有白色多孔的颗粒样物质。鸟粪石常常生长成鹿角形状。鸟粪石/磷灰石混合结石通常呈浅棕色，粗糙的颗粒样外观。内部通常具有白色和浅棕色的层次。

四、透钙磷石

纯透钙磷石通常是米色，小节样物质成串包绕菜花样的晶体内部。偶尔，表面呈黄色或白色。

五、尿酸结石

尿酸结石呈圆形，具有光滑的橙黄色表面。切面内部呈现为肉眼基本看不到的构架的橙色同心圆。二水尿酸结石的表面一般是深橙色，由小球形区域组成。结石的切面具有境界清楚的密集的同心圆灶，而同心圆由自结石中心放射状的细针尖物组成。

六、L-胱氨酸

纯 L-胱氨酸结石由非常小的黄色球状物均匀组成。

七、基质

基质结石呈非晶状，具有多种外观和颜色。这类结石由尿液大分子及细胞膜碎片等多种有机分子组成。

八、其他结石

结石中也有其他物质的报道，包括磺胺甲噁唑、茚地那韦、愈创甘油醚、氨苯蝶啶、5－氟胞嘧啶、黄嘌呤、2,8-二羟腺嘌呤、石膏、抗酸剂治疗后的硅酸盐。这些成分的生长形态通常易变。

参考文献

1. Asper R. *Epidemiology and socioeconomic aspects of urolithiasis.* Urol Res. 1984,12：(1)：1－5.

2. Abate N, Chandalia M, Cabo-Chan AVJr, et al. *The metabolic syndrome and uric acid nephrolithiasis：novel features of renal manifestation of insulin resistance.* Kidney Int. 2004,65：386.

3. Abdel-Halim RE, Abdel-Halim MR. *A review of urinary stone analysis techniques.* Saudi Med J. 2006, 27(10)：1462－1467.

4. Agarwal BN, Cabebe FG. *Renal acidification in elderly subjects.* Nephron. 1980, 26：291.

5. Asplin JR, Lingeman J, Kahnoski R, et al. *Metabolic urinary correlates of calcium oxalate dihydrate in renal stones.* J Urol. 1998,159：664.

6. Bak M, Thomsen JK, Jakobsen HJ, et al. *Solid-state 13 C and 31 P NMR analysis of urinary stones.* J Urol. 2000, 164：856－863.

7. Balla AA, Salah AM, Khattab AH, et al. *Mineral composition of renal stones from the Sudan.* Urol Int. 1998,61(3)：154－156.

8. Batchelar DL, Chun SS, Wollin TA, et al. *Predicting urinary stone composition using X-ray coherent scatter：a novel technique with potential clinical applications.* J Urol. 2002,168：260－265.

9. Bellin MF, Renard-Penna R, Conort P, et al. *Helical CT evaluation of the chemical composition of urinary tract calculi with a discriminant analysis of CT-attenuation values and density.* Eur Radiol. 2004,14(11)：2134－2140.

10. Benzé cri JP. *Correspondence analysis handbook.* New York Marcel Dekker. 1993.

11. Berg W, Lange P, Bothor C, et al. *Submicroscopic investigations on calcium oxalate stone genesis.* Eur Urol. 1979 5：136.

12. Barker DJ, Donnan SP. *Regional variations in incidence of urinary stones.* Br Med J. 1978,1：508.

13. Bensalah K, Tuncel A, Raman JD, et al. *How physician and patient perceptions differ regarding medical management of stone disease.* J Urol. 2009,182：998－1004.

14. Borghi L, Meschi T, Amato F, et al. A *Urinary volume, water and recurrences in idiopathic calcium nephrolithiasis：a 5-year randomized prospective study.* J Urol. 1996,155：839

15. Borghi L, Schianchi T, Meschi T, et al. *Comparison of two diets for the prevention of recurrent stones in idiopathic hypercalciuria.* N Engl J Med. 2002,346：77－84.

16. Cifuentes Delatte L, Minon-Cifuentes J, Medina JA. *New studies on papillary calculi.* J Urol. 1987, 137：1024－1029.

17. Corns CM. *Infrared analysis of renal calculi：a comparison with conventional techniques.* Ann Clin Biochem. 1983, 20(Pt 1)：20－25.

18. Curhan CG, Willett WC, Speizer FE, et al. *Twenty-four-hour urine chemistries and the risk of kidney stones among women and men.* Kidney Int. 2001,59：2290.

19. Curhan GC, Willett WC, Speizer FE, et al. *Comparison of dietary calcium with supplemental calcium and other*

nutrients as factors affecting the risk of kidney stones in women. Ann Intern Med. 1997,126: 497.

20. Daudon M, Bader CA, Jungers P. *Urinary calculi: review of classification methods and correlations with etiology.* Scanning Microsc. 1993, 7: 1081

21. Daudon M, Labrunie M, Hennequin C, et al. *Relative influence of calcium and oxalate urine concentration on the risk of calcium oxalate crystallization.* //In: Jungers P, Daudon M (eds). *Renal stone disease. Crystallization process, pathophysiology, metabolic disorders and prevention.* Elsevier, Paris. 1997:72.

22. Daudon M, Lacour B, Jungers P. *Influence of body size on urinary stone composition in men and women.* Urol Res. 2006,34:193 – 199.

23. Domrongkitchaiporn S, Ongphiphadhanakul B, Stitchantrakul W, et al. *Risk of calcium oxalate nephrolithiasis after calcium or combined calcium and calcitriol supplementation in postmenopausal women.* Osteoporos Int. 2000,11: 486.

24. Daudon M, Bader CA, Jungers P. *Urinary calculi: review of classification methods and correlations with etiology.* Scanning Microsc. 1993,7:1081 – 1104.

25. Daudon M, Traxer O, Lechevallier E, et al. *Epidemiology of urolithiasis.* Prog Urol. 2008,18:802 – 814.

26. Daudon M. *Epidemiology of nephrolithiasis in France.* Ann Urol. 2005,39:209 – 231.

27. Dick WH, Lingeman JE, Preminger GM, et al. *Laxative abuse as a cause for ammonium urate renal calculi.* J Urol. 1990, 143: 244.

28. Flegel K, Magner P. *Get excess salt out of our diet.* CMAJ. 2009:180,263.

29. Cassels A. *Move over war on transfats, make way for the war on salt.* CMAJ. 2008,178:256.

30. Ford ES, Giles WH, Dietz WH. *Prevalence of the metabolic syndrome among US adults: findings from the third National Health and Nutrition Examination Survey.* JAMA. 2002, 287: 356.

31. Gault MH, Chafe L. *Relationship of frequency, age and sex, stone weight and composition in 15 624 stones: comparison of results for 1980 to 1983 and 1995 to 1998.* J Urol. 2000,164: 302

32. Gault MH, Parfrey PS, RobertsonW. *Idiopathic calcium phosphate nephrolithiasis.* Nephron. 1988, 48: 265

33. Hesse A, Brandle E, Wilbert D, et al. *Study on the prevalence and incidence of urolithiasis in Germany comparing the years* 1979 *vs* 2000. Eur Urol. 2003,44:709 – 713.

34. Hesse A, Sanders G. *Atlas of infrared spectra for the analysis of urinary concrements.* Thieme, Stuttgart

35. Lee YH, Huang WC, Tsai JY, et al. *The efficacy of potassium citrate based medical prophylaxis for preventing upper urinary tract calculi: a midterm followup study.* J Urol. 1999,161:1453 – 1457.

36. Leusmann DB, Blaschke R, Schmandt W. *Results of* 5 035 *stone analysis: a contribution to epidemiology of stone disease.* Scand J Urol Nephrol. 1990,24: 205.

37. Oliver LK, Sweet RV. *A system of interpretation of infrared spectra of calculi for routine use in the clinical laboratory.* Clin Chim Acta. 1976,72(1):17 – 32

38. Greenacre MJ. *Correspondence analysis in practice.* Academic Press, New York. 1993:21.

39. Halloran BP, Lonergan ET, Portale AA. *Aging and renal responsiveness to parathyroid hormone in healthy men.* J Clin Endocrinol Metab. 1996,81: 2192.

40. Harrache D, Mesri A, Addou A, et al. Urolithiasis in children in West Algeria. Ann Urol (Paris). 1997,31(2): 84 – 88.

41. Ito H, Kotabe T, Nomura K, et al. Clinical and biochemical features of uric acid nephrolithiasis. Eur Urol. 1995, 27: 324.

42. Jing Z, GuoZeng W, Ning J, et al. *Analysis of urinary calculi composition by infrared spectroscopy: a prospective study of* 625 *patients in eastern China.* Urol Res. 2010,38:111 – 115.

43. Joly D, Rieu P, Me'jean A, et al. *Treatment of cystinuria.* Pediatr Nephrol. 1999,13：945.

44. Kamel KS, Cheema-Dhadli S, Halperin ML. *Studies on the pathophysiology of the low urine pH in patients with uric acid stones.* Kidney Int. 2002,61：988.

45. Koide T, Itatani H, Yoshioka T, et al. *Clinical manifestations of calcium oxalate monohydrate and dihydrate urolithiasis.* J Urol. 1982,127：1067.

46. Koide T, Oka T, Takaha M, et al. *Urinary tract stone disease in modern Japan. Stone incidence, composition and possible causes in Osaka district.* Eur Urol. 1986,12：403 – 427.

47. Kotowicz MA, Melton LJIII, Cedel SL, et al. *Effect of age on variables relating to calcium and phosphorus metabolism in women.* J Bone Miner Res. 1990,5：345.

48. Lehmann CA, McClure GL, Smolens I. *Identification of renal calculi by computerized infrared spectroscopy.* Clin Chim Acta 173：107 – 116

49. Ligabue A, Biagi R, Fini M, et al. *Infrared spectroscopy in the quantitative determination of urinary calculi constituents.* Quad Sclavo Diagn. 1977,13(2)：186 – 196.

50. Lingeman J, Mardis H, Kahnoski R, et al. *Medical reduction of stone risk in a network of treatment centers compared to a research clinic.* J Urol. 1998,160：1629 – 1634.

51. Ljunghall S, Hedstrand H. *Epidemiology of renal stones in a middle-aged male population.* Acta Med Scand. 1975, 197：439 – 45.

52. Lotan Y, Cadeddu JA, Roerhborn CG, et al. *Cost-effectiveness of medical management strategies for nephrolithiasis.* J Urol. 2004,172：2275 – 2281.

53. Maalouf NM, Sakhaee K, Parks JH, et al. *Association of urinary pH with body weight in nephrolithiasis.* Kidney Int. 2004,65：1422 – 1425.

54. Mandel N, Mandel I, Fryjoff K, et al. *Conversion of calcium oxalate to calcium phosphate with recurrent stone episodes.* J Urol. 2003,169：2026 – 2029.

55. Maurice-Estepa L, Levillain P, Lacour B, et al. *Crystalline phase differentiation in urinary calcium phosphate and magnesium phosphate calculi.* Scand J Urol Nephrol. 1999,33：299.

56. Meydan N, Barutca S, Caliskan S, et al. *Urinary stone disease in diabetes mellitus.* Scand J Urol Nephrol. 2003, 37：64 – 70.

57. Norlin A, Lindell B, Granberg PO, et al. *Urolithiasis. A study of its frequency.* Scand J Urol Nephrol. 1976,10：150 – 153.

58. Normand M, Bergua D, Bouvet JP, et al, Gottis M. *Correlation of the cause and composition of renal calculi. Value of morphologic and infrared analysis.* Ann Biol Clin. 1989,47(1)：29 – 34.

59. Parks JH, Coe FL. *Evidence for durable kidney stone prevention over several decades.* BJU Int. 2009, 103：1238 – 1246.

60. Pak CY. *Should patients with single renal stone occurrence undergo diagnostic evaluation?* J Urol. 1982,127：855 – 858.

61. Parks JH, Worcester EM, Coe FL, et al. *Clinical implications of abundant calcium phosphate in routinely analyzed kidney stones.* Kidney Int. 2004,66：777 – 785.

62. Pearle MS, Calhoun EA, Curhan GC. *Urologic diseases in America project：urolithiasis.* J Urol. 2005, 173：848 – 857.

63. Pak CY, Poindexter JR, Adams-Huet B, et al. *Predictive value of kidney stone composition in the detection of metabolic abnormalities.* Am J Med. 2003,115(1)：26 – 32.

64. Pak CY, Sakhaee K, Moe O, et al. *Biochemical profile of stone-forming patients with diabetes mellitus.* Urology. 2003,61:523 – 527.

65. Pak CYC, Sakhaee K, Peterson RD, et al. *Biochemical profile of idiopathic uric acid nephrolithiasis.* Kidney Int. 2001,60: 757.

66. Parks JH, Coe FL. *The financial effects of kidney stone prevention.* Kidney Int. 1996,50:1706 – 1712.

67. Parks JH, Goldfisher E, Asplin JR, et al. *A single 24-hour urine collection is inadequate for the medical evaluation of nephrolithiasis.* J Urol. 2002,167:1607 – 1612.

68. Pierratos AE, Khalaff H, Cheng PT, et al. *Clinical and biochemical differences in patients with pure calcium oxalate monohydrate and calcium oxalate dehydrate kidney stones.* J Urol. 1994,151: 571.

69. Oussama A, Kzaiber F, Mernari B, et al. *Analysis of calculi by infrared spectroscopy in children from the Moroccan mid-Atlas region.* Ann Urol (Paris). 2000,34(6):384 – 390.

70. Robertson WG. *The changing pattern of urolithiasis in the UK and its causes.* //In: Kok DJ, Romijn HC, Verhagen PCMS, Verkoelen CF (eds). *Eurolithiasis.* Shaker, Maastricht. 2001:33.

71. Robertson WG. *Stones in the tropics.* Semin Nephrol. 2003,23:77.

72. Rizvi SA, Naqvi SA, Hussain Z, et al. *Renal stones in children in Pakistan.* Br J Urol. 1985,57(6):618 – 621.

73. Rose GA, Woodfine C. *The thermogravimetric analysis of renal stones (in clinical practice).* Br J Urol. 1976,48(6):403 – 412.

74. Serio A, Fraioli A. *Epidemiology of nephrolithiasis.* Nephron. 1999,81 Suppl 1:26 – 30.

75. Sun X, Shen L, Cong X, et al. *Infrared spectroscopic analysis of 5 248 urinary stones from Chinese patients presenting with the first stone episode.* Urol Res. 2011,39(5):339 – 343.

76. Strohmaier WL. *Course of calcium stone disease without treatment. What can we expect?* Eur Urol. 2000;,7:339 – 344.

77. Sakhaee K, Adams-Huet B, Moe OW, et al. *Pathophysiologic basis for normouricosuric uric acid nephrolithiasis.* Kidney Int. 2002, 62: 971.

78. Scales CD, Curtis LH, Norris RD, et al. *Changing gender prevalence of stone disease.* J Urol. 2007, 177:979 – 982.

79. Schubert G. *Stone analysis review.* Urol Res. 2006,34(2):146 – 150.

80. Schubert G, Brien G. *Crystallographic investigations of urinary calcium oxalate calculi.* Int Urol Nephrol. 1981,13:249.

81. Scott R, Freeland R, Mowat W, et al. *The prevalence of calcified upper urinary tract stone disease in a random population-Cumbernauld Health.* Br J Urol. 1977,49:589 – 605.

82. Stamatelou KK, Francis ME, Jones CA, et al. *Time trends in reported prevalence of kidney stones in the United States: 1976 – 1994.* Kidney Int. 2003,63: 1817.

83. Sutor DJ, Wooley SE, MacKenzie KR, et al. *Urinary tract calculi: a comparison of chemical and crystallographic analyses.* Br J Urol. 1971,43(2):149 – 153.

84. Takasaki E. *Carbonate in struvite stone detected in Raman spectra compared with infrared spectra and X-ray diffraction.* Int J Urol. 1996,3:27 – 30.

85. Trinchieri A, Coppi F, Montanari E, et al. *Increase in the prevalence of symptomatic upper urinary tract stones during the last ten years.* Eur Urol. 2000,37:23 – 25.

86. Trinchieri A, Coppi F, Montanari E, et al. *Increase in the prevalence of symptomatic upper urinary tract stones during the past ten years.* Eur Urol. 2000,37:23.

87. Tublin ME, Murphy ME, Delong DM, et al. *Conspicuity of renal calculi at unenhanced CT: effects of calculus composition and size and CT technique.* Radiology. 2002,225(1):91 - 96.

88. Vahlensieck EW, Bach D, Hesse A. *Incidence, prevalence and mortality of urolithiasis in the German Federal Republic.* Urol Res. 1982,10:161 - 164.

89. Wall I, et al. *Biochemical risk factors in patients with renal staghorn stone disease.* Urology. 1986,28:377 - 380.

90. Yagisawa T, Chandhoke PS, Fan J. *Metabolic risk factors in patients with first-time and recurrent stone formations as determined by comprehensive metabolic evaluation.* Urology. 1998,52:750 - 755.

91. Yoshida O, Okada Y. *Epidemiology of urolithiasis in Japan: a chronological and geographical study.* Urol Int. 1990,45:104.

92. 那彦群,叶章群,孙则禹,等. 中国泌尿外科疾病诊断指南. 北京:人民卫生出版社. 2011,150 - 151.

93. 孙西钊,郭宏骞,叶章群. 尿石的成因. 临床泌尿外科杂志. 2003,18(6):321 - 326.

94. 叶章群,邓耀良,董诚,等. 泌尿系结石. 北京:人民卫生出版社. 2003,1 - 10.

95. 叶章群. 泌尿系结石研究现况与展望. 中华实验外科杂志. 2005,22:261 - 262.

96. 叶章群. 应重视尿石病的病因诊断和防治. 中华泌尿外科杂志. 2011,32:6.

97. 常连胜,冯陶. 睾酮和雌二醇对大鼠草酸钙结石模型的影响. 中华泌尿外科杂志. 1999,11:4 - 5.

98. 张保,陈一戎,叶辛洋,等. 维生素 C 对大鼠肾结石模型体内活性氧及成石的影响. 中华泌尿外科杂志. 2002, 23(11):683 - 685.

第四篇
4

微生物与尿结石

第十九章

微生物与尿结石概述

尿石形成的机制涉及微生物因素,细菌可通过多种方式影响结石形成的过程而表现出促进或抑制作用。人体内影响泌尿系统结石形成的细菌主要有有两类:一类诱发尿石形成,主要是通过分解尿素使尿液 pH 升高,加重尿路感染,降低尿石抑制剂浓度,破坏尿路黏膜酸性黏多糖保护层从而促进晶体滞留;另一类抑制尿石的形成,这些细菌(主要为食草酸杆菌、乳酸杆菌和粪肠球菌等草酸分解菌)参与外源性草酸代谢,降低尿草酸浓度。

细菌在成石过程中可充当始动因子,具有促成核作用。细菌的代谢产物如聚多糖及黏蛋白可形成菌膜,对尿石起凝聚和支架作用,并可成为尿石核心。临床上许多细菌均能分解尿素,其中,变形杆菌和葡萄球菌最常见,其次为克雷白杆菌属和假单胞杆菌属。尿路中产尿素酶细菌的存在是感染性结石形成的先决条件,但非产尿素酶细菌(如大肠杆菌、粪链球菌及白色念珠菌等)可能作为外延结晶的晶核,并使尿液中晶体和胶体的正常平衡失调,造成尿石晶体大量析出。此外,非产尿素酶细菌在感染性结石中的寄生,导致肾盏、肾盂黏膜上的炎性病变,增加成石物质的附着,导致尿流动力学改变,造成尿道梗阻,加重尿路感染,如此形成恶性循环加快尿石的形成。产尿素酶细菌可通过增加尿素的水解能显著增加尿 pH 从而促进感染性结石的形成;一些非产尿素酶细菌亦能碱化尿液。将大肠杆菌植入 37℃ 的尿液中发现:在细菌数目少的 5 个样品中,植入该菌 48 h 后尿 pH 基本保持稳定;但在细菌数目多的 12 个样品中,尿 pH 升高。可溶性磷酸盐是一种主要的尿液缓冲剂,但细菌使尿液碱化后,尿磷酸铵镁和碳酸磷灰石处于相对过饱和状态,前者当尿 pH >7.1,后者当尿 pH >6.6,就容易析出不溶性磷酸盐结晶,从而增加感染性结石的危险。产尿素酶细菌分解尿素后产生的高浓度尿氨与保护尿路上皮的聚阴离子硫酸黏多糖(GAGs)具有较强的亲和力,氨离子吸附到 GAGs 上,使 GAGs 的亲水性发生改变,削弱尿路黏膜抗附着能力,使细菌易于附着,随之促进磷酸铵镁微晶黏附和滞留。依赖这种成石晶体的黏附机制和相关离子的过饱和状态,使尿石得以迅速形成和生长,并逐渐向肾盏延伸,形成特征性的鹿角形结石。

定居在肠道一定区域的微生物种群共同构成了肠道微生物菌群。其作为一个整体,影响着机体的生化、生理和免疫反应。影响肠道生态系统的主要因素包括宿主、外环境和正常微生物群。对于健康动物来说,三者之间保持着一种平衡关系。这种平衡关系对宿主和寄居微生物都有利。它既能辅助宿主进行某些生理过程,又能保持一定的寄居微生物群落组合,维持其生长与繁殖。一般情况下,动物个体能够维持肠道共生菌群比例和数量的相对平衡,以使其维持机体相关功能的正常发挥。但是在一定条件下(比如环境变化、营养贫乏或者发生疾病等),这种平衡就会遭到破坏。一旦这种平衡遭到破坏，一些病原菌就会大量增殖，并释放有害的毒性物质，使机体肠道正常菌群发生变化，影响正常功能的发挥，进而导致机体产生不良反应并导致诱发宿主疾病。益生菌(probiotics)一词源于希腊语，意思是"辅助生命"，与抗生素(antibiotics)相对立。肠道中常驻的能分解草酸的细菌包括：产甲酸草酸杆菌(Oxalobacter formigenes)、乳酸杆菌(Lactobacterium)、粪肠球菌(Enterococcus faecalis)、迟缓真杆菌(Eubacterium lentum)、乳双歧杆菌(Bifi dobacterium lactis)、雷氏普罗威登斯菌(Providencia rettgeri)等。由于这些细菌能利用草酸作为能源，使肠道可吸收性草酸含量减低，所以有利于预防草酸钙结石的形成。目前研究表明，除产甲酸草酸杆菌是将草酸作为唯一的碳源外，其他几种细菌只是把降解草酸的能力作为其他碳源缺乏时继续生存的一种手段。美国、印度、日本、韩国的科学家已对能够降解草酸的细菌进行较深入的研究，我国的部分学者也对该类菌的进行了研究，但还处于初期阶段。

(顾晓箭　徐　彦)

第二十章

产甲酸草酸杆菌

Allison 和他的同事于 1985 首先报道了产甲酸草酸杆菌。它是一种专性厌氧菌,在人类结肠中或其他的哺乳动物的结肠中,草酸盐是它的 ATP 产生的酶促底物。产甲酸草酸杆菌属于变形菌门(Proteobacteria),β变形菌纲(Betaproteobacteria),草酸杆菌科(Oxalobacteraceae),草酸杆菌属(Oxalobacter)。产甲酸草酸杆菌可生长的温度范围是 14 ℃ ~ 45 ℃,最适温度为 37 ℃,最适 pH 为 6.7 ~ 7.0,以草酸为唯一碳源和能源,代谢终产物是甲酸和二氧化碳。不同于纳米细菌,产甲酸草酸杆菌的存在是没有疑问的。关键的问题是,它是否在草酸的代谢中扮演一定的作用,产甲酸草酸杆菌的缺乏是否是引起高草酸尿和结石形成的显著因素,是否产甲酸草酸杆菌以及它的酶的活性可以被代替,从而可以作为高草酸尿症的治疗方法。

人类结肠中的产甲酸草酸杆菌是丰富的,每克粪便中大约有 10^7 个产甲酸草酸杆菌。粪便中草酸的降解为 $0.1 ~ 4.8$ nmol/(g·h)。因此,产甲酸草酸杆菌可以消化足够的草酸,减少肠内草酸的吸引和尿中的草酸的分泌。因产甲酸草酸杆菌可以吸收草酸,通过称为 oxlT(通过基因编码也称为 oxlT)的转运交换甲酸盐。细胞内草酸的激活首先是通过甲酰辅酶 A 转移酶(编码为 frc)作用与辅酶 A 的结合,草酸被去碳酸基后生成二氧化碳和甲酸盐。去碳酸基反应是通过乙二酰辅酶 A 去碳酸酶催化(基因编码为 oxc)实现的。基于在粪便中所测的基因 oxc 的表达,通过聚合酶链反应可以发现产甲酸草酸杆菌的作用。通过聚合酶链反应可以发现,产甲酸草酸杆菌集群可以出现在幼儿。在 6 个月的儿童中没有该生物体,约 65% 的 6 个月至 3 岁的儿童可以出现该生物体,有 90% 的 3 岁以上儿童可以出现该生物。成年人产甲酸草酸杆菌集群较低,在韩国,健康的成年人其比例为 77%,在印度北部为 65%。成年人中的正常产甲酸草酸杆菌集群的减少的原因可能为,成年人使用抗生素的范围较广泛。影响产甲酸草酸杆菌在肠道中存在的因素可能有以下几种。

应用抗生素可以消除产甲酸草酸杆菌集群,从而导致高草酸尿症,在囊性纤维化的患者中已经发现这种情况。囊性纤维化的患者倾向于肺部感染,而大量使用抗生素,有增加结石形成的危险。在一项草酸分泌和产甲酸草酸杆菌的研究中,43 例囊性纤维化的患者与年龄相一致的正常组进行对比,在粪样本中应用聚合酶链反应测试,发现在对照组产甲酸草酸杆菌集群的阳性率为 71%,而囊性纤维化患者为 16%。具有正常产甲酸草酸杆菌的囊性纤维化患者都具有正常的尿草酸的分泌。在无产甲酸草酸杆菌的囊性纤维化患者,53% 有高草酸尿症。这个结果说明,产甲酸草酸杆菌可以防止高草酸尿症,具有正常的产甲酸草酸杆菌者没有高草酸尿症。产甲酸草酸杆菌对抗生素较敏感,长期使用抗生素可抑制该菌的生长。在给豚鼠的饮水中加入新霉素后,大大降低了其肠道中的草酸降解率。并且实验显示,从鼠肠道中分离出的产甲酸草酸杆菌对氯霉素、多黏霉素和四环素均敏感。而常规剂量的强力霉素和克拉红霉素均可抑制该菌的生长。在另外一个实验中,服用抗生素至少 5 天和至少 3 个月未服用抗生素的志愿者的粪便被收集并被检测,其中包括 80 例无结石病志愿者(35 人服用抗生素,45 人未服用抗生素)和 100 例结石患者(20 人服用抗生素,80 人未服用抗生素)。结果表明,不管是否有草酸钙结石症,只要服用过抗生素,其肠道中产甲酸草酸杆菌的定殖率均小于未服用抗生素的人,胆囊纤维化患者长期使用抗生素,使体内产甲酸草酸杆菌死亡,结果导致草酸大量被机体吸收,增加了高草酸尿和肾石病的危险性。Sidhu H 等人对 43 例胆囊纤维化患者和 21 例同龄健康志愿者进行研究,产甲酸草酸杆菌存在于 71% 的健康志愿者和 16% 的胆囊纤维化患者,并且在胆囊纤维化患者中细菌数量除 1 例未接受抗生素治疗的患者细菌正常外,其余均低于正常。并且只有这 7 例存在产甲酸草酸杆菌的患者的尿液草酸水平正常,其余 39 例中,一半存在高草酸尿症。

产甲酸草酸杆菌的生长会被胆盐和酸性环境抑制。在从豚鼠粪便中分离出来产甲酸草酸杆菌的培养基中加入不同浓度的脱氧胆酸盐和草酸,结果发现当脱氧胆酸盐浓度超过 0.8 mmol/L 时,细菌对草酸的分解率明显降低;但当脱氧胆酸盐浓度超过 1.25 mm/L 时,细菌生长被完全抑制。检测产甲酸草酸杆菌在 48 例健康志愿者、48 例炎性肠道疾病患者和 87 例草酸钙结石患者的定殖情况及尿草酸、尿钙的排泄量,结果表明,56% 的健康志愿者体内定殖有产甲酸草酸杆菌,而只有 10.4% 炎性肠道疾病、29% 草酸钙结石患者体内定殖有该菌;并且,两种疾病的患者中没有该菌定植者的尿草酸排泄量高于有该菌定植者。另外一项针对空回肠短路手术患者的研究表明,相较于正常人的草酸分解率 0.1~4.8 μmol/L,患者术后草酸分解率只有不到 0.006 μmol/L 且患者肠内容物均未能培养出产甲酸草酸杆菌。原因可能是肠道功能紊乱导致肠道不能很好地吸收游离长链脂肪酸,大量的游离脂肪酸在肠道中与钙离子结合,使肠道中与草酸结合的钙离子减少,从而使肠道草酸量增加;同时,未被吸收的胆酸和游离脂肪酸使肠黏膜通透性出现异常,导致草酸吸收增加;而产甲酸草酸杆菌在这种环境中功能失调,分解草酸的能力下降。另外,炎性肠道疾病患者长期使用抗生素也是造成该菌丧失从而导致草酸分解能力下降的原因之一。

研究表明,产甲酸草酸杆菌的肠道共生与否及共生量与尿草酸的排泄量和尿石症的发病情况存在着一定的相关性。研究证明,产甲酸草酸杆菌的共生与草酸代谢之间关系密切。Sidhu H 用富含草酸的食物饲喂小鼠并使其出现高草酸尿症后,添加不同剂量的产甲酸草酸杆菌,试验时间为两周。结果表明,试验结束时试验鼠尿酸排泄量的减少程度与接种产甲酸草酸杆菌的数量相关,接种量多的试验鼠尿草酸排泄量已接近空白对照组的老鼠。Troxelo 和 Kumar 均发现,没有产甲酸草酸杆菌定植的草酸钙结石患者的尿液草酸浓度要高于产甲酸草酸杆菌定植者的尿液草酸浓度。

有三项流行病调查和研究观察建议保护产甲酸草酸杆菌。其中一项研究比较了产甲酸草酸杆菌的集群,70 例健康人群中产甲酸草酸杆菌的集群为 62.2%;首次结石发病的患者产甲酸草酸杆菌的集群为 33.3%,结石复发患者为 28%。有 4 次结石发作的患者产甲酸草酸杆菌的集群最低,只有 7%。结论认为,与正常的对照组相比,结石患者的产甲酸草酸杆菌的集群低;与初次结石患者相比,复发组患者的产甲酸草酸杆菌的集群低,需要保护产甲酸草酸杆菌。第二项研究显示,草酸钙结石患者所测产甲酸草酸杆菌为阴性者,其平均尿草酸分泌的浓度为 0.36 mmol/d(32.4 mg/d),而所测产甲酸草酸杆菌为阳性的草酸钙结石患者,其平均尿草酸分泌的浓度为 0.29 mmol/d(26.1 mg/d)($P < 0.05$)。随着产甲酸草酸杆菌增加,尿草酸分泌显著降低。结石患者只有 26% 发现产甲酸草酸杆菌,而非结石的对照组为 60%($P < 0.05$)。在产甲酸草酸杆菌为阴性的患者比阳性的患者,尿草酸分泌显著增高(41.7mg/d vs. 29.4 mg/d)($P = 0.03$)。在实验中所有 10 例高草酸尿症(草酸分泌超过 44 mg/d)结石的患者,产甲酸草酸杆菌测试为阴性。

复发性结石患者由于接触更多的抗生素,从而导致了产甲酸草酸杆菌的清除和产甲酸草酸杆菌集群低。另外,复发性结石患者更可能有限制草酸盐饮食的动力,但这可能对产甲酸草酸杆菌的生物活力产生损害。关于产甲酸草酸杆菌作为潜在的治疗方法,有三个问题被提出。首先,结石患者给予低草酸盐饮食是否比维持产甲酸草酸杆菌集群较高活性的高草酸盐饮食要好。其次,给予正常的草酸盐饮食,而不是高草酸盐饮食,产甲酸草酸杆菌集群能否生存。很明显,不能为了产甲酸草酸杆菌集群能否生存而给予高草酸盐饮食。第三个问题是:当前所推荐的关于增加饮食中的钙的摄取,从而阻止草酸钙结石复发的建议是否可行。增加饮食中的钙也许是有效的,其部分原因是其与草酸结合后,减少了草酸的吸收以及尿中的草酸分泌。增加饮食中的钙的摄取,钙与草酸结合后,限定了产甲酸草酸杆菌的酶底物,这样是否阻止了产甲酸草酸杆菌的作用。

(周水根　吕建林)

第二十一章

钙化性纳米微粒

芬兰科学家 Kajander 发现,在培养的哺乳类动物细胞内存在着一种体积很小的原核微生物,它可以引起细胞的空泡样变性和坏死。据推测,该微生物来源于细胞培养所需的胎牛血清。由于这种微生物的体积很小,1990 年将其命名为纳米细菌(nanobacteria)。纳米细菌这个术语最初是用来描述来自于火星标本上地质陨石,或基于形态学方面,在地球上活体生物的矿化沉淀物和目标体。纳米细菌可以只有 50 nm,或百万分之一毫米。一些科学家已从南极和海底的冰块中设别出纳米细菌。这种生物的形态为卵球形,外周包裹了一层矿物质。X 射线偏振显微分析提示为碳酸磷灰石。它们的直径为 0.08 ~ 0.5 μm,因此可以通过大多数的生物滤膜,并被认定为可滤过的细菌。

尽管 DNA 基因序列分析表明,纳米细菌与蛋白细菌家族 α_2 亚群的布鲁氏菌、巴尔通菌同属,均具有相同的 16S rRNA 片段。最近 Kajander 指出,由于对纳米细菌 16S rRNA 的检测结果并没有取得一致的意见,因此,关于纳米细菌的本质和分类目前仍存在着争议。与其称这种生物体为纳米细菌,不如称其为钙化性纳米微粒(calcifyingnanoparticles,CNP)。早在 1998 年美国国家科学院的一次会议上,就认为纳米细菌由于体积太小,以至于不能想象它可以是有生命的活体。近年来,随着人们对钙化性纳米微粒认识的不断提高,关于钙化性纳米微粒本质的争论也正在不断地升级。争论的主要焦点集中于钙化性纳米微粒是否是一种独立存在的生物体(图4-1)。

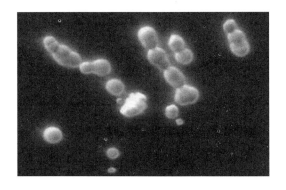

图 4-1　钙化性纳米微粒

尽管已从肾结石标本中成功地分离出钙化性纳米微粒以及与它相关的蛋白质、脱氧核糖核酸。但是免疫印迹分析表明,Kajander 等研制的钙化性纳米微粒特异性单克隆抗体实际上也与血清中的白蛋白发生反应,并不存在特异性。因此,这个抗体不能作为有生命活性的微生物的生物性标记。Martel 等报道,来源于人体血液的钙化性纳米微粒并没有通过 PCR 的扩增方法获得它的 16S rDNA。而在体外配制的碳酸钙却与钙化性纳米微粒在大小、形态以及聚集方式很相像。这些碳酸钙球体的大小和形态的改变会受到不同比例的 CO_2 和 $NaHCO_3$ 等因素所影响。因此,推测钙化性纳米微粒实际上仅仅是无生命的碳酸盐球体而已。

目前的证据尚不能说明钙化性纳米微粒就是生物体内的病理性钙化或肾 Randall 斑的起源。钙化性纳米微粒从体积的大小到生物矿化的特性都与传统概念中的微生物有着极大的不同。迄今为止,研究者不能确定钙化性纳米微粒是否具有生命的活性。在人体多种的病理性钙化疾病的病灶中都发现了钙化性纳米微粒存在,并且在体外也能复制出其致结石的模型,这表明钙化性纳米微粒极有可能参与了体内病理性钙化的整个过程。

研究显示钙化性纳米微粒为革兰染色阴性,直径 50~500 nm,呈球形或椭球形,无荚膜和鞭毛,扫描电镜下其大小和形态与肾结石中最小的磷灰石单元非常类似。一项关于纳米细菌是否有生命的更有力的否定证据为对牙菌斑的研究。他们假设纳米细菌与牙菌斑有关。这些研究能够说明在无菌培养接种的人类唾液中的矿化作用。对牙菌斑膜滤过物的提取并培养 3 周,运用透射电子显微术可见为球菌样颗粒与纳米细菌形态相同。然而,DNA 和核酸染色没有特殊性,可以认为是阴性。矿化作用在 90℃ 时没有被抑制或者被呼吸抑制剂三氮化钠所抑制。

钙化性纳米微粒(CNP)的生长繁殖比较缓慢,在 pH 为 7.4 并且含有 100 mL/L 胎牛血清和适量谷氨酰胺的细胞培养基中,平均倍增时间为 3 天;而在无血清的细胞培养基中,其增殖速度变慢,它的倍增时间可延长至 5~6 天。进入生物体内的钙化性纳米微粒可以经过胆汁和尿液途径排泄到体外。Akerman 等用 ^{99m}Tc 标记钙化性纳米微粒后,经耳缘静脉注射到实验兔体内,观察到肾脏有很高的放射活性,15min 内即出现在尿液中。在不同的培养条件下,CNP 的形态也有所不同。在有抗生素的环境中,它可以形成厚厚的生物膜,当血清蛋白的浓度降至 5% 以下时,其外壳的钙化增多,而在微重力的条件下,其外壳的钙化减少。尽管如此,钙化性纳米微粒的抗原性并没有发生改变,仍然可被特异性单克隆抗体所识别。

应用 γ 射线照射 CNP 后,CNP 的生长可以被抑制,这被作为一项证据来表明 CNP 并不是一个简单的非生命的矿化现象。结合甲硫氨酸和尿核苷的放射标记可分别标记 CNP 的蛋白和 DNA 的合成。此外,CNP 的生长可以被多种抗生素所抑制,如四环素(与磷灰石相结合)作为二碳磷酸盐化合物可以与羟基磷灰石晶体相结合,从而阻止结石的生长和聚集。

5-氟尿嘧啶可以抑制 CNP 的 DNA 和 RNA 的合成和进展,这似乎间接提示有活体生物的存在。也许四环素或 5-氟尿嘧啶并不是单纯对再生有机物的抑制,而是对结晶形成和聚集的抑制。钙化性纳米微粒在其外周形成坚硬的矿化外壳,利用红外光谱法检测证实此矿化外壳的主要成分为碳酸羟基磷灰石。由于血清中含有诸如骨桥蛋白、降钙素、胎球蛋白等抑制磷灰石形成的生物因子,因此在钙化性纳米微粒 CNP 已经形成的矿化物中加入胎牛血清以后,这些矿化物的形成可以受到抑制,或者出现矿化物溶解的现象。

CNP 诱导肾结石形成的途径可能为:① CNP 本身可能直接引起肾小管上皮细胞内外的结晶沉淀,导致上皮的毒性损伤,从而诱导草酸钙或者磷酸钙在其表面沉着,进一步形成所谓的 Randall 斑,最终导致结石的形成。② 钙化性纳米微粒经尿液排泄,并定位于肾小管上皮细胞,诱导肾小管细胞的矿化,于细胞的表面产生生物源性的磷灰石,从而介导以磷灰石为核心的草酸钙结石的形成。基于以下证据,人们认为纳米细菌是促进肾结石形成因素:有理论认为纳米细菌在其表面可形成碳酸磷灰石核,因此为结石形成提供了巢;许多证据表明,磷酸钙更可能是草酸钙结石形成的始动力量,而纳米细菌又是始动的源头刺激巢核形成;纳米细菌已经在人类血液中和牛胎血的标本中被识别,被放射标记的纳米细菌可以观察到从血液到尿的运行过程;特殊的抗纳米细菌单克隆抗体在所有标本中都有应答。

Matlaga 等证实 Randall 斑内有球形的磷酸钙沉淀成分存在。由于 Randall 斑的成分与钙化性纳米微粒钙化外壳的轻基磷灰石成分相同,因此,Ciftcioglu 等认为钙化性纳米微粒可能是 Randall 斑形成的始动因素,即钙化性纳米微粒造成肾乳头和集合管的损伤,加上其生物矿化作用所形成的磷酸钙结石核心的影响,介导异质成核过程,最终导致肾结石的形成。Ciftcioglu 等报道,在非结石的 17 例肾脏标本中发现有 11 例出现了肉眼可见的 Randall 斑,在这 11 例中有 8 例钙化性纳米微粒抗原检测阳性,扫描电镜和 X 线能谱分析(EDX)显示,14 例样本有球形的磷灰石形成。由此可见,钙化性纳米微粒与 Randall 斑的形成是有一定关联的。据推测,钙化性纳米微粒能够通过一种特殊的方式入侵哺乳动物的细胞内,从而直接引起受感染细胞的变性、坏死或者凋亡。运用特异性单克隆抗体测定、异硫氰酸荧光素染色和电镜观察均能够发现钙化性纳米微粒定位于成纤维细胞的表面。因此,推测钙化性纳米微粒可能是通过受体介导细胞的胞饮作用而感染细胞,并且对细胞产生毒性作用的。

钙化性纳米微粒培养的阳性结石中,草酸钙结石阳性率为 94.2%,磷酸钙结石为 81.8%,尿酸结石和胱氨酸结石以及感染性结石为 100%。纳米细菌的广泛存在,尤其是钙化性纳米微粒在后三者中的普遍存在,导致人们对其重要性的产生疑问:磷酸钙结晶并不是胱氨酸和尿酸结石的始动因素;感染性结石已经很明确与产脲酶的细菌有关,而不需要分离的成核作用。一项有趣的钙化性纳米微粒诱导肾结石的动物模型研究:经皮肾穿刺将钙化性纳米微粒注射入 4 个小鼠肾脏,在肾盂和肾盏中可形成梗阻性结石,然而,是否注射其他非生物的微粒可引起相似的作用并不能得到确定。这项研究并没有说明注射材料的生物性。一项阴性研究显示,4 例尿路结石中并没有发现与钙化性纳米微粒相一致的微小颗粒,然而使用不同染色和单克隆抗体免疫荧光技术不能发现纳米细菌的标记。

在钙化性纳米微粒感染的成纤维细胞中,通过电镜观察到细胞内外均有针尖样的晶体沉淀,Von Kossa 钙染色显示其与病理性钙化中的钙化小球体极为类似。据报道,所有的病理性钙化灶都包含有大约 200 nm 大小的雪球样磷酸钙球体。因此,有理由推测,这种磷酸钙球体可能是钙化性纳米微粒感染细胞引起的晶体沉淀,而 Randall 斑实际上是肾乳头尖部或其周围的间质组织中出现的结晶沉淀。从这一点看来,钙化性纳米微粒与 Randall 斑之间的确存在着因果关系:钙化性纳米微粒可能介导 Randall 斑的形成,后者的表面黏膜脱落后与过饱和的尿液接触而最终生长并形成结石。

Shiekh 等把钙化性纳米微粒静脉注射进 Wistar 大鼠体内,发现大鼠的肾脏皮质和髓质组织内有炎症细胞的浸润和聚集;利用电镜可以观察到这些细菌黏附在肾小管上皮细胞表面,同时存在着被细胞内吞的现象。此外,肾小管的表面也有微小的均匀钙化斑存在。由此表明,钙化性纳米微粒是可以诱导肾小管细胞外矿化的。Cuerpo 等将钙化性纳米微粒注射进大鼠的肾脏,经过 1 个月的追踪观察,发现该肾脏有结石的形成。因此,有理由推测钙化性纳米微粒在感染肾小管上皮细胞的同时,可能在细胞的表面产生生物源性的磷灰石,为草酸钙晶体的黏附、生长提供适当的位置;或者可能通过对肾小管上皮的毒性损伤,引起上皮的脱落,而后者可作为一个病灶,促进钙盐的沉积和结晶化的过程,最终导致结石的形成。

虽然碳酸钙沉积在体内能导致一些疾病,但是目前有许多证据提示钙化性纳米微粒纳在体内广泛存在,并没有特别的病理变化。甚至有人认为,钙化性纳米微粒可能是良性的。钙化性纳米微粒从体积的大小到生物矿化的特性都与传统概念中的微生物有着极大的不同,要深入探讨该微粒的本质,可能需要改变传统的思维模式,从一个全新的角度来分析这种微粒。

(吕建林　吴　锐)

第二十二章

···

脲 酶 微 生 物

早在公元前 4 世纪,希波格拉底就认为尿石形成与尿路感染有关。20 世纪初,Brown 提出了细菌分解尿素引发成石的观点。1925 年,Hagar 等人报道了一种可水解尿素的细菌蛋白,即尿素酶。翌年,Sumer 从刀豆中成功地分离出尿素酶并因此获得诺贝尔奖。在无抗生素的年代,感染性结石引起的死亡率高、复发率高、肾功能丧失率高,因此被称作"恶性结石病"。感染性结石简称感染石,其矿物质成分是鸟粪石,化学成分是六水磷酸铵镁($MgNH_4PO_4 \cdot 6H_2O$)。因为此类结石常混合碳酸磷灰石[$Ca_{10}(PO_4)_6CO_3$]成分,并且碳酸磷灰石在含量上往往多于磷酸铵镁,所以感染性结石的完整名称应为磷酸铵镁/碳酸磷灰石结石。感染性结石是感染引起结石,它不同于结石引起感染。后者多由大肠杆菌所致,而大肠杆菌一般不会产生脲酶。

感染性结石形成的先决条件是脲酶阳性细菌引起的持续性尿路感染。脲酶可将尿中的尿素分解为氨和二氧化碳,进而形成铵离子,同时使尿液呈碱性。这两者是引发成石的必要条件。氨水解为铵离子后,又水合成氢氧化铵。由于后者属于强碱,可使尿 pH 明显升高,当 pH 达到 7.2 时,铵离子可与尿中的磷酸根及镁离子结合成磷酸铵镁。来自尿素的二氧化碳还原为碳酸氢盐,尿液趋向碱化,如果尿 pH 达到 6.8,它将会与尿中的阳离子结合,形成碳酸磷灰石。

在引起尿路感染的病原体中,约有 1/3 是由产生脲酶的微生物(真菌、细菌、支原体)所致。脲酶微生物以细菌常见,而其中主要有变形杆菌属、克雷白杆菌属、假单胞菌属和葡萄球菌属。虽然大肠杆菌属是最常见的尿路感染致病菌,但仅约 1.4% 大肠杆菌能够产生脲酶,故其不是导致感染性结石的主要致病菌。"磷酸铵镁-磷灰石尘粒"多在细菌外围形成,进而促进结晶生长。菌体内外均可形成结晶。单纯磷灰石结晶多在菌体内形成,细菌解体后所形成的微石可以作为结石的核心。而菌体外生长的结晶可沉积于细菌形成磷酸盐覆盖物,这样封闭于结石内的细菌就成为感染复发的源头。感染性结石形成较快,体外研究表明,奇异变形杆菌在 2~4 h 之内就可促发磷酸铵镁结晶形成(图 4-2)。

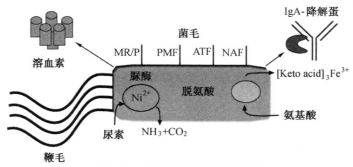

图 4-2 奇异变形杆菌致病机理

脲酶细菌产氨后水解成的铵离子与保护尿路上皮的葡胺聚糖的电荷具有亲和力,从而可使葡胺聚糖的亲水性发生改变。铵离子与葡胺聚糖上的硫酸根离子相互吸引,可促使成石晶体黏附于尿路上皮进而继续增大。在尿中成石相关离子过饱和状态下,这些晶体快速聚集并形成结石。引起泌尿系感染的解脲酶细菌可能来源于肠道,是共生菌,属条件致病菌。此外,脲酶脲原体也可能是一种引发感染性结石的病原体。脲酶有质粒编码,并能在细菌体之间相互转移。脲酶脲原体的生长对尿素有专性需求和特殊培养条件。

(吕建林　吴　锐)

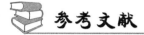 参考文献

1. Abbott A. *Battle lines drawn between nanobacteria'researchers*. Nature. 1999,401:105.

2. Allison MJ, Cook HM, Milne DB, et al. *Oxalate degradation by gastrointestinal bacteria from humans*. J Nutr. 1986,116:455－460.

3. Akerman KK, Kuikka JT, Ciftcioglu N, et al. *Radiolabeling and in vivo distribution of nanobacteria in rabbit*. Proc SPIE Int Soc Opt Eng. 1997,3111:436.

4. Allison MJ, Dawson KA, Mayberry WR, et al. *Oxalobacter formigenes gen. nov. , sp. nov. : Oxalate-degrading anaerobes that inhabit the gastrointestinal tract*. Arch Microbiol . 1985,141:1－7.

5. Anantharam V, Allison MJ, Maloney PC. *Oxalate: formate exchange. The basis for energy coupling in Oxalobacter*. J Biol Chem. 1989, 264:7244－7250.

6. Borghi L, Schianchi T, Meschi T, et al. *Comparison of two diets for the prevention of recurrent stones in idiopathic hypercalciuria*. N Engl J Med. 2002,346:77－84.

7. Ciftcioglu N, Bjorklund M, Kuorikoski K, et al. *Nanobacteria: An infectious cause for kidney stone formation*. Kidney Int. 1999,56:1893－1898.

8. Ciftcioglu N, Miller-Hjelle MA, Hjelle JT, et al. *Inhibition of nanobacteria by antimicrobial drugs as measured by a modified microdilution method*. Antimicrob Agents,Chemother. 2002,46:2077－2086.

9. Cisar JO, Xu DQ, Thompson J, et al. *An alternative interpretation of nanobacteria-induced biomineralization*. Proc Natl Acad Sci USA . 2000,97:11511－11515.

10. Garcia CE, Olavi KE, Ciftcioglu N, et al. *Nanobacteria: An experimental neo-lithogenesis model*. Arch Esp Urol. 2000,53:291－303.

11. Campieri C, Campieri M, Bertuzzi V, et al. Reduction of oxaluria after an oral course of lactic acid bacteria at high concentration. Kidney Int. 2001,60:1097－1105.

12. Curhan GC. *Dietary calcium, dietary protein,and kidney stone formation*. Miner Electrolyte Metab. 1997,23:261－264.

13. Duncan SH, Richardson AJ, Kaul P, et al. *Oxalobacter formigenes and its potential role in human health*. Appl Environ Microbiol. 2002,68:3841－3847.

14. Evan AP, Lingeman JE, Coe FL, et al. *Randall's plaque of patients with nephrolithiasis begins in basement membranes of thin loops of Henle*. J Clin Invest. 2003,111:607－616.

15. Freel RW, Hatch M, Vaziri ND. *Conductive pathways for chloride and oxalate in rabbit ileal brush-border membrane vesicles*. Am J Physiol. 1998,275:C748－C757.

16. Gibney EM, Goldfarb DS. *The association of nephrolithiasis with cystic fibrosis.* Am J Kidney Dis. 2003,42:1 – 11.

17. Gionchetti P, Rizzello F, Venturi A, et al. *Probiotics in infective diarrhoea and inflammatory bowel diseases.* J Gastroenterol Hepatol. 2000,15:489 – 493.

18. Gionchetti P, Rizzello F, et al. *Prophylaxis of pouchitis onset with probiotic therapy: A doubleblind, placebocontrolled trial.* Gastroenterology. 2003,124:1202 – 1209.

19. Graham DY, Yamaoka Y. *Disease-specific Helicobacter pylori virulence factors: the unfulfilled promise.* Helicobacter. 2000,5(suppl 1):S3 – S9.

20. Hokama S, Honma Y, Toma C, et al. *Oxalate degrading enterococcus faecalis.* Microbiol Immunol. 2000,44:235 – 240.

21. Kajander EO, Ciftcioglu N, Aho K, et al. *Characteristics of nanobacteria and their possible role in stone formation.* Urol Res. 2003,31:47 – 54.

22. Kajander EO, Kuronen AP, et al. *Nanobacteria from blood, the smallest culturable autonomously replicating agent on Earth, in Instruments, methods, and missions for the investigation of extraterrestrial microorganisms.* SPIE Proceedings Series. 1997,3111:420 – 428.

23. Kumar R, Mukherjee M, Bhandari M, et al. *Role of Oxalobacter formigenes in calcium oxalate stone disease: A study from north India.* Eur Urol. 2002,41:318 – 322.

24. Kwak C, Jeong BC, Kim HK, et al. *Molecular epidemiology of fecal Oxalobacter formigenes in healthy adults living in Seoul, Korea.* J Endourol. 2003,17:239 – 243.

25. Kwak C, Kim HK, Kim EC, et al. *Urinary oxalate levels and the enteric bacterium Oxalobacter formigenes in patients with calcium oxalate urolithiasis.* Eur Urol. 2003,44:475 – 481.

26. Kajander EO, Ciftcioglu N. *Nanobacteria: An alternative mechanism for pathogenic intra and extracellular calcification and stone formation.* Proc Natl Acad Sci USA. 1998,95:8274 – 8279.

27. Lammers KM, Helwig U, Swennen E, et al. *Effect of probiotic strains on interleukin 8 production by HT29/19A cells.* Am J Gastroenterol. 2002,97:1182 – 1186.

28. Maniloff J. *Nannobacteria: size limits and evidence.* Science. 1997,276:1776.

29. Mittal RD, Kumar R, Mittal B, et al. *Stone composition, metabolic profile and the presence of the gut-inhabiting bacterium Oxalobacter formigenes as risk factors for renal stone formation.* Med Princ Pract. 2003,12:208 – 213.

30. Sidhu H, Holmes RP, Allison MJ, et al. *Direct quantification of the enteric bacterium Oxalobacter formigenes in human fecal samples by quantitative competitive-template PCR.* J Clin Microbiol. 1999,37:1503 – 1509.

31. Sidhu H, Hoppe B, Hesse A, et al. *Absence of Oxalobacter formigenes in cystic fibrosis patients: A risk factor for hyperoxaluria.* Lancet. 1998,352:1026 – 1029.

32. Sidhu H, Ogden SD, Lung HY, et al. *DNA sequencing and expression of the formyl coenzyme A transferase gene, frc, from Oxalobacter formigenes.* J Bact. 1997,179:3378 – 3381.

33. Sidhu H, Schmidt ME, Cornelius JG, et al. *Direct correlation between hyperoxaluria/oxalate stone disease and the absence of the gastrointestinal tract-dwelling bacterium Oxalobacter formigenes: possible prevention by gut recolonization or enzyme replacement therapy.* J Am Soc Nephrol. 1999,10(suppl 14):S334 – S340.

34. Sillitoe RH, Folk RL, Saric N. *Bacteria as mediators of copper sulfide enrichment during weathering.* Science. 1996,272:1153 – 1155.

35. Troxel SA, Sidhu H, Kaul P, et al. *Intestinal Oxalobacter formigenes colonization in calcium oxalate stone formers and its relation to urinary oxalate.* J Endourol. 2003,17:173 – 176.

36. Watterson JD, Cadieux PA, Beiko DT, et al. *Oxalate-degrading enzymes from Oxalobacter formigenes: A novel*

device coating to reduce urinary tract biomaterial-related encrustation. J Endourol. 2003,17:269 - 274.

37. 刘继红,等.感染性尿石.中华泌尿外科杂志.1988,9(1):119.

38. 姚剑等.上尿路结石的细菌学究研及其临床意义.中华泌尿外科杂志.2005,26(8):542 - 544.

39. 任海林,等.上尿路结石中纳米细菌的检测.中华泌尿外科杂志.2006,27(9):620 - 620.

40. 袁欢欢,柳一鸣,等.细菌影响泌尿系结石形成的作用机制及其化学基础.微生物学通报.2006,33(3),157 - 160.

41. 章咏棠,周惜才.肾脏"感染性结石"的细菌学观察.临床泌尿外科杂志.1988,1:67 - 71.

42. 李炯明,李清华,刘建和,等.上尿路结石细菌学与ⅢPNL术后SIRS相关性研究.2009年全国泌尿外科会议论文集.2009,754 - 759.

43. 章咏棠.尿石成分、分析方法与应用.//吴阶平.泌尿外科.青岛:山东科学技术出版社,1993:550 - 622.

44. 李影林.临床微生物学及检验.长春:吉林科学技术出版社.1991,16 - 21.

45. 孙西钊,郭宏骞,叶章群.尿石的成因.临床泌尿外科杂志.2003,18(6):321 - 326.

46. 叶章群,邓耀良,董诚,等.泌尿系结石.北京:人民卫生出版社.2003,1 - 10.

尿结石的内科评估

第二十三章

病史的评估

评估的第一步是了解病史,因为病史直接影响着后续的评估过程。病史评估的主要内容包括:① 通过提问的方式了解患者结石方面的信息和患者的医疗状况(症状的回顾、药物和手术史)。② 了解患者的饮食习惯和家族史。③ 进行专科体格检查。上述的步骤要按顺序进行。第一步提问的先后要根据问题的紧急程度,比如急性绞痛,急需了解的是疼痛持续时间、疼痛强度、部位和是否伴随其他症状,如恶心、呕吐以及提示脓毒症的临床体征和症状。针对所有患者,关于先前结石的信息如时间、发作频率、解释组成和药物或是饮食干预等均需了解。

一、症状回顾

全面的症状回顾可发现患者未知或已知的控制不好的疾病,这些可能促进结石形成或与其结石形成有关。全面的症状回顾要尽可能按顺序进行。此后就是获得完整的医疗史,因为许多疾病均与结石形成有关。有些疾病与结石是相互影响,例如高血压和糖尿病能增加结石的形成风险,而结石又能反过来增加高血压和糖尿病的风险。肥胖症亦能增加结石形成风险,这可能与胰岛素抵抗有关,后者尿 pH 下降,促进尿酸结石的发生。解剖异常或是功能异常的肠道疾病(包括囊性纤维病)也是结石形成的风险因素之一。

结石形成的病因是由多种因素组成的,包括脱水、低枸橼酸尿、低尿 pH、肠源性高尿草酸尿。骨质疏松症患者的肠道对钙吸收增加,导致高尿钙症,促进结石形成。痛风和原发性甲状旁腺功能亢进之间的也有相关性。其他高尿酸血症的状况,如 Lesch-Nyhan 综合征和系统性化疗治疗骨髓增生性疾病等,可能与结石形成有关。骨固定和其他至骨吸收的疾病可能促进结石形成,这归因高钙尿症和高磷酸尿。Ⅰ 型远端肾小管中毒与磷酸钙结石的发生有关,这归因于尿钙排泄增加、尿 pH 上升和尿枸橼酸下降。许多遗传性疾病与结石形成有关,如胱氨酸尿、原发性高草酸尿症、氯通道障碍、腺嘌呤转磷酸核糖基酶缺乏性黄嘌呤尿。同样,许多泌尿系疾病亦能影响结石形成。脲酶微生物引起的尿路感染促进鸟粪石/碳酸磷灰石的形成。下尿路异常的患者,尤其是尿流改道者,更易出现上述情况。而上尿路的异常如髓质海绵肾、肾盏憩室、肾盂输尿管交界处狭窄和马蹄肾等在结石形成过程中起着重要作用,而其潜在的代谢因子被认为影响更大。接着是了解手术史。需要了解手术后的并发症,取石是否干净、有无残石。后者更为重要,因为残石影响结石的活性。非泌尿系手术如减肥手术亦能促进结石形成。这归因于高草酸尿的发生。

二、用药情况

评估的第二步是了解病人的用药情况。因为某些药物能促进结石的形成。药物和其代谢物可能形成结石,或药物促进某些不利的改变导致代谢性结石的形成。皮质甾类能够增加肠道钙吸收,导致高钙尿症。高钙尿症也见于含铝抗酸药(结合磷酸盐)的摄入,袢利尿剂及维生素D。化疗药导致细胞裂解,产生尿酸结石。诸如秋水仙素、丙磺舒等排尿酸剂也会造成高尿酸尿。含氨苯蝶啶的抗高血压药 Dyazide 与氨苯蝶啶结石有关。这些药物列于表5-1。

药物可以通过两种方式引起结石形成。一是增加体内某些成石物质的排泄率;二是药物本身或其代谢产物直接在尿路中沉淀,但这种药物性结石非常少见。临床上长期服用糖皮质激素可使骨质脱钙,导致高钙尿;每日补充维生素 C 超过 500mg 时,尿中草酸含量随之增高;每日服用维生素 C 大于 2g 时,可能会诱发草酸钙结石形成;长期过量服用维生素 D 或鱼肝油可致 1,25-二羟维生素 D_3 合成过量,进而促使肠道大量吸收钙,最终可能引发肾结石或肾钙化;有些磺胺类药物易在酸性尿中形成难溶性乙酰化合物结晶,或本身就可直接形成磺胺结石。

表 5-1 药物诱导代谢结石的形成

在药物诱导下促进代谢结石形成		
乙酰唑胺	别嘌呤醇	氯化铵
呋塞米和其他利尿剂	糖皮质激素	吲满速尿
缓泻药	苯基丁氮酮	碳酸氢钾
枸橼酸钾	丙磺舒	磺脲类
噻嗪类利尿剂	托吡酯	托吡酯系统性化疗
枸橼酸钠	碳酸氢钠	系统性化疗
药物或药物代谢物形成结石		
阿昔洛韦	别嘌呤醇	α-甲基多巴
头孢曲松	环丙沙星	麻黄碱
愈创甘油醚	茚地那韦和其他蛋白酶抑制剂	苯重氮吡啶
硅酸盐	磺胺嘧啶	四环素
氨苯蝶啶	甲氧苄氨嘧啶,磺胺甲、异噁唑	双氯芬酸

三、饮食及流质的摄取

高度可信的证据证实饮食习惯是影响结石形成的重要环境因子。此外,随机前瞻性的研究证实,调节饮食能降低结石的活性。因此,对病人的饮食习惯要详细了解,包括每日食用的液体、钠、动物蛋白、钙和草酸的量,以及摄入的柑橘类水果和补充物。可信的流行病学证据表明,减少液体和钙的摄入量能增加结石的患病风险;增加钠、动物蛋白和草酸的摄入量将增加结石患病率。后三者增加结石患病风险的作用已被代谢研究所证实。

很多研究者要求每个患者记录一周的饮食情况。多食肉类饮食可增加尿钙,尿草酸盐及尿酸的量,并降低 pH 及枸橼酸盐的排泄。Burns 和 Finlayson 于 1981 年发现食物蛋白对尿钙排泄的影响符合公式:$y = 6.8 \beta 0.4$,y 是指蛋白摄入导致的尿钙增加的百分比,β 是指食物蛋白含氮量(g)。运用这个公式,可以看到每天摄入 10 盎司的肉将导致尿钙排泄量增加 156%。肉类摄入的其他影响是由于动物蛋白中含硫氨基酸成分较高,尿液酸度增加,会减低氨基葡聚糖的抑制草酸钙晶体生长及聚集的功能。据计算结石患者的富含动物蛋白饮食大约使尿钙、草酸盐

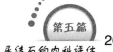

及尿酸水平上升一半。乳制品饮食可以造成高钙尿症,主要是由于钙摄取增加及乳制品中乳糖含量较高,而乳糖是增加肠道钙吸收的强效刺激因子。乳制品或多维生素片剂包含维生素 D,增加肠道钙吸收。大剂量的维生素 C(>10g) 可能诱发高草酸尿。补充钙和维生素 D 有增加肾结石形成的风险,这已被流行病学研究和一项最近的骨折预防试验所证实。另外,大量的维生素 C 的摄入,能增加草酸从尿中排泄,这增加了肾结石发生风险。目前有很多获取患者饮食信息的方法,如饮食回顾、食物频率问卷和饮食记录,后两者更加精确但同时也需更多的人员来完成。

四、感染

尿路感染,特别是诸如变形杆菌属、克雷白杆菌属、沙雷菌属和肠杆菌属的产尿激酶细菌,可能导致鸟粪石。此外,30% 的草酸钙结石患者有过大肠杆菌感染感染。

五、活动程度

在疾病或创伤的制动期间可能会导致骨脱矿质及高钙尿。这可能会加速具有结石形成趋势患者的结石形成。

六、系统病

诸如原发性甲状旁腺功能亢进症、RTA、痛风及结节病能够导致尿石病。

七、遗传史

家族结石史可能会提示一定的病因,比如 RTA、胱氨酸尿或吸收性多钙尿。家族成员具有结石病的病史使其复发的机会增加了 4 倍,遗传因子在结石形成中也起着一定作用,因此,不能遗漏患者的家族病史。特发性草酸钙结石是多基因遗传疾病,虽然家族成员可能并未患结石,但是其却有结石易感性基因。而单基因结石疾病可能是常染色体隐性遗传或是 X 连锁隐性遗传,除患者外其他家族成员亦可能患病。遗传咨询和遗传筛选对后者人群是必要的。

八、解剖学

先天性(肾盂输尿管移行部或马蹄肾) 及获得性(良性前列腺肥大、尿道狭窄) 尿路梗阻导致尿停滞及结石形成。髓质海绵肾是含钙结石患者最常见的肾结构异常。多达 2% 的患者具有此疾病。Schulz 和 colleagues 于 1989 年发现肾盏解剖结构与结石形成之间存在很大关联。肾石患者的排泄性尿路造影的回顾表明:由收集系统(At)、肾盏角度(Σ_{ai})及肾盂与输尿管角度(β)组成的公式能够区分结石患者及正常受试者,准确率为 80% :

$$X = 3.672 \times 101 \, At \, /mm^2 - 1.839 \times 10^{-2} \, \Sigma_{ai}/degree - 2.137 \times 10^2 \, \beta/degree$$

$X \leqslant 0.5$ 表明无结石,$X > 0.5$ 表明结石存在。

九、外科手术史

先前腹部肠切除手术导致腹泻的病史应该查找是否具有高草酸尿或低枸橼酸尿。

(吕建林　吴　锐)

第二十四章

CT 在结石患者评估中的应用

第一节　CT 的作用

在许多国家,螺旋 CT 已成为急腹症实际的诊断标准,且也已经广泛用来指导结石病的治疗过程。非增强 CT 无论在尿路结石的成像还是在诊断非结石疾病引起的急腹症中的价值都优于其他的成像技术。一旦发现结石,螺旋 CT 能很好地提供关于结石的大小、所在的解剖位置,甚至其组成的信息,这使医生能更好地掌握患者的病情,并以此决定治疗方案。而且非增强 CT 检查所需时间少,不需要注射造影剂,这两个优点都是患者所想要的。在许多国家,CT 检查的费用与其他结石相关检查类似,甚至更低。但 CT 的缺点之一就是患者会受到一定剂量的射线,关于这一点,将在下文中作更多的描述。

15 年前,Smith 等采用前瞻性研究首次提出非增强螺旋 CT 对结石非常敏感,即使是不易发现的小输尿管结石;该报道同时发现 CT 对尿路结石的敏感度为 97%,特异性为 96%,精确性为 97%。许多研究证实了 CT 能准确发现结石,且随着 CT 技术的不断改进,其鉴别结石和其他类似物(如异常的静脉石)的能力也显著增强。一些研究团体通过前瞻性研究评估了 CT 检测结石的能力,并比较了 CT 和其他评估患者疼痛的方法。Sheafor 等的试验对 45 位患者分别采用 CT 和超声检查,结果显示,CT 优于超声。Liu 等的研究中 60 位患者同时采用低放射线剂量的 CT 检查和静脉尿路造影(IVU),结果表明 CT 发现结石的能力优于 IVU,但是 CT 的放射线剂量是 IVU 的两倍。Myers 等的研究发现对于整形外科手术后的儿童,CT 同样优于超声。Sudah 等在 49 位患者中比较了 CT、核磁共振尿路成像(MRU)和 IVU 的效果,发现 CT 优于后两者。Wang 等对对 82 位患者进行了研究发现 CT 优于 IVU。Regan 等的研究中 64 位患者同时采用 MRU 和 CT 检查,结果仍是 CT 更佳。

Thomson 等将 224 位病人随机分入 CT 组和 IVU 组,发现 CT 组优于 IVU 组,且 CT 能提供无石的诊断,从而避免其他检查;而 IVU 即使能发现结石,仍需其他检查来确诊。Catalano 等将 90 位患者分入 CT 组和超声联用 X 射线组,同时另外 181 位患者同时采用前两种检查,结果显示,CT 是发现结石的最准确的方法。Mendelson 等将 200 位患者随机分入 CT 组和 IVU 组,结果发现 CT 确诊结石的能力强于 IVU。

非增强螺旋 CT 的前瞻性研究的数据极大地证实了 CT 是诊断尿路结石的最佳方法。相对于其他方法,该数据还指出 CT 的优点:能发现确切的患者的结石数量,即使肾盏中的小结石。另外,相对于其他检查,CT 所花费时间最少,费用亦与其他检查类似。

采用 CT 诊断尿石症并不需要非常有经验的放射学医生,一般的泌尿外科医生和急诊医生就能正确读片和描述 CT 结果,从而诊断结石。然而,在这些研究中后两者对急腹症进行鉴别诊断的能力弱于前者。Provision 当未发现结石时,CT 能迅速对急腹症做出其他诊断,而其他检查则不能。Abramson 等的前瞻性研究发现在其所在的急诊科中怀疑为肾绞痛的急诊患者中 18% 最后诊断为其他疾病。一些回顾性研究发现最后诊断为其他疾病的患者大多采用的是非增强 CT 检查。

CT 扫描还可能提示结石的成分,医生就能凭此知道患者的结石是草酸钙结石还是尿酸结石;而结石成分的不同,对应的治疗方案也完全不同。CT 应用 X 线衰减(hounsfield)来鉴别结石的类型,该技术已在体外试验中得到证实,但是体内试验中 CT 的该作用仍不确定。体外试验和体内试验的差距要完全解决还有很远的路要走,但是通过在体内试验中采用扫描层厚更小的薄层 CT,缩小了两种试验的差距。该不同可以归结于在体内试验中解决如何是 CT 提示解释组成的这个问题,因为临床上需要扫描层厚为 1mm 或更小来提示结石的组成。

因为 CT 的这些优点,在美国 2001—2005 年间急诊腹部 CT 使用率增加超过 70%。然而,并不是所有国家的 CT 使用率都是上升的。Otite 等最近发表的对英国和冰岛的泌尿外科医生进行的调查发现,在这两个国家中,85% 的机构使用 IVU 对侧腹痛进行诊断;其首要原因是 CT 设备缺乏,其次是医生对超声和 IVU 更加熟悉。Kartal 等在土耳其的前瞻性研究证实了土耳其现今采用超声对肾绞痛进行诊断的可靠性,认为没有必要改用其他检查方法。同样,在瑞典,采用止痛剂注射来缓解患者的肾绞痛,而不是立即进行影像学检查;Similarly 和 Lindqvist 等的随机前瞻研究证实了该法的可靠性。

这些研究认为由于 CT 的放射线剂量过高,使得怀疑有肾结石的患者不愿进行 CT 检查。而且 CT 增加的患癌症风险也无法评估。因此,不用 CT 检查貌似是合理的选择。为了改善 CT 的该缺点,一些研究团体研制了低放射线剂量的 CT 来检测结石。该 CT 减低了放射线剂量但是成像质量并未下降。这是所有设备的努力方向。CT 提供的信息还能预测体外冲击波碎石(SWL)治疗的效果。若皮肤至肾结石的距离大于 10cm,则 SWL 治疗后将会有残石;当结石有高的衰减系数(>1 000 Hu)时,治疗后有残石的可能性较小。

第二节　CT 和其他结石成像法的将来

螺旋 CT 技术飞速发展,医疗社会也不断地采用这些新技术,因此 CT 的将来是无法预测的。目前的双源 CT 的分辨率更高,可以发现冠状动脉粥样斑块,但并不增加放射线剂量。由于泌尿系结石很小,且在 CT 上为高密度,因此该技术可使结石患者同样受益。其他技术的将来也是难以预测的,但可以肯定的是,CT 技术远未发展到尽头。而这些技术的发展都将改善结石和泌尿系结构的成像。目前的技术几乎能 100% 的发现结石,并能精确定位。我们还需要提高泌尿系结石的成像质量吗? 答案是肯定的。随着技术的改进,CT 能更好地评估结石的大小,甚至使结石的内部结构显影,而不再单单是提供结石位置和大小的信息。上文提及的 CT 提示结石组成的能力依赖于技术的革新,如双源 CT。

　　另一项值得一提的技术是显微 CT。显微 CT 同样发展迅速,该技术的早期产品在体外试验中就能很好地提示结石的组成和结构。因此,显微 CT 可能能提供更多的关于结石组成和形态方面的信息,用来了解一些特殊形式的结石。关于结石的形态、组成和它们与病因可能的关联,目前临床实验室了解的还远远不够;而显微 CT 为临床实验室提供了一种全面的客观的方法来获得更多的这方面的信息。采用显微 CT 研究结石病,能提供关于从控制条件下的患者的结石的内部结构的有价值的信息。这些信息对研究结实的病因有很大的帮助。采用显微 CT 预测患者将来的成像的特点是完全可能的。至少目前已有文章提出了一种方法来获得临床 CT 成像的高分辨率。而且上述提到的 CT 技术的高速发展表明,不久的将来就会出现类似的 CT 技术革新。CT 是目前用于诊断结石、提供关于结石位置和特性的信息的最佳成像法,且 CT 不断在发展,CT 技术的优势也是越来越明显。然而,CT 的可靠性和放射线剂量方面的问题限制了 CT 在某些方面的使用。通过减少 CT 的放射线剂量可能解决部分问题。

第三节　CT 使用建议

1. 非增强 CT 是评估多数怀疑为肾绞痛的患者的首选成像法

1 级证据,A 级建议。

2. 非增强 CT 可能帮助预测 SWL 的疗效

2 级证据,B 级建议。

3. 非增强 CT 可能发现尿酸结石

2 级证据,B 级建议。

4. 非增强 CT 能确定结石周围的结构,这对一些手术方案的制订很重要(PCNL)

4 级证据,C 级建议。

5. 非增强 CT 能确定结石的大小和在肾脏中的精确位置

4 级证据,C 级建议。

6. 增强 CT 能确定集合管系统的解剖结构,并提供肾功能的一些指数

4 级证据,C 级建议。

(吕建林　周水根)

第二十五章

非螺旋CT成像法

第一节　非螺旋CT的影像学应用

虽然目前非增强CT用于检查作为多数结石患者的首选成像法,无论是在治疗前还是在治疗后。但是其他方法如腹部平片、静脉尿路造影、超声、动态肾闪烁照相和核磁共振尿路成像(MRU)在一些特殊情况下仍起着重要作用。

1. 腹部平片

腹部平片仅能发现50%的非增强CT下显影的结石。但是腹部平片发现泌尿系统结石的能力优于定位非增强CT。定位非增强CT扫描形式类似与腹部平片,但是其需要比平片更高的能量(分别为120~140 kV 和65~75 kV),因此该技术的放射线穿透力过强,导致较小的结石不能被发现。一般来说,定位非增强CT仅能发现1/3到1/2的在腹部平片上显影的结石。研究表明,定位非增强CT的精确性随着结石的直径变小而降低,尤其当结石直径 <5 mm 时,定位非增强CT就很难发现了。因此,当定位非增强CT未发现结石时,必须再进行腹部平片检查,防止漏诊。

体外实验证实了采用CT来评估结石的尺寸更加精确,因为在腹部平片上结石被放大了。然而,在实际临床应用中,两种方法在评价结石横断面或是前后位的尺寸方面仅有很小的差异,没有阳性或是阴性趋势(-12% ~ +15%)。这些临床上的差别为不显著差异。在实际临床应用中,选用较厚的扫描层厚的非增强CT来评估结石的轴向尺寸,轴向层面重建的结石的分辨率有限。腹部平片提示的结石密度可能预测SWL治疗肾结石的疗效,而非增强CT相对较差。相对于腹部平片提示为光滑且密度高的结石,SWL对那些粗糙且低密度的结石的疗效更好。Krishnamurthy和其同事的研究发现腹部平片的预测作用仅对直径 >10mm 的结石成立;当结石密度大于第12肋骨时,SWL治疗后的无石率为60%;当密度较低时,无石率为71%。

2. 静脉尿路造影

自从非增强CT作为一个常规检查以来,静脉尿路造影(IVU)以较少被用作为诊断技术了。但是IVU能提供有关肾盂的解剖结构的信息,这对制定外科治疗方案仍是很有用的,尤其是对SWL、PCNL和开放手术来说就更为重要。

3. 逆行肾盂造影术

逆行肾盂造影术显示的细微解剖结构与静脉尿路造影相当,甚至更好。现在以作为输尿管镜取石手术前的常规检查。另外,其确定输尿管和集合管系统的解剖与静脉尿路造影相当,甚至更好。当患者不能进行静脉尿路造影检查时,可以采用逆行肾盂造影术作为替代治疗。虽然在发现结石方面,IVU 优于单独使用超声检查,但是因为 IVU 的昂贵的价格和静脉注射造影剂的风险,所以不推荐其作为诊断的常规检查。

4. 多普勒超声

多普勒超声通过测定阻力系数,改善了超声发现因结石引起的阻塞的能力。同时,进行超声和腹部平片检查能提高对输尿管结石的敏感度。Riples 和其同事,以及 Catalano 等的研究以 CT 检查为标准,发现联用腹部平片和超声尚不能发现的结石一般都能自然排出。因此,超声和腹部平片的联用是实用且有效的。由于目前尚未有比较联用超声和腹部平片与 IVU 的发现结石能力的比较,所以无法推荐前者为高可信度的建议;但是间接证据和一致的意见建议将联用腹部平片和超声作为在有非增强 CT 禁忌证是的第二选择。该法尤其适用于儿童,且其敏感度也接近非增强 CT。经直肠或是经阴道超声可使探头尽可能接近远端输尿管。该腔内超声技术在探查远端输尿管结石时由于腹部平片、IVU 和腹部超声。虽然尚未有比较腔内超声和非增强 CT 在探查远端输尿管结石方面的能力的研究,但是当非增强 CT 阴性,又高度怀疑远端输尿管有结石时,可以考虑进行腔内超声。然而,即使 MRU 联用腹部平片,仍无法替代非增强 CT 作为探查尿路结石的首选影像学检查。

对于孕妇来说,检查放射线剂量越小越优先采用。且在该人群中进行对照试验也是不可能的。因此,推荐孕妇在怀疑有尿路结石时采用彩色多普勒超声来检查。单次 IVU 和 MRU 可在首次检查阴性但又高度怀疑解释时采用。

5. 肾闪烁照相术

急性泌尿结石病的治疗方案的制定基于临床症状、实验室检查和影像学检查。上尿路是否存在阻塞是影响治疗方案的重要影响因素。动态的肾闪烁照相术在急性结石病中的应用有少量的报道,但是可以用于辅助非增强 CT 诊断因结石导致的尿路阻塞。目前仅有少量肾闪烁照相术与 MRU 的对比数据,以及与其他方法(彩色多普勒超声)的对比数据。

6. MRU

MRU 也能发现因结石引起的尿路阻塞,而且无放射线辐射,同时还能探查肾外病变。远端输尿管结石是非增强 CT 最难发现的结石,尤其是尚未出现继发症状(输尿管壁增厚和输尿管扩张等)时。

目前尚未对代谢性结石病患者的随访时采用的影像学检查方法进行严格的分析。对于首次发生草酸钙结石或磷酸钙结石的患者,且结石是游离的,没有增加结石风险的系统系疾病时,不需要随访影像学检查。对于无症状的且结石不透光的首发或是复发结石患者,建议 1 年复查 1 次腹部平片。对于复发的草酸钙或是磷酸钙结石的成年患者,且结石是游离的,同样建议 1 年复查 1 次腹部平片。对于儿童患者、尿酸结石患者和胱氨酸结石患者来说,应优先采用超声检查;因为尿酸结石和胱氨酸结石在平片中不显影或几乎透明。超声免于患者暴露于射线之下,尤其对于那些年轻的结石患者和可能复发的患者。而对那些有症状或是代谢异常的患者则需其他检查方法和更高的检查频率。

第二节　对非螺旋 CT 的影像学检查建议

1. 非螺旋 CT 是多数病例中探查结石的首选检查方法

1 级证据,A 级建议。

2. 腹部平片探查结石的能力强于定位非螺旋 CT

2 级证据,A 级建议。

3. 在实际临床应用中,两种方法在评价结石横断面或是前后位的尺寸方面仅有很小的差异,没有阳性或是阴性趋势(-12% ~ +15%)。这些临床上的差别为不显著差异。采用 NCCT 评价结石的轴向尺寸

3 级证据,B 级建议。

4. 腹部平片可能能预测 SWL 治疗肾结石的疗效

3 级证据,C 级建议。

5. IVU 对某些特殊情况下能指导治疗结石的方案

3 级证据,C 级建议。

6. 多普勒超声通过测定阻力系数,提高超声发现结石的分辨力

2/3 级证据,B 级建议。

7. 联用超声和腹部平片在非螺旋 CT 之后作为探查结石的第二选择

2/4 级证据,C 级建议。

8. 动态的肾闪烁照相术可以用于辅助非螺旋 CT 诊断因结石导致的尿路阻塞,但与其他方法的对比数据甚少

2 级证据,C 级建议

9. MRU 亦能发现因结石导致的尿路阻塞,但与其他方法的对比数据甚少

2 级证据,C 级建议。

10. 对于首次发生草酸钙结石或磷酸钙结石的患者,且结石是游离的,没有增加结石风险的系统系疾病时,不需要随访影像学检查

3/4 级证据,C 级建议。

11. 对于无症状的且结石不透光的首发或是复发结石患者,建议 1 年复查 1 次腹部平片

4 级证据,C 级建议。

12. 对于复发的草酸钙或是磷酸钙结石的成年患者,且结石是游离的,同样建议 1 年复查 1 次腹部平片

4 级证据,C 级建议。

13. 对于儿童结石、尿酸结石和胱氨酸结石患者来说,优先采用超声检查

4 级证据,C 级建议。

14. 有症状或是代谢异常的患者则需其他检查方法和更高的检查频率

4 级证据,C 级建议。

(周水根　徐　彦)

第二十六章

血液学检查的评估

　　尿结石患者的首次评估并不需要复杂的血液学检查,只需要获得基本的代谢概况(血尿素氮、血肌酐、血糖、血电解质和血钙)、血尿酸和血磷。而这些基本代谢概况异常能反映肾脏功能不全,如肾小管酸中毒、肾小球滤过率下降和甲状旁腺功能亢进。尽管诊断为甲状旁腺功能亢进的患者很少,仅占结石患者的1%,但是其对患者的潜在影响却很大。

　　获知血尿酸的水平来评估是否患有痛风;血磷水平帮助诊断原发性甲状旁腺功能亢进和肾磷漏。确诊原发性甲状旁腺功能亢进还需其他检查。若患者有脓毒血症的症状,还需进行全血细胞计数和分型;此外,还需进行血培养。

(吕建林)

第二十七章

结石成分的评估

　　结石分析是代谢评估中最重要的一部分,因为结石分析的结果决定着下一步的检查。目前有许多结石分析方法,包括 X 线衍射法、红外光谱法、拉曼光谱镜检法、傅里叶变换红外光谱学法、透射电子显微镜的能量色散显微分析、透射电子显微镜法、显微 CT 法、湿化学分析、晶体光学法、梯形密度柱法、X 线连续散射法和热重分析。最常用的方法是傅里叶变换红外光谱学法和 X 线衍射法。这些技术主要用来确定结石的结晶组成,而不是高分子或其他的非结晶部分。X 线衍射法是一种半定量技术,相关组分按(显性)级系排列,而结石组分的相关百分比由傅里叶变换红外光谱学法测定。这两种技术都很精确,但是,这还依赖于标准数据库的质量和完整性,还有实验室人员的经验。

　　当结石由多种组分组成时,需同时进行两种分析方法。当实验室人员有丰富的经验时,实验能很快被完成,花费也较少。结石组分能对诊断结石形成的相关状况有一定的预测价值。钙磷灰石和混合钙结石(草酸钙/钙磷灰石)与肾小管酸中毒和甲状旁腺功能亢进有关。已有研究报道,这些诊断与结石的磷酸组分呈正相关性。尿酸结石和痛风已有很强的正相关性。在结石可获得的情况下,结石首次发生时就应进行结石分析。同样,结石复发时亦应该进行结石分析,即使首次发病时以了解了结石的组分,因为已有研究报道复发结石的组分会发生改变。Mandel和其同事研究发现在结石复发患者人群中草酸钙结石有很强的转变为磷酸钙结石的趋势。这将影响结石的发展和严重程度。

（吕建林）

第二十八章

尿液分析的评估

虽然尿检是很单一的检查,但是却能提供很多重要信息。显微镜分析和试纸分析需同时进行。结石能引起血尿和脓尿,但其他原因亦能引起这些症状,一个谨慎的医生应立即行进一步检查。结石患者能出现结晶尿症,但是正常人也会出现该症状,胱氨酸结晶尿症除外。若尿中出现胱氨酸结晶时提示该患者有胱氨酸尿症。伴有感染的代谢结石患者的尿中很可能含有细菌。对于该人群,尿 pH 和尿比重是最重要的测量参数。尿比重能反应患者的水化状态。而尿 pH 对于伴感染的代谢结石患者来说是一个重要因子。然而试纸法测定尿 pH 的准确性受到质疑,因为最近发现该准确性具有试纸依赖性。如果是因为尿液分析或是临床表现而怀疑感染的,建议进行尿培养和药敏试验。

建议复发结石患者和患有胱氨酸尿症的患者对患者普食情况下的 24 h 尿进行析。同样,这也适合于某些特定的首次发病人群,包括儿童、孤立肾患者、肾功能不全患者、多发性结石患者、肠道疾病患者,以及因工作需要必须保持无石状况的人群。进行该检查的原因是该检查发现代谢异常的概率很高,而这些代谢异常均增加结石形成风险,如高钙尿症、高草酸尿症;而有效的治疗是为了降低结实的活性。首发结石患者和复发结石患者人群中类似的频谱和代谢异常的高发支持对首次发病患者进行该检查。

装尿标本的容器的容量至少要有 4 L。下列参数需要测定:尿量、尿 pH、尿肌酐、尿钙、尿尿酸、尿镁、尿磷、尿钾、尿钠、尿枸橼酸、尿氨、尿素氮和尿硫酸盐。尿肌酐用于评价尿液收集的准确性:男性 20~27 mg/(kg·d),女性 14~21 mg/(kg·d)。尿钙、尿枸橼酸、尿草酸、尿尿酸和尿 pH 用来发现高钙尿症、低枸橼酸尿症、高草酸尿症、高尿酸尿症和痛风。尿镁和尿钠分别是用来评价盐和镁的摄入指数。尿素氮、尿硫酸盐、尿磷、尿尿酸用来评估蛋白消耗量。胱氨酸结石患者需要测尿中胱氨酸排泄量。一般情况评估包括性别、年龄和体重。

测定形成结石的盐类的过饱和度对评估饮食疗法和/或药物治疗预防结石的疗效相当有价值。目前认为,减少靶盐的过饱和度能降低结石形成的活性。另外,治疗过程中靶盐的过饱和度下降了,但是其他形成结石的盐类的过饱和度反而上升了。例如,草酸钙的过饱和度下降了,但同时磷酸钙的过饱和度上升了,这被认为是不利的改变。形成结石的盐类的过饱和度的变化被证实与混合结石的发展平行。因此,当 24 h 尿液分析后,可以考虑测定草酸钙、磷酸钙和尿酸的过饱和度。

不少方法已被用来测定尿的饱和度,EQUIL 分析是其中最全面的方法之一。该分析方法使用尿中主要离子的解离常数来计算,用于评估尿中一水草酸钙、无水草酸钙、磷酸钙的各种不溶

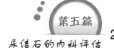

盐的过饱和度。相关过饱和度就是对这些离子形成的盐的浓度评估,这与他们相关的可溶性盐在水中的溶解度相关。因为尿中有大分子和潜在的结晶抑制因子(如枸橼酸)的存在,因此即使这些离子在尿中的浓度高于发生结晶作用时的浓度,结晶作用也不会发生。该分析方法需要测定 13 种离子。Tiselius 发明了一种简短的评估方法,该法仅需测定用于饱和度计算的几种主要离子,而且该法适用于绝大多数的情况。波恩风险指数是一个真正的简短的评估方法,该指数为尿中离子钙的含量与尿中草酸量的比值。采用该法分析了 201 份尿样,发现结果与 EQUIL 分析方法的结果和 Tiselius 风险指数相近,无明显差异。JESS 是基于广泛的物理化学常数的数据基础,且其分析结果与 EQUIL 的结果相当。但目前仍缺乏对该法的研究。评估过饱和度的方法的选择依赖于实验室拥有的设备及其先进程度。选用适当数量的设备是必需的。另外,评估的整个过程需采用统一的方法。

目前推荐收集 2 个 24 h 尿标本,因为这能更好地发现异常。而该异常每天都不同,且环境因素对其影响很大。但 Pak 和其同事不支持该观点,他们的研究发现 2 份尿样的成分很类似,因此他们认为单份 24 h 尿已经足够用来评估了。然而,Park 和其同事发现尽管 2 份尿液明显相关,但是标准差变很大,随机 1 次尿样可能与另外一份尿样在临床意义上显著不同。草酸钙结石和磷酸钙结石患者大多有高钙尿症。由于目前对所有高尿酸症患者的治疗都是相同的,因此不需要采用补充试验,比如对低钙饮食、禁食和钙负荷的反应来阐述高钙尿症的原因。如果噻嗪类利尿剂或是呋满速尿无效时,则采用饮食调节治疗。排除高尿钙症的稀有病因是很重要的,比如原发性甲状旁腺功能亢进和肾小管中毒等,一般采用测定血钙来判定前者,而通过测定尿 pH 和血电解质来判定后者。而在利尿剂治疗的同时必须监测血电解质和血钙,因为该治疗过程中原发性甲状旁腺功能亢进有时不明显,而且可能会发生电解质紊乱。另外,建议所有患者在治疗高钙尿症过程中反复进行 24 h 尿测定,因为过量使用利尿剂会导致低钙尿症。

氯化铵负荷试验以用来诊断不完全性肾小管酸中毒。而对于较低的尿枸橼酸排泄量患者,该试验不是必须的。因此,该治疗与特发性低枸橼酸尿的治疗方案(服用碱如枸橼酸钾)相类似。结石分析可能影响尿检的选择。如果结石是单一的鸟粪石,24 h 尿测定是不必要的,因为其诊断率低;对于该类患者,首要目标是取出结石和防止尿路感染复发。如果结石是由鸟粪石和代谢组分混合而成,24 h 尿测定是相当有必要的,因为该测定能发现许多异常,并能评估治疗的疗效。对于单纯胱氨酸结石患者来说,24 h 尿测定仅需侧定尿容量、尿 pH、尿胱氨酸和尿肌酐;而对于含胱氨酸的混合结石来说,所有相关参数均需测定;而对于单纯尿酸石患者所需测定仅包括尿量、尿 pH、尿肌酐和尿尿酸;而对于含尿酸的混合结石来说,所有相关参数均需测定。

患结石的儿童同时有代谢异常,因此需要进行 24 h 尿测定。这些研究建议在首次结石病时就应进行 24 h 尿测定,这对早期诊断一些显著的异常很有意义,如原发性高草酸尿症。对儿童进行 24 h 尿测定时要考虑以下几个因素:① 正常儿童的尿液组分与没有结石形成的成年人有明显的不同,DeFoor 和其同事发现正常儿童经尿肌酐校正后尿中钙、草酸和枸橼酸含量明显高于成年人,他们还发现正常儿童尿中的草酸钙和磷酸钙的过饱和度也较成年人高;② 儿童各种尿液参数的正常范围因其年龄、性别和种族不同而不同,治疗前必须考虑到这一点。对该方面的研究目前还比较少,所以需要更多的研究来改善对儿童结石患者的治疗。

收集年龄较小的儿童的 24 h 尿比较困难。有些研究主张采用随机尿分析,并用尿肌酐校正。其中随机尿中尿草酸测定被证实能诊断原发性高草酸尿症。但是这些研究有一定的局限性。因为分析结果可能因尿样获取时间、性别和年龄的不同而不同。另外，尿肌酐也受体重的蛋白摄入量影响，导致人与人之间和个人之间的差异。以上提到的问题限制了该法的应用。

随访 24 h 尿测定被建议用于采用饮食疗法或是药物治疗的患者。首次随访检查应在住院治疗后的 6~8 个星期，因为这么长的时间已足够证实所采用的疗法的疗效。如果并未出现有利的变化，则需调整剂量或选择另一种药物；如果该疗法起效，则再过 6~8 个星期再次进行 24 h 尿的测定，随后再每年进行 1 次 24 h 尿的测定；如果结石活性增加或是组分改变，则需增加检测频率。对于采用巯基化合物治疗胱氨酸结石的患者，需要进行特殊的尿液检查，因为多数评估胱氨酸的方法不能区分巯基化合物/胱氨酸复合物中的胱氨酸。目前出现了一项测定胱氨酸过饱和度和胱氨酸量的技术，该技术已被用来评估巯基化合物的疗效。

（吴　锐　吕建林）

第二十九章

特殊结石病的评估

第一节　高草酸尿症的评估

尿中草酸含量增加是草酸钙结石形成的一个风险因子。但这并不绝对,因为有高草酸尿症的人群中有的是结石病患者,有的是偶发结石者;相反,草酸排泄量较低的正常人群中,却有结石病患者。这说明结石是一个多因子引起的疾病。进一步评估尿草酸排泄量有一定困难,因为尿草酸排泄量不仅受食物中的草酸影响,同时还受内生草酸的影响。

尿草酸的排泄量的测定是一个复杂的过程,必须具有特殊设备的实验室才能进行测定。大多数实验室采用草酸氧化酶技术,该技术使用的试剂盒是由 Trinity biotech(Bray,冰岛)提供的。该试剂盒能被多数化学分析家所熟练掌握。因为尿草酸排泄量依赖于食物因素,所以目前采用分析 24 h 尿来得到尿草酸排泄量。因为不同饮食的影响,尿草酸的排泄量每天都不同。因此,建议收集多个 24 h 尿进行分析。Oxalogenesis 和草酸钙的沉积影响尿中草酸的含量。而酸化尿液能阻止该过程。大量的草酸钙结晶形成将降低尿中草酸含量,而酸化尿液能预防草酸钙结晶生成。对尿液的冷藏亦会诱导草酸钙晶体的产生。正常范围,尿草酸正常排泄量一般大于 42 mg/d。儿童的正常范围因年龄不同而不同:小于 6 个月的婴儿,尿草酸正常排泄量小于 0.29 g/d;6 ~ 12 岁的儿童小于 0.63 mg/d。如果一次 24 h 尿检查证实尿草酸含量增加,建议患者采取降低该参数的措施。如果尿草酸排泄持续增加,特别是很高水平,则需进一步检查。

原发性高草酸尿症的评估包括如下几个过程。第一步,测定羟乙酸盐和左旋甘油酸酯。尿羟乙酸盐的正常范围是小于 50 mg/g 尿肌酐,尿左旋甘油酸酯的正常范围是小于 25 mg/g 尿肌酐。Ⅰ型患者血管紧张素原(AGT)活性缺乏,且一般尿羟乙酸盐增加;Ⅱ型患者尿左旋甘油酸酯增加,且组织中的糖皮质激素受体(GR)活性缺乏;而同时患有Ⅰ型和Ⅱ型的患者,尿羟乙酸盐和左旋甘油酸酯却在正常范围之内。第二步,测试从全血中提取的 DNA,该方法已作为新的可靠的诊断方法。

探寻已知疾病在染色体 DNA 中的突变的研究目前尚未进行。导致疾病的突变可在 90% 的患者的等位基因中发现。筛查从预定 pH 的全血提取的 DNA 的结果是同时筛查 3 个最常见的突变时,敏感性为 40%,特异性 90%;当同时筛查最易受累的 3 个外显子,敏感性增加到 75%,特异性 94%;当筛查整个基因序列时,敏感性为 94%,特异性为 98%。通过使用序列法来进行分析,开始是分析普遍的突变,随后分析最易受累的外显子,最后分析整个基因序列,这可以减少分析时间和花费。当 DNA 分析不能确定时,则需肝活检,并测定 AGT 和 GR 活性来明确诊断。

原发性高草酸尿症的评估的建议

1. 患者有极高水平的高草酸尿且未有肠道疾病,则应诊断为原发性高草酸尿症

2 级证据,B 级建议。

2. 怀疑患有原发性高草酸尿的患者需测定羟乙酸盐和左旋甘油酸酯

2 级证据,B 级建议。

3. 测试从全血中提取的 DNA 已被用于诊断原发性高草酸尿

2 级证据,B 级建议。

4. 当 DNA 分析不能确定时,则需肝活检,并测定 AGT 和 GR 活性来明确诊断

2 级证据,B 级建议。

第二节　原发性甲状旁腺功能亢进

有一小部分结石患者同时患有原发性甲状旁腺功能亢进。尽管该病的发病率很低,但是在临床诊断过程中仍建议所有结石患者均测定血钙水平以确定有无该病。因为如果患者有甲状旁腺功能亢进,通过手术纠正该病能降低结石的活性。Jabbour 和其同事研究了 120 位伴甲状旁腺功能亢进的结石患者,发现 36 例(30%)患者手术治疗甲状旁腺功能亢进后结石就消失了,且在随访过程中亦未出现结石;84 例患者手术后仍有结石或是有结石发生;其中 88% 的结石和 77% 的新生结石在 10 年内溶解或消失;在手术前肾绞痛的频率是 0.66 次/(人·年),手术后降到 0.02 次/(人·年)。

Mollerup 和 Lindewald 对手术治疗患有原发性甲状旁腺功能亢进的患者进行了随访研究,发现新发结石率较手术前低。一项随机前瞻性研究证实了患有原发性甲状旁腺功能亢进的结石患者进行甲状旁腺切除术后,结石活性下降。如果血钙增高,则需进一步检测血 PTH 和血磷的水平。当血钙正常,但血白蛋白异常或是患者有骨质疏松症,则需测定血中离子钙浓度。目前采用测定全段 PTH 的标准方法[免疫放射测定法(IRMA)和免疫化学发光分析法(ICMA)]来测定 PTH 片段,当然这些方法也可测定整个 PTH 分子。该法能完整地评估目前 PTH 的量。一个新的更敏感的方法是通过使用 IRMA 来测定整个 PTH 分子,但是尚未被临床广泛应用。当血钙处于正常高值,尤其是患者同时有磷酸钙结石或者结石复发时,同样建议进行 IRMA 或 ICMA 来明确诊断。如果发现血 PTH 增高和高血钙时提示原发性甲状旁腺功能亢进。如果发现高血钙和全段 PTH 不受抑制,也强烈提示原发性甲状旁腺功能亢进。另外,还有部分患者是血钙正常的原发性甲状旁腺功能亢进患者,这些患者血 PTH 水平升高而血钙正常;此时诊断该病比较困难,需排除维生素 D 缺乏症,也应考虑因肾钙漏引起的高钙尿症,若为该病需要噻嗪类利尿剂或是呋满速尿进行治疗。

当甲状旁腺功能亢进的继发原因排除后,可以考虑锝显像(核素扫描)。Tordjman 和其同事对 22 该种情况的患者采用锝显像,发现其中有 16 位(73%)患者患有腺瘤。结石患者人群中,还有其他高尿钙症的病因,如恶性肿瘤、肉样瘤病、内分泌疾病、药物因素和过量使用维生素 D。

这些疾病的病程中 PTH 受到抑制。

原发性甲状旁腺功能亢进评估的建议：

1. 建议草酸钙或是磷酸钙结石患者检测血钙来确定有无甲状旁腺功能亢进
2 级证据，B 级建议。

2. 建议高血钙症的患者和血钙处于正常高值的复发结石或是含磷酸钙结石测定血 PTH
1/2 级证据，B 级建议。

3. 建议伴有甲状旁腺功能亢进的结石患者进行甲状旁腺切除术
1 级证据，A 级建议。

第三节　特发性尿钙增多症

特发性尿钙增多症（idiopathic hypercalciuria，IH）是一种病因未完全明了的尿钙增多并伴有尿结石，而血钙正常的疾病。1953 年，Albright 首先报道一组原因不明的肾结石伴血钙正常，而尿钙排泄增加的病例，被命名为特发性尿钙增多症。因有明显家族性遗传倾向，可能与常染色体显性遗传缺陷有关。所致的基因突变而引起多种物质转运异常，尤其是维生素 D 代谢紊乱有关。维生素 D 代谢紊乱可引起肠道吸收钙亢进、肾小管重吸收钙功能障碍或肠道和肾小管均有功能障碍，而致尿钙增多；此外，饮食与环境因素也与发病有关。本病有明显的家族遗传倾向，发病机制与常染色体显性遗传和基因突变有关。利用家系分析，限制性片段长度多态性和微卫星灶 DNA 多态性分析的方法发现病变基因位于人类染色体 X $p11.22$，编码肾小管上皮细胞膜的氯离子通道蛋白 CLC-5。CLC-5 与细胞重吸收小分子量蛋白质形成内吞囊泡有关。基因突变后，使其通道结构异常，氯离子跨囊泡膜内流受阻，囊泡酸化障碍，影响蛋白质重吸收，出现小分子蛋白尿，同时囊泡不能酸化，影响到细胞膜表面受体再循环，继而引起多种物质转运异常。

自 20 世纪 80 年代以来，IH 与小儿血尿的关系日益受到重视。在小儿人群中发现 2.2% ~ 6.2% 为无症状性 IH。有报道，53% 以上儿童尿高钙尿症可出现尿石症。另有研究发现，51/122（42%）的高钙尿症的儿童有肾结石，在原因不明的钙结石中，约有 18/21（81%）有特发性高钙尿症。20 世纪 90 年代以来，认为本病是一种 X 性连锁性隐性遗传病，主要与 CLC 氯通道的家族中 CLC-5 基因 CLCN5 变异有关。该病主要表现为 X 性连锁性高尿钙性肾石症，小分子蛋白尿和肾功能不全。本病又称为 Dent 病，X 性连锁隐性遗传性低磷酸盐性佝偻病，X 性连锁隐性遗传性肾石病，特发性日本儿童小分子蛋白尿症等。本病早期较隐匿，可仅表现为小分子蛋白尿，蛋白质相对分子量一般小于 4 万 Da，其中主要成分为 $β_2$ 微球蛋白、视黄醇结合蛋白、$α_1$ 微球蛋白和溶菌酶等小管标志蛋白。24 h 尿蛋白量儿童大多在 1 g 以下，成人为 0.5 ~ 2.0 g。至成人期可出现肾石症，肾钙质沉着和渐进性肾功不全。还可以出现肾性糖尿、氨基酸尿、尿酸尿等近端肾小管功能障碍的表现。由于钙从尿中大量丢失，体内长期呈负钙平衡，少数病人可继发甲状旁腺功能亢进，患者可发生关节痛、骨质疏松、骨折、畸形和维生素 D 缺乏病，少数病人表现为身材矮小、体重不增、肌无力等。

（一）特发性高钙尿症的病因

1. 肾小管重吸收钙离子功能缺陷

又称肾漏出钙过多（肾漏型），指肾小管对某种调节蛋白重吸收减少或管腔膜上参与钙离子转运的蛋白通道再循环障碍时，使原尿中钙离子重吸收减少，引起尿钙增加，血钙减少。由于血钙减少，刺激甲状旁腺分泌 PTH 增加，同时维生素 D 活性产物合成增加，使血钙保持正常水平。肾小管对磷重吸收减少，肾性失磷引起继发性低磷血症，反馈作用使 $1,25$ -二羟维生素 D_3 合成增加，使肠钙吸收亢进并维持血钙正常。空肠对钙离子吸收增加，也使可滤过钙离子增加，进一步增加尿钙的排泄。

2. 空肠转运吸收钙增加

空肠转运吸收钙增加又称肠钙吸收亢进（吸收型），主要由于空肠对钙选择性吸收过多，使血钙升高致肾小球滤过钙增多，继发性尿钙排出过高；另外，甲状旁腺分泌功能抑制，使肾小球超滤负荷增加，而肾小管重吸收钙离子减少，引起尿钙增多，吸收增加的钙离子由尿中排出，所以血钙不升高并可维持正常。此型机制不明，有人认为可能为维生素 D 调节障碍所致。

（二）实验室评估

1. 尿液检查

尿钙增多，女性尿钙 > 6.25 mmol/24 h，男性 > 7.5 mmol/24 h [24 h 尿钙 > 0.1 mmol/kg（ > 4 mg/kg）]，$U_{ca}/U_{cr} > 0.21$；可有轻度血尿、蛋白尿，无管型尿，可见草酸钙、磷酸盐结晶；尿浓缩功能受损。合并感染时尿白细胞增多。

2. 血液检查

血钙正常，血磷可降低，碱性磷酸酶增高，血清甲状旁腺激素浓度升高。

3. 钙负荷实验

方法为低钙低磷饮食 3 天，第 4 天给钙，15 mg/kg 静脉滴注，于 5 h 内滴完，3 h 后测血钙；并留 24 h 尿测尿钙。

结果判断：如尿钙排出量减去每天基础尿钙排量，其值超过滴入钙量的 50%；尿磷排泄量在滴注钙后的第 $4 \sim 12$ h 较第 $0 \sim 4$ h 降低 20%，则示阳性。

4. 肾组织病理学检查

主要表现为非特异性肾小管萎缩和间质纤维化。肾脏的钙质沉着，主要发生在肾髓质，但与肾衰竭的出现时间和程度不符。

（三）高钙尿症的评估

对原因不明的单纯的血尿患者，应询问家族有无尿结石史。对临床表现尿路感染以及尿路结石相应症状的患者，应收集 24 h 尿并测定尿钙（ U_{ca} ）和尿肌酐（ U_{cr} ）；如果每天尿钙 > 0.1 mmol/kg（ > 4 mg/kg），就应测定 U_{ca}/U_{cr} 的比率，此比值若大于 0.21 可初步诊断本病。尿分析可有镜下血尿，尿白细胞增多，无蛋白尿或仅轻度蛋白尿，无管型尿。可见草酸钙和（或）磷酸盐结晶，尿 pH 测定有助于鉴别分析尿结晶的性质。儿童可表现尿浓缩功能受损。

有条件的患者可做钙负荷试验以鉴别是吸收型还是肾漏型。方法为：每天摄入钙小于 300 mg，共 3 天，第 4 天 2 h 尿钙量仍然高于正常人时有诊断意义。近年有学者认为，口服钙负荷试验无助于预期肾石病，不推荐用这项试验作为儿童高钙尿症的常规诊断评估，除非血

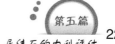

清甲状旁腺激素浓度升高。另有学者建议,用限钙和静脉钙耐量试验分析确诊本病。方法为低钙低磷饮食3天后,第4天给予钙15 mg/kg,静脉输入,于5 h内滴完后,第3 h测血钙,并留24 h尿测尿钙。如果尿钙排出量减去基础尿钙后,仍然超过滴入钙量的50%,尿磷排出量在滴钙后第4~12 h较第0~4 h降低20%,表示试验阳性。

（四）鉴别诊断

1. Fanconi 综合征

主要临床表现是由于近端肾小管对多种物质重吸收障碍而引起的葡萄糖尿、全氨基酸尿,不同程度的磷酸盐尿、碳酸氢盐尿和尿酸等有机酸尿,亦可同时累及近端和远端肾小管,伴有肾小管蛋白尿和电解质过多丢失,以及由此引起的各种代谢继发症,如高氯性酸中毒、低钾血症、高尿钙和骨代谢异常等。但由于同时存在多尿症状,很少发生肾结石和肾钙化。

2. 甲状旁腺功能亢进

除特有的临床表现外,主要表现为PTH升高、血钙升高、血磷下降。而特发性尿钙增多症中钙离子一般正常,血磷和PTH常接近正常低限。

3. 骨髓瘤

临床表现为蛋白尿、肾病综合征、慢性肾小管功能不全及急慢性肾衰竭。主要由于轻链大量沉积在肾脏及高钙血症引起的上述症状。肾活检和骨髓穿刺可作为确诊依据。

4. 肾小管酸中毒

尿钙排出增多,血钙下降。临床表现为骨痛及病理性骨折。伴有尿路结石,易继发尿路感染,甚至肾脏钙化。肾小管浓缩功能受损,呈现低比重尿、碱性尿。

5. 髓质海绵肾

本病是一种先天性良性肾脏囊肿性疾病,主要临床表现为血尿,多为镜下血尿,易有肾结石,引起腰痛、肾绞痛、尿路感染等。累及远端肾小管表现为肾浓缩酸化功能下降,肾静脉造影可作为诊断的主要手段。

第四节　高尿酸尿性草酸钙结石

高尿酸尿性草酸钙结石已成为一个独立的、区别于特发性含钙结石的临床综合征。凡是高尿酸尿并发反复发作的草酸钙结石形成,而临床上没有原发性甲状旁腺功能亢进、高草酸尿及高钙尿等疾患的结石病人,即可划分入高尿酸尿性草酸钙结石的范围。高尿酸尿性草酸钙结石多见于男性,发病高峰年龄为40~50岁。1968年,Prien等首先观察到痛风病人经常自尿中排出草酸钙成分的结石,但这些病人并没有钙代谢方面的异常。而后,一些学者先后发现,相当多的草酸钙结石病人尿中排出的尿酸量明显高于正常人,这些病人在临床上可以没有痛风的症状,在应用抗嘌呤代谢药物使病人尿酸排出降到正常水平后,就会显著地减少新结石的发生。这些情况提示高尿酸尿与草酸钙结石形成之间可能存在内在联系。Coe测定了46例草酸钙结石病人尿中尿酸的排出水平,发现其中有14.6%的病人尿酸排出超过800 mg/24h（男）,及50 mg/24h（女）,加上与高钙尿共存的病例共有26例。随着认识的深入,1980年Coe及Pak将这一症候群命名为高尿酸尿性草酸钙肾石病。

因为结石病人尿中草酸钙经常处于过饱和状态,因此就造成了易发生结石的内环境。高尿酸尿病人尿中尿酸排出均高于 96mg/L 的正常值,从而增加了尿酸的过饱和状态。其原因有二:① 进食过多的嘌呤食物造成尿中尿酸排出增多;② 产酸食物可造成过多的硫酸盐,甚至硫酸产生,降低了尿的 pH。高尿酸尿病人的尿 pH 均低于 6.0,低 pH 增加了未溶解的尿酸形成。Pak 等在体外实验中将尿酸钠晶体加入人工配制的草酸钙过饱和溶液中,可以很快观察到草酸钙沉淀的出现。不加入尿酸钠,则溶液保持长时间稳定,加入尿酸则不引起上述变化。其他学者也观察到,尿酸的性质像任何弱酸一样,在 pH 高于一定值时开始丢失氢离子,在 pH 为 6.0 左右的环境中,大部分尿酸以尿酸盐的形式存在于尿中,在有足够的钠离子时则形成尿酸钠晶体。尿酸钠在体外实验中可以使草酸钙在尿中的晶体浓度降低而易于发生沉淀并引起草酸钙的异源性成核作用。但临床上病人很少排出尿酸单钠晶体这一事实却并不支持此说。

高尿酸尿引起草酸钙肾结石形成的机制有:异质成核、取向附生及尿中抑制物活性降低。① 异质成核:尿 pH 为 6.0 左右时,大部分尿酸以尿酸盐形式存在于尿中,在有足够的钠离子时则形成尿酸钠晶体。尿酸钠可作为成核因子而启动草酸钙异质成核作用。② 取向附生:在晶体学上,两种结构近似的晶体可以一种生长于另外一种的表面上的现象称为取向附生(epitagy)。Consdale 及 Koxtsonkos 等分别测定了尿酸、尿酸钠及一水草酸钙晶体的晶格,发现其间尤其以尿酸及一水草酸钙的晶格非常接近,或者呈乘积关系。它们可以呈趋向生长。尿酸或尿酸钠晶体可作为草酸钙晶体沉淀和生长的核心,即草酸钙晶体在尿酸或尿酸钠晶体核上取向附生。现已知道一水草酸钙晶体的晶格与尿酸晶体的晶格非常接近,可以取向附生。粒晶结构结石的形成是尿酸结晶首先析出,随后才有草酸钙晶体的附生。超微结构观察可见微晶结构结石的核是纯尿酸晶体,无基质和其他成分,其外周则是一水草酸钙和尿酸晶体按一定方向互相交替环绕的同心层,这可能是随体内代谢改变或尿液成分的变化,从内向外逐层交替沉积所致。③ 抑制物活性降低:正常尿液中有两类草酸钙晶体生长和聚集的抑制物,一类为低分子量物质如焦磷酸盐,占抑制活性的 10% ~ 15%;另一类为高分子量物质,其主要成分为酸性黏多糖(AMPS),这是尿中主要的抑制物,占抑制活性的 85%。Robertson 等实验证明,当尿酸在尿中排出大于 300 mg/L 时,有 30% ~ 50% 的尿酸盐与酸性黏多糖类物质(AMPS)结合成一种稳定的胶体尿酸钠形式。尿中尿酸盐浓度增加则 AMPS 的活性降低,抗草酸钙晶体形成的能力下降。反之,将加入的尿酸盐移除,则可使 AMPS 的阻断活性恢复。因此,笔者认为尿酸盐引起草酸钙结晶形成不是尿酸盐直接作用于草酸钙结晶作用的结果,而似乎是尿酸盐与 AMPS 之间作用的结果,可能是尿酸钠与 AMPS 结合或吸收造成 AMPS 的抗结晶作用失效而间接地造成了草酸钙结晶形成。

调整饮食以减少嘌呤类食物的摄入为根本的预防结石发生措施,但是这涉及饮食习惯的改变。有的学者发现尿酸钠在尿中的饱和程度随着尿中钠的增加而增加,因此认为高尿酸尿性草酸钙肾石病病人应限制钠的摄入。应用黄嘌呤氧化酶抑制剂干扰嘌呤代谢从而使尿中尿酸排出减少为理想的治疗措施。据 Smith 的研究,别嘌呤醇(allopurinol)在预防高尿酸血伴有钙石形成病例中有预防新结石形成的作用。Coe 报告了 202 例高尿酸尿或伴有高钙尿的草酸钙结石病人,应用别嘌呤醇或噻嗪类药(thiazide)或二者联合用药平均治疗 2.91 年,新结石形成显著减少。在 625 例病人年治疗中,本应发生 220 枚结石,实际形成 22 枚,与对照组比较差别显著。Finlayson 等认为别嘌呤醇分子不影响草酸钙的结晶或成核过程,很可能是由于减少了尿酸的排出而间接地防止了新结石的形成。

(吕建林 吴 锐)

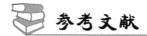 **参考文献**

1. Honow R, Laube N, Schneider A, et al. Influence of grapefruit-, orange- and apple-juice consumption on urinary variables and risk of crystallization. Br J Nutr. 2003, 90:295 – 300.

2. Goldfarb DS and Asplin JR. Effect of grapefruit juice on urinary lithogenicity. J Urol. 2001, 166:263 – 267.

5. Kocvara R, Plasgura P, Petrik A, et al. A prospective study of nonmedical prophylaxis after a first kidney stone. BJU Int. 1999, 84:393 – 398.

6. Ohkawa M, Tokunaga S, Nakashima T, et al. Thiazide treatment for calcium urolithiasis in patients with idiopathic hypercalciuria. Br J Urol. 1992, 69:571 – 576.

7. Curhan GC, Willett WC, Knight EL, et al. Dietary factors and the risk of incident kidney stones in younger women: Nurses' Health Study Ⅱ. Arch Intern Med. 2004, 164:885 – 891.

8. Sakhaee K, Poindexter JR, Griffith CS, et al. Stone forming risk of calcium citrate supplementation in healthy postmenopausal women. J Urol. 2004, 172:958 – 961.

9. Holmes RP, Goodman HO, and Assimos DG. Contribution of dietary oxalate to urinary oxalate excretion. Kidney Int. 2001, 59:270 – 276.

10. Hess B, Jost C, Zipperle L, et al. High-calcium intake abolishes hyperoxaluria and reduces urinary crystallization during a 20-fold normal oxalate load in humans. Nephrol Dial Transplant. 1998, 13:2241 – 2247.

11. Traxer O, Huet B, Poindexter J, et al. Effect of ascorbic acid consumption on urinary stone risk factors. J Urol. 2003, 170:397 – 401.

12. Kato Y, Yamaguchi S, Yachiku S, et al: Changes in urinary parameters after oral administration of potassium sodium citrate and magnesium oxide to prevent urolithiasis. Urology. 2004, 63:7 – 11.

13. Massey L. Magnesium therapy for nephrolithiasis. Magnes Res. 2005, 18:123 – 126.

14. Cameron MA and Sakhaee K. Uric acid nephrolithiasis. Urol Clin North Am. 2007, 34:335 – 346.

15. Abate N, Chandalia M, Cabo-Chan AV Jr, et al. The metabolic syndrome and uric acid nephrolithiasis: novel features of renal manifestation of insulin resistance. Kidney Int. 2004, 65:386 – 392.

16. Becker MA, Schumacher HR Jr, Wortmann RL, et al. Febuxostat compared with allopurinol in patients with hyperuricemia and gout. N Engl J Med. 2005, 353:2450 – 2461.

17. Goldfarb DS, Coe FL, Asplin JR. Urinary cystine excretion and capacity in patients with cystinuria. Kidney Int. 2006, 69:1041 – 1047.

18. Evan AP. Physiopathology and etiology of stone formation in the kidney and the urinary tract. Pediatr Nephrel. 2010, 25(5):831.

19. Hossain RZ, Ogawa Y, Hokama S, et al. Urolithiasis in Okinawa, Japan: a relatively high prevalence of uric acid stones. Int J Urol. 2003, 10(8):411 – 415.

20. Pak CY, Holt K, Zerwekh JE. Attenuation by monosodium urate of the inhibitory effect of glycosaminoglycans on

calcium oxalate nucleation. Invest Urol. 1979,17(2):138 – 140.

21. Ekeruo WO, Tan YH, Young MD, et al. Metabolic risk factors and the impact of medical therapy on the management of nephrolithiasis in obese patients. J Urol. 2004,172(1):159 – 163.

22. Pak CYC, Barilla D, Holt K, et al. Effect of oral purine load and allopurinol on the crystallization of calcium salts in urine of patients with hyperuricosuric calcium urolithiasis. Am J Med. 1978,65:593 – 599.

23. Asselman M, Verkoelen CF. Crystal-cell interaction in the pathogenesis of kidney stone disease. Curr Opin Urol. 2002,12:271 – 276.

24. Assimos DG, Leslie SW, Ng C, et al. The impact of cystinuria on renal function. J Urol. 2002,168:27 – 30.

25. Cameron MA, Maalouf NM, Adams-Huet B, et al. Urine composition in type 2 diabetes: predisposition to uric acid nephrolithiasis. J Am Soc Nephrol. 2006,17(7):1422 – 1428.

26. Coe FL, Evan AP, Worcester EM. et al. Three pathways for human kidney stone formation. Uml Res. 2010,38(3):147 – 160.

27. Daudon M, Cohen-Solal F, Barbey F, et al. Cystine crystal volume determination: A useful tool in the management of cystinuric patients. Urol Res. 2003,31:207 – 211.

28. Daudon M, Lacour B, Jungers P. High prevalence of uric acid calculi in diabetic stone formers. Nephrol Dial Transplant. 2005,20(2):468 – 469.

29. Fjellstedt E, Harnevik L, Jeppsson JO, et al. Urinary excretion of total cystine and the dibasic amino acids arginine, lysine and ornithine in relation to genetic findings in patients with cystinuria treated with sulfhydryl compounds. Urol Res. 2003,31:417 – 425.

30. Fleury C, Mignotte B, Vayssiere JL. Mitochondrial reactive oxygen species in cell death signaling. Biochimie. 2002,84:131 – 141.

31. 叶章群,邓耀良,董诚,等. 北京:泌尿系结石. 北京:人民卫生出版社.2003,1 – 10.

32. 叶章群. 应重视尿石病的病因诊断和防治. 中华泌尿外科杂志.2011,32:6.

33. 孙西钊,叶章群.尿路结石的药物排石疗法. 中华泌尿外科杂志.2007, 28:210 – 212.

6

第 六 篇

尿结石的预防

第三十章

含钙结石

含钙结石的形成是由于环境危险因素和代谢异常致泌尿系统环境改变和形成结石的钙盐过饱和引起的。对潜在代谢因素和环境危险因素的认识是靶向治疗的基础,凭该治疗来纠正泌尿系统的异常,并减低钙盐的过饱和程度。然而不对代谢状况评估的经验性治疗并没有被证实是无效的。事实上,一些成功的药物治疗试验均基于非选择性的对含钙结石复发的患者的治疗。

第一节　饮食措施

饮食措施对结石形成的影响很早就已被发现。Hosking 建立了"结石临床疗效组"来描述摄入大量水和避免过量饮食在预防结石方面的作用。事实上,前瞻性多中心随机试验在首次结石病的患者人群中比较了给予特殊饮食、全面的代谢评估和严密随访与未给予特殊饮食且有限随访的两组人群,发现后者的结石复发率是前者的 3 倍。

许多饮食因子被认为与钙结石形成有关,包括摄入水量过少、高钙和低钙饮食、过多的动物蛋白的摄入、过多摄入食盐和富含草酸的食物。但是针对饮食调整对预防结石形成的作用的随机临床研究很少。因此,多数的饮食因子的疗效仅是通过代谢研究来评估,而代谢研究以尿石风险因子作为结石形成风险的替代指标。因此,支持多数饮食疗法的一级证据的可信度有限。

一、摄入液体量

大量液体的摄入对结石形成的抑制作用归因于对形成结石的盐类结晶的稀释作用。据两项大型观察研究认为,结石的形成率与液体的摄入量成反比。研究中,液体摄入量最高的 20%(男性平均每天 2 167 mL,女性平均 2 312 mL)的人群与最低的 20%(男性平均每天 1 789 mL,女性平均 1 802 mL)相比,结石相关风险男性人群为 0.71(95% 可信区间 0.52 ~ 0.97),而女性人群中为 0.61(95% 可信区间 0.48 ~ 0.78)。

唯一的研究液体摄入量对结石复发的影响的前瞻性随机临床研究将 199 位首次患结石病的患者随机分成液体高摄入量组(足以是尿量超过 2 L)和正常液体摄入量组。经过 5 年的研究,发现液体高摄入量组的尿量为正常组的 2.5 倍,而结石复发率小于正常组的一半(分别为 12% 和 27%,$P = 0.008$),而且液体高摄入量组较正常液体摄入量组复发间期更长(平均时间分别为 39 个月和 25 个月)。某些特殊饮料预防结石的能力比水还强,但是这仍有争论。目前还没有随机临床研究来确定这些特殊饮料到底是促进还是预防结石。观察研究发现咖啡、茶、酒精性饮料能减低结石的发病率,而碳酸饮料则能增加结石的发生。然而当控制其他饮食因子时,观察研究未发现饮用大量的软饮料后结石的发生的风险有所增加。桔汁被认为能降低结石的发生风险,因为其中富含钙结石抑制因子——枸橼酸。尽管代谢研究发现饮用桔汁不仅可减少尿石风险因子而且减低草酸盐钙的饱和状态。然而未发现桔汁的降结石发生风险作用,而饮用葡萄柚汁后结石发生风险增加40%。

柠檬汁的预防结石的作用亦是充满争议。一项对11位低枸橼酸的患者采用柠檬汁治疗(每天2 L)的回顾性研究发现:患者每天的尿枸橼酸含量平均增加了383 mg,结石形成率从原来的每年1位病人下降到44个月后的每年0.13位。代谢研究发现,12位病人中的11位的每天的尿枸橼酸含量平均增加了204 mg,这与回顾性研究的结果一致。然而,另外一项研究评估了13位正常人和结石患者,给予代谢控制饮食,发现桔汁能提高尿枸橼酸含量,提高尿 pH 的能力高于水,而柠檬水则不能。可信的文献表明,1 B 级证据支持液体高摄入量能预防结石的发生。而桔汁减少结石复发率的作用仍不明确,尽管在代谢研究中,部分病人的结石风险因子有所减少。由于过多的不确定性,因此迫切需要随机临床研究来确定。

二、摄入钙

饮食中的钙预防结石发生的作用仍在争论。传统认为高钙饮食增加尿中钙的含量和钙盐的饱和度。但是高钙饮食通过钙在肠道中与草酸结合,使草酸吸收减少,从而使尿中草酸盐含量减少,草酸钙在尿中的饱和度下降。而截然相反的结果依赖于肠道对钙的吸收和草酸摄入量的情况。比如,控制草酸摄入的代谢研究比较了低钙饮食和高钙饮食的尿液,发现两者的草酸盐含量没有明显不同,这表明草酸摄入的限制避免了低钙饮食所引起的尿中草酸盐含量增高。同样,针对28位高钙尿症的钙结石患者,进行了长达3.7年的回顾性研究,发现限制草酸摄入量,同时给予噻嗪类利尿剂和枸橼酸钾,改变钙的摄入量时尿中草酸盐含量未有明显变化。

然而一些大型观察研究发现,高钙饮食能预防结石的发生。无论是男性还是女性,即使在很多因子校正后,饮食中钙含量最高的20%的结石形成率最低。然而在60岁及60岁以上的老年男性人群中,高钙饮食并不能减少结石的发生。这可能是因为摄入含钙食物的同时摄入了结石保护因子如碱或是液体;此时高钙饮食拮抗这些结石保护因子的作用。

尽管钙在结石形成中所起的作用非常特别,但是到目前为止仅有一个随机临床试验在该结石患者人群中研究钙的摄入量与远期结石复发率。Borhi 和其同事随机将120位高钙尿症的草酸钙结石患者分为两组,一组为低钙饮食组(每天400 mg),另一组为正常含钙量饮食(每天1 200 mg),同时限制钠和动物蛋白的摄入。经过5年的研究,低钙饮食组的结石复发率为38%,高于后组的20%,尽管两组的尿钙排泄量无明显差异。笔者认为,复发率的不同是因为尿草酸盐排泄量的不同(前组较试验前增加,而后组则减少)。尽管该试验的结果很重要,但是钙的在结石形成中的独立作用仍未说明,因为该实验未能将钙作为独立的因素。

过度限钙对所有人都是不适用的,因为这会导致骨吸收。适度的限钙对高尿钙结石患者是适用的,因为高尿钙结石患者一旦增加钙的摄入量,尿钙排泄量会迅速增加。而对于正常人或是肠道吸收钙功能正常的结石患者,钙摄入增加会引起一过性尿钙排泄量增加,但是随后反馈抑制1,25-二羟维生素 D_3 的合成,使肠道吸收钙减少,最终尿钙排泄量恢复正常。对后两种人群正常或者高钙饮食不会增加尿钙排泄增多,亦不会增加结石的发生率,因此对他们限钙是不正确的。事实上,尿钙排泄量正常的结石患者食用限钙饮食并不能减少尿钙排泄量和尿中草酸盐的饱和度。相反,中重度高尿钙和肠道对钙高吸收的患者,限钙饮食能减少尿钙排泄量和尿中草酸盐的饱和度,且不增加尿草酸盐的排泄量。

不仅是补钙的途径(食物或是添加剂)而且补钙的时间(饮食时补或是两餐间补)亦能影响尿钙和尿草酸盐的排泄。Curhan 和其同事发现,患有结石的老年女性的钙的消耗量比未患结石的老年女性多20%,但这却未发生在青年女性人群和男性人群中。与此相反,短期对照代谢研究发现,未患结石的绝经后妇女服用枸橼酸钙,其尿中钙和枸橼酸的含量增加,但是尿中草酸盐和磷酸盐的含量下降,而尿中草酸钙和磷酸氢钙的饱和度没有改变。这表明,健康的绝经后妇女服用枸橼酸钙后结石形成风险不会增加。

综上所述,虽然对于正常人或是肠道吸收钙功能正常的结石患者,高钙饮食能影响甚至减少结石形成风险,但是这仍未有足够的证据来证明。而对高尿钙的结石患者,适当的限钙,同时服用噻嗪类利尿剂仍是必要的。而日常钙摄入量可以根据尿钙排泄量和骨矿物密度来调整。

三、草酸盐摄入

尿草酸盐能促进草酸钙形成,使其在尿中的饱和度增加。饮食中的草酸和内生草酸对尿草酸的影响仍在争论,但是 Holmes 和其同事发现24%～50%的尿草酸依赖于饮食中的草酸和钙。因为肠道中钙和草酸的结合反应,高草酸饮食导致的尿中草酸盐增加可通过增加食物中的钙的含量。虽然在低钙饮食的前提下限制草酸的摄入能使防止尿中草酸盐的增加。但是仍缺乏限制草酸摄入在结石形成中的独立作用的最终研究。尽管缺乏确切的证据,但是仍然建议草酸钙结石患者,尤其是伴高尿草酸症者,减少坚果、巧克力、酿造茶和深色蔬菜如菠菜、绿色椰菜的食用。另外,中药大黄也含有较高的草酸,应避免食用。

因为在活体内维生素 C 被氧化为草酸,因此食用抗坏血酸有增加结石形成风险。虽然不同文献的观点不尽相同,但是最近两项代谢研究发现,每天摄入1～2 g 的维生素 C 的结石患者,其尿中草酸盐含量增加了34%～41%。同样,taylor 和其同事发表的观察研究表明,每天食用1 000 mg维生素 C 的人较每天食用90 mg 的人,尿中草酸含量增加了40%。因此,草酸钙患者应限制维生素 C 的摄入,每天少于1 g。

四、蛋白摄入

富含动物蛋白的饮食被认为能增加结石的形成,因为动物蛋白中富含含硫氨基酸,它使机体发生酸负荷,尿 pH 和枸橼酸含量下降,同时促进肾脏排钙。另外,动物蛋白中富含嘌呤,嘌呤作为酶的底物分解为草酸。一项研究评估了高蛋白低碳水化合物饮食的效应,以 Atkin's Diets 为代表,证实了在该饮食的急性诱导期和缓解维持期,尿 pH 和枸橼酸含量下降,而尿中钙含量增加。一项针对男性人群的大的流行病学调查发现,在男性人群中动物蛋白与结石形成是相关的,而在女性人群中则不相关。

尽管在饥饿时风险因子中有许多已知有益的改变与减少动物蛋白的摄入相关,但至今仍缺乏关于限制蛋白摄入在结石风险方面的独立影响的研究。事实上,Hiatt 和其同事让102 位首次患草酸钙结石的患者采用低蛋白、高纤维素饮食,同时增加液体摄入量,但是结果未表明该饮食能减少结石的发生和发展。经过 4 年的研究,发现低蛋白组的结石复发率是对照组的 6 倍

(24% 和 4%,相关风险为 5.6,95% 可信区间 1.2 ～ 26.1);而在 2/3 的随访病人中对照组的尿量多于饮食干预组,这可能影响预后。

Borghi 和其同事的随机试验比较了低钙饮食和正常钙量、低蛋白、低盐饮食,结果表明后者的结石复发率较低,但是该试验仍不能得出低蛋白摄入的独立作用。虽然现今仍缺乏一级证据和充足的代谢研究支持,但是对多数钙结石患者适当的限制动物蛋白的摄入是必要的(限制肉类摄入——红色的肉类、鱼肉和家禽肉)。

五、钠的摄入

大量钠的摄入通过多个途径来增加结石形成风险:① 减少钙的重吸收,增加钙的排泄;② 减少尿中枸橼酸含量,使抑制形成结石的钙盐结晶的作用减弱;③ 增加尿酸钠的形成,促进草酸钙结晶。Curhan 和其同事证实,在女性人群中钠盐消耗量与首次结石形成的风险有关,但在男性人群中无关。尽管目前仍未有前瞻性的临床研究能证明钠盐的限制是结石形成风险下降的独立因素,但是 Borghi 的试验发现男性人群中正常量钙、低钠(每天 50 mmol)、低动物蛋白饮食的人,结石复发率较低钙饮食的人低。

钙结石患者应避免食物中高盐,并限制每天钠的摄入量在 2 ～ 3 g。对于高钙尿结石患者,服用噻嗪类利尿剂和限制钠的摄入尤为重要,因为尿中钠含量过高会减低这些药物的减低尿钙的作用

第二节　药物因素

1. 噻嗪类利尿剂

噻嗪类利尿剂用于治疗结石是因为该类药能通过增加肾远曲小管对钙的重吸收直接减少尿中钙的含量,同时当细胞外液衰竭时可刺激近曲小管对钠依赖性钙的重吸收。肾性高尿钙症是因为肾小管对钙的重吸收功能损坏。噻嗪类利尿剂通过减少钙的排泄,并阻止继发性甲状旁腺功能亢进。而吸收性高钙尿症(AH)是最常见的高钙尿症,但其机制目前仍不清楚。因此噻嗪类利尿剂治疗 AH 是一种经验性治疗,旨在减少钙的排泄,但对肠道对钙的高吸收没有影响。目前,噻嗪类利尿剂的临床效果已被随机临床研究所证实,但是仍缺乏统一的剂型、剂量和给药间期的报道。

9 项随机临床研究比较了噻嗪类利尿剂或是噻嗪样利尿剂和安慰剂或是不治疗的结石复发率,其中 7 项试验证实该药物治疗后的复发率低,而另外 2 项平均随访少于 2 年的研究未能证实该药物的效果,但是试验未能充分考虑到结石事件相对较少发生。8 项噻嗪类利尿剂的随机临床研究的荟萃分析表明,用药组和治疗组的风险相差 21.3%(95% 可信区间为: -29.2 ～ -13.4,$P = 0.000\ 14$)。综上,试验表明治疗后结石的发生率为 0.13 个/(人·年),而安慰机组为 0.3 个/(人·年);与安慰机组相比,治疗组下降了 57%。对普通体型的成年人噻嗪类利尿剂的建议剂量:氢氯噻嗪为 25 ～ 50 mg,每天 2 次;苯并三氧甲噻嗪为 2.5 mg,每天 2 次;三氯甲哌噻嗪为 2 ～ 4 mg,每天 1 次。而非噻嗪类利尿剂吲满速尿为 1.25 ～ 2.5 mg,每天 1 次;三氯甲哌噻嗪为 25 ～ 50 mg,每天 1 次;这两种药与噻嗪类利尿剂的作用相类似。但是由于 30% ～ 50% 的

病人服用噻嗪类会产生副作用,这限制了该药的使用。副作用包括肥胖、轻度头痛、低血压、勃起障碍和肠道副作用。另外,也有文献报道噻嗪类能诱导低钾血症、糖不耐受、高尿酸血症和血脂异常。而低钾血症是剂量依赖的,而且随着用药时间延长亦会导致低钾血症(表6-1)。

表6-1 噻嗪类利尿剂的预防含钙结石复发的作用

作者	治疗方法	病人的选择	时间(年)	病人数量	结石数量/人/年	缓解率	P值
Borghi	速尿	高钙尿症	3	19	0.06	84.2	<0.05
	不治疗	未选择		21	0.28	57.1	
Brocks	BFMZ	未选择	4	33	0.09	84.8	(差别)不显著
	安慰剂			29	0.11	82.8	
Ettinger	氯噻酮	未选择	4	23	0.05	87.0	<0.05
	安慰剂			31	0.22	54.8	
Mortensen	BFMZ	未选择	2	12	–	100.0	<0.1
	安慰剂			10	–	60.0	
Laerum 和 Larsen	氢氯噻嗪	未选择	3	23	0.07	78.3	0.05
	安慰剂			25	0.18	52.0	
Ohkawa	*Triclorme thiazide*	未选择	2	82	0.13	86.5	<0.05
	不治疗			93	0.31	55.9	
Robertson	BFMZ	未选择	3	13	0.22	–	Sig
	不治疗			9	0.58	–	
Scholz	氢氯噻嗪	未选择	1	25	0.20	76.0	(差别)不显著
	安慰剂			26	0.20	76.9	
Wilson	氢氯噻嗪	未选择	3	23	0.15	–	<0.05
	不治疗			21	0.31	–	

注:BFMZ 为苯并三氧甲噻嗪

2. 枸橼酸

枸橼酸通过数条途径抑制结石形成:① 与钙形成复合物,减少尿中钙盐的饱和度;② 直接抑制草酸钙和磷酸钙的结晶、生长和聚集。枸橼酸是治疗和预防草酸钙尿石症的有效的药物。证据来源于正常人和结石患者尿中枸橼酸含量的测定结果和枸橼酸在体外能抑制结晶的作用。一些研究证实结石患者有低枸橼酸尿,因此,暗示低枸橼酸尿可能是结石形成的原因之一。体外结晶试验发现,枸橼酸能抑制结石形成的三个过程(成核、生长和聚集),这进一步支持低枸橼酸尿是草酸钙结石形成的重要风险因子。因此,已有数种含不同枸橼酸的药物被开发,而且已经进行临床试验来评估它们在减少结石形成和复发率方面的效果。其中以枸橼酸钾、枸橼酸钠钾和枸橼酸镁钾研究得最为透彻。研究对照数据必须具备两项选择标准:① 必须是结石病人而不是正常人;② 必须提供结石的复发率、缓解率和结石的形成率。仅改变尿石症风险因子的研究不包括在内。研究表明,枸橼酸钾优于其他两种枸橼酸药。尽管定量测定的缓解率有其缺点和限制,但是枸橼酸钾试验中的结石的复发率和/或缓解率较另两个试验更加精确。在枸橼酸钾的药物试验中,其中一个为安慰剂对照的随机临床研究,因此,提供了1B级证据支持枸橼酸钾能预防结石复发。Barclo和其同事对57位患有活动性结石并伴有原发性低枸橼酸尿的病人(2年的研究期间有2个或更多的结石)进行了前瞻性的随机研究,将病人随机分为枸橼酸钾组和安慰剂组,每天分别给予病人45~60mEq枸橼酸钾或是安慰剂。结果表明,枸橼酸钾组的缓解率(72%)高于安慰机组(20%),同时枸橼酸钾组尿中枸橼酸和钾的含量、尿pH有明显的增加,而安慰剂组则无此现象。另外,非对照研究同样表明较结石形成率基线或是病例对照,枸橼酸钾治疗结石是有效的。

Schwille和其同事的试验仅针对男性患者,因为月经周期影响枸橼酸代谢。除此以外,其他所有试验均同时针对男性和女性患者。大量同时针对男性和女性患者的研究表明,枸橼酸钾的效果无性别差异。尽管多数试验仅研究枸橼酸钾预防钙结石,但它同时还用于治疗尿酸结石或是同时伴有钙结石的尿酸结石。然而,枸橼酸钾抑制尿酸结石的作用,并没有经过安慰剂对照的、随机的试验证实。一些研究未能证实枸橼酸钾能有效地改变草酸钙结石或是尿酸肾结石的危险因子。然而,Berg和其同事发现给予正常人和结石患者枸橼酸钾钠,这些人的尿中发生有益的改变,虽然同时也有着不利的改变。最近的一个以正常人作为对照的研究发现,枸橼酸钾钠和氧化镁的联合使用对尿结石患者是有治疗价值的。

Hofbauer和其同事进行的随机临床研究将50位活动性结石患者随机分为饮食治疗组和饮食治疗联用枸橼酸钾钠组,尽管后组尿中枸橼酸含量高于前组,但是结石形成率的下降程度相近[前组从1.8个/(人·年)降到0.7个/(人·年),后组从2.1个/(人·年)降到0.9个/(人·年)]。因此,根据所有研究和随机临床研究,不推荐枸橼酸钾钠作为治疗结石的药物(1B级和2级证据),可能是因为枸橼酸抑制结石的作用被过高的钠负荷所抵消了。由于镁亦能抑制结石形成,所以枸橼酸镁钾集镁和枸橼酸于一身,可加强对结石的抑制作用。在正常人群中,枸橼酸镁钾被认为治疗效果优于枸橼酸钾和枸橼酸钾钠。一个包括正常人和结石患者的研究发现,枸橼酸镁钾增加尿中枸橼酸和镁的含量及尿pH的能力优于枸橼酸钾,同时还能溶解不溶的尿酸结石。因此,笔者认为,枸橼酸镁钾抑制草酸钙和尿酸结晶的能力强于枸橼酸钾。一项研究在结石患者中比较了钾、枸橼酸钾钠、甘氨酸镁和枸橼酸镁钾的治疗效果,结果表明,枸橼酸镁钾在提升尿pH、尿枸橼酸、镁含量和减少尿钙排泄方面效果最好。

在评估枸橼酸镁钾预防结石复发的安慰剂对照随机试验中,研究者随机将64位活动性结石患者分为枸橼酸镁钾组和安慰剂组,并进行了3年随访,发现对照组新发结实率为63.6%,而枸橼酸镁钾组为12.9%(相对危险度0.16,95%可信区间0.05~0.46)。但是该实验有较高的失访率(对照组24%,治疗组48%),主要是因为胃肠道副反应。与枸橼酸镁钾的随机临床试验不同,该试验仅限于低枸橼酸尿的结石患者,且在未进行代谢评估的情况下,采用枸橼酸镁钾治疗枸橼酸镁钾组的所有患者。

尽管1B级证据支持枸橼酸镁钾的临床疗效,但是其仍处于研制阶段。因此,枸橼酸钾仍是长期治疗低枸橼酸尿的草酸钙结石患者的首选药,可降低结石形成率并提高尿枸橼酸含量。尽管枸橼酸钾被作为首选药,但是Mattle和Hess指出支持该建议的证据仅是来源于枸橼酸钾随机治疗227患者的得到的结果(表6-2、表6-3)。

枸橼酸钾治疗的首次剂量为 40~60 mEq/d。枸橼酸钾可用于治疗低枸橼酸尿结石患者或是尿钙正常的该结石患者,不管有没有其他异常。用噻嗪类利尿剂治疗高钙尿症症患者,可联用枸橼酸钾,来纠正噻嗪类利尿剂引起的低枸橼酸尿和低钾血症。而对于吸收性高草酸尿症患者,枸橼酸钾能提高患者的尿 pH 和枸橼酸含量。然而,这需要比治疗钙结石更高的剂量,达到 120 mEq/d。因为慢性腹泻综合征会引起肠蠕动加快,所以脂质型枸橼酸钾更利于吸收。

表 6-2 非对照研究研究枸橼酸钾对预防结石复发的作用

作者	患者	试验持续时间	剂量	对尿中风险因子的作用	治疗后缓解率与结石形成率
Preminger(1985)	$n=4M,5F(RTA)$	34 个月	60-80mEq/d	pH↑,cit↑,Ca↓, RSCaO$_x$↓	无复发
Pak(1985)	$n=89$(HCN 或 HAL)	1~1.43 年	60mEq/d	pH↑,RSCaO$_x$↓	97.8% 的患者结石形成率下降,79% 的患者缓解
Park,Fuller (1986)	$n=31M,6F$ (HC CaO$_x$N)	2.13 年	30-80mEq/d	pH↑,cit↑,RSCaO$_x$↓	89.2% 的患者结石形成率下降,结石形成率从 2.11 降至 0.28结石/(人·年)
Pak,Sakhee 和 Fuller(1986)	$n=14M,4F$ (UAL)	1~5 年	60mEq/d	pH↑,cit↑,Ca↓,UA↓	结石形成率下降,从 1.20 降至 0.01 结石/(人·年)。94.4% 的患者缓解,群体结石形成率下降了 99.2%
Khanniazi(1993)	$n=12M,5F$	7 天	56.7mEq/d	pH↑,cit↑,Ca↓,UA↑	71% 的患者尿结晶减少
Abdulhadi (1993)	$n=7M,3F$ (HC CaO$_x$N)	9~43 个月	20-40mEq/d	cit↑	结石形成率从 1.17 降至 0.13 结石/(人·年),80% 的患者缓解
Whalley(1996)	$n=11M,4F$ (HC CaO$_x$ N)	4 年	90mEq/d	cit↑	结石形成率从 0.7 降至 0.13 结石/(人·年),93% 的患者缓解
Lee(1999)	$n=237M,76F$	24~42 个月	90mEq/d		结石复发率降低,为 92%
Soygur(2002)	$n=90$(SWL)	12 个月	60mEq/d		开始时的无石患者未有复发者

注:M 为男性;F 为女性;RTA 为肾小管酸中毒;HCN 为低枸橼酸尿含钙肾结石;UAL 为尿酸结石;HCNCaO$_x$ 为低枸橼酸尿草酸钙肾结石;RCU 为复发含钙尿路结石;cit 为枸橼酸

表6-3　随机对照试验评估枸橼酸碱预防结石复发的作用

作者	治疗方法	病人的选择	时间（年）	病人数量	结石数量/个/（人·年）	缓解率	统计结果
Barcelo	枸橼酸钾	低枸橼酸尿	3	18	0.1	73.3	$P < 0.05$
	安慰剂			20	1.1	20	
Hofbauer	枸橼酸钾钠	未选择	3	16	0.9	31.3	无显著差异
	未治疗			22	0.7	27.3	
Ettinger	枸橼酸钾镁	未选择	3	16	—	87.1	$rr = 0.06$
	安慰剂			25	—	36.4	

三、别嘌呤醇

别嘌呤醇是黄嘌呤氧化酶抑制剂，抑制次黄嘌呤转化为尿酸的前体黄嘌呤，减少内生尿酸，使尿中尿酸排泄减少。尿尿酸排泄量增加能增加尿酸钠的饱和度，促进草酸钙的异质成核作用，从而增加草酸钙结石的形成。当尿pH < 5.5时，略溶解和不溶解的尿酸占优势，这引起尿酸结晶作用，形成尿酸结石和/或草酸钙结石。尿pH > 5.5时，尿酸通过尿酸—钠诱导草酸钙异质成核作用来促进草酸钙结石形成。另外，尿酸还能降低草酸钙结晶抑制因子的抑制作用。

别嘌呤醇的合理应用可以使血浆和尿液中的尿酸水平降低，从而防止草酸钙结晶，达到预防草酸钙结石的目的。4个随机临床研究对别嘌呤醇的疗效进行了评估，通过在草酸钙结石患者人群中比较别嘌呤醇组与安慰剂组或是未治疗组的结果。4个试验均采用统一的剂量（300 mg/d），但是用药间隔不同。仅有一个试验表明别嘌呤醇能预防结石复发：Ettinger和其同事的试验结果发现治疗后结石形成率从0.26个/（人·年）下降到0.12个/（人·年）。该试验是仅有的一个限制伴高尿尿酸症的患者住院治疗的试验，而其他3个试验则未进行代谢评估，且将所有病人收治入院。因此，别嘌呤醇不能作为预防结石的经验性使用的药物，但建议高尿尿酸症的草酸钙结石患者使用。事实上，多数患者的高尿酸尿症能通过饮食疗法来控制，换句话说就是减少动物蛋白的摄入。然而，尽管饮食疗法确实有效，但是对于患有高尿酸尿症，同时患有痛风或是不能有效减少动物蛋白摄入的病人，别嘌呤醇仍是很有效的治疗方法。

别嘌呤醇的剂量一般为300 mg/d。虽然该药能被患者较好耐受，很少有副作用，如肝酶升高和出现皮疹，但是一旦出现这些副作用，应立即停药。偶发高尿尿酸症的患者不能耐受别嘌呤醇时，枸橼酸钾作为替代治疗的药物，亦能降低结石复发率。枸橼酸钾不仅能降低草酸钙的饱和度，还能抑制尿酸盐诱导的草酸钙的异质成核作用。

四、镁剂

一些研究支持使用镁能预防钙结石这个观点。第一，镁能与草酸根结合形成可溶的草酸镁，从而降低草酸钙的结晶作用，使尿液中游离的草酸根离子减少。第二，体外结晶试验证实镁能抑制草酸钙结石的成核、生长和聚集。另外，草酸镁的溶解度明显高于草酸钙。一些研究发现，与正常人相比，结石患者尿中镁的含量较低。最后，有试验证实补充镁能使肠道对草酸的吸收减少。但并不是所有研究都证明镁具有防结石作用。一些研究者发现镁并不能抑制草酸钙结晶的形成，也未发现尿结石患者与低尿镁症具有相关性。Takasaki和其同事的进一步研究发现尿镁和结石复发无相关性。最后,补充镁后草酸吸收下降的结论与先前的试验所得结果不符。

尽管经验性治疗和试验结果在镁预防结石的作用方面不一致,但是包含镁离子的药物如氧化镁和氢氧化镁,已经在进入临床试验阶段了。试验的详细信息列在表4-6中。表中试验的入选标准是该试验必须仅评估结石患者。对氧化镁预防结石作用的试验中仅有一个大型的长期的试验(表6-4),其中没有随进临床试验。表6-5是评估氢氧化镁的试验,仅包括一个临床随机研究,该研究随机将83位病人分为氢氧化镁组和安慰机组,结果表明两组在结石复发率上没有显著差异。

虽然在非对照试验(表6-6)中氧化镁与维生素 B_6 或枸橼酸钾钠联用能降低结石形成风险,降低结石复发率,但是目前仍无令人瞩目的证据证明钙联用策略对草酸钙结石的积极作用。

表6-4 评估氧化镁的疗效的非对照的临床试验

作者	患者	试验持续时间	剂量/(mg/d)	对尿中风险因子的作用	治疗后缓解率与结石形成率
Albuquerque	19M,5F	14 天	450	$O_x\downarrow$,尿结晶↓	未测
Moore	2M	1 年	420	Ca↓,P↓,Mg↑	零复发率
Koher	3M,2F	14 天	50 ~ 1 500	无统计学差异	未测
Melnick	142	2 ~ 4 年	1 200	Mg↑	复发率↓
Fetner	4M	15 天	1 680	pH↑,Ca↑,Mg↑,P↓,AP↑	未测
Tiselius	15	6 ~ 12 个月	400	Ca↑	未测
Musialik	6	10 个月	600		复发率↓

注:M 为男性,F 为女性,O_x 为草酸

表6-5 评估氧化镁疗效的临床研究

作者	患者	试验持续时间	剂量/(mg/d)	对尿中风险因子的作用	治疗后复发率
Johanson	42M,14F(Rca)	2 年	960	Mg↑	80%患者未复发,复发率从0.8 个/(人·年)降至0.3
Ettinger	82(RSF)	2 年	650 ~ 1 300	Mg↑	与安慰剂组在复发率上无差异
Vagelli	7M,2F(Rca)	18 个月	500	Mg↑,$O_x\downarrow$	复发率从 0.75 个/(人·年)降至0.11

注:Rca 为复发钙该结石患者,RSF 为复发结石患者

表 6-6　氧化镁对尿中风险因子的作用

作者	患者	治疗方法和剂量/(mg/d)	试验持续时间	对尿中风险因子的作用	治疗后复率
Gershoff	36(Rca,O$_x$)	200(氧化镁) + 10(维生素 B$_6$)	5 年	Ca↑, cit↑	83% 患者未复发
Prien	265(Rca,O$_x$)	30(氧化镁) + 10(维生素 B$_6$)	4.5~6 年		复发率从 1.3 降至 0.10个/(人·年)
Rattan	16(Rca,O$_x$)	300(氧化镁) + 10(维生素 B$_6$)	120 天	Mg↑, cit↑, O$_x$↓	未测
Kato	10M,4F(Rca,O$_x$)	500(氧化镁) + 枸橼酸钾钠(463 枸橼酸钾和 390 枸橼酸钠)	7 天	Mg↑, cit↑, O$_x$↓	未测

　　Massey 认为,氧化镁和氢氧化镁因为其在胃肠道的吸收差,所以单独使用治疗钙结石的疗效差。这两种镁化合物是镁盐中生物利用度最低,而枸橼酸镁、氯化镁、葡萄糖酸镁和天冬氨酸镁具有更高的溶解度。枸橼酸镁钾就是发掘镁盐物理化学特性的一个例子。Schwille 和其同时使用商业上已不用的镁 - 碱 - 枸橼酸来进行研究,作者认为,该药之所以能成功抑制草酸钙结晶是因为枸橼酸而不是镁。另一种溶解度较高的镁盐是天冬氨酸氢镁,代谢研究表明,它能减少正常人的草酸的吸收量。仅有有很少的证据支持氧化镁和氢氧化镁作为治疗草酸钙结石的首选治疗方法。溶解度更高的镁盐研发和测试,如枸橼酸盐,使提高镁降低结石复发率的作用成为可能。

（吕建林　吴　锐）

第三十一章

非钙结石

第一节　尿酸结石

尿酸结石形成的决定因素是尿量、尿酸水平和尿 pH。虽然尿量减少,增加尿中与结石形成有关因子的饱和度,是所有结石形成的前提条件。但其很少作为尿酸结石形成的唯一风险因子。高草酸尿症促进尿酸结石形成,但是很少在特发性尿酸结石患者中发现。相反,酸性尿是特发性尿酸结石的首要特征。在酸性尿中,尿酸主要以微溶和不溶的形式存在,这导致尿酸结晶,随后尿酸结石或是钙结石形成。

多数尿酸结石患者的低尿 pH 的病因仍不清楚,虽然酸性尿的继发原因如慢性腹泻、高强度运动或过量使用动物蛋白(导致酸负荷)可能导致尿酸结石形成。目前认为,不正常的酸性尿的病理生理机制是:体内生成过多的尿酸或是肾小管产氨或是泌氨障碍引起尿液的酸化。而胰岛素抵抗可能是低尿 pH 和尿酸结石形成之间的"桥梁",因为研究发现低尿 pH 直接与葡萄糖吸收速率有关,而后者用于诊断胰岛素抵抗。

一、饮食疗法

尿酸结石的治疗旨在纠正结石形成的相关病理生理因子。饮食疗法包括增加液体摄入、减少动物蛋白的摄入。我们建议,所有结石患者都采用饮食疗法,从而减少尿液中尿酸饱和度。该疗法的目标是患者至少每天有 2 L 尿,每天摄入的动物蛋白控制在 170 ~ 226.8 g。

二、高尿酸症的药物治疗

别嘌呤醇是一种黄嘌呤氧化酶抑制剂,抑制次黄嘌呤转化为黄嘌呤,阻止后者转化为尿酸。目前该药物用来纠正高尿酸症。别嘌呤醇用来治疗持续性高尿酸症患者,而饮食疗法通过限制嘌呤的摄入来治疗遗传性或是骨髓增生性疾病和化疗后肿瘤消退的患者。别嘌呤醇的治疗剂量为 300 mg/d,该剂量患者一般都能耐受。然而,一旦出现皮疹或是肝脏转氨酶升高应立即停药。几种新研制的药物被认为有很好地降低血尿酸的作用。Febuxostat 是非嘌呤的黄嘌呤氧化酶抑制剂,被用于治疗患有高尿酸症的痛风患者。其治疗剂量是 80 或 120 mg/d,且其在降低血尿酸和减少痛风发作方面的疗效较别嘌呤醇更好。另一黄嘌呤氧化酶抑制剂为 Y700,其降低血尿酸水平的疗效优于别嘌呤醇。Febuxostat 和 Y700 是经肝脏代谢的,所以可用于肾功能不全的患者。目前两药尚未被 FDA 批准,且尚未有研究证实它们预防尿酸结石的能力。Rasburicase 拉布立酶是重组尿酸氧化酶,它能将不溶的尿酸转化为溶解度更高的尿囊素,且在高分化肿瘤患者中其将血尿酸水平的能力较别嘌呤醇更高;但由于其高免疫源性且必须静脉给药限制了他的使用。

三、碱化尿液

枸橼酸钾或钠碱(枸橼酸钠或者碳酸氢钠)能纠正酸化的尿液,使尿 pH 上升,此时部分结石甚至能部分溶解。枸橼酸钾还能降低尿钙排泄,从而降低钙结石形成的风险,因为低尿 pH 也是钙结石形成的风险因子之一。然而,肾脏功能不全或者不能耐受枸橼酸钾的患者,枸橼酸钠或是碳酸氢钠可作为有效的替代治疗,但同时增加了钠负荷,这导致尿钙排泄增加。

目前,仍无前瞻性的随机临床试验来评估碱化尿液的药物在预防或溶解尿酸结石的作用,但是有两例评估碱化尿液治疗在预防尿酸结石复发方面作用的研究,分别是由 Pak 和 Rodman 主持的。Pak 和其同事给予 18 位患者(6 位尿酸结石患者和 12 位由尿酸和钙盐组成的混合结石患者)30 ~ 80 mg/d 的枸橼酸钾,平均用药时间为 2.78 年;发现尿平均 pH 从 5.3 上升到 6.19,且尿中不溶尿酸的水平明显下降,平均结石形成率从 1.2 个/(人·年)降至 0.1 个/(人·年),缓解率达 94%。Rodman 对 17 位尿酸结石患者或是因结石而反复肾绞痛者进行了研究,其隔天给予患者钾碱(枸橼酸钾或碳酸氢钾),平均治疗时间为 2.5 年。患者通过短范围的 pH 试纸监测尿 pH,发现平均尿 pH 为 6.8,且试验过程中无结石复发。

碱化尿液治疗的目标是使尿 pH 在 6.0 和 7.0 之间;因为尿 pH > 6.1 时,不溶解的尿酸结石大量减少;当尿 pH 低于 7.0 时,可减少磷酸钙结石的发生。一般推荐碱的起始剂量为 20 ~ 40mEq/d,分 2 ~ 3 次服用。而乙酰唑胺——一种碳酸酐酶抑制剂,其疗效较枸橼酸钾和枸橼酸钠差,虽能提高尿 pH,但同时其诱导代谢酸中毒,使尿枸橼酸下降。枸橼酸钾和钠碱一般能较好耐受,其首要副作用为肠道反应包括恶心、胃胀和/或腹泻。餐后服药可能减轻症状。枸橼酸钾很少会至高钾血症,但在肾功能不全时易发生;因此,肾功能不全是枸橼酸钾的禁忌证。

第二节　胱氨酸症

胱氨酸是二元氨基酸,由两个半胱氨酸通过二硫键连接而成。胱氨酸的溶解度较半胱氨酸低,这导致了胱氨酸或胱氨酸结石的相关临床特征。胱氨酸结石与尿中胱氨酸饱和度水平直接相关。而胱氨酸饱和度是由胱氨酸溶解度、尿中胱氨酸排泄量和尿流速决定,后两者决定了尿胱氨酸浓度。因此,药物治疗减少结石形成的关键在降低尿胱氨酸或增加胱氨酸溶解度。

一、饮食疗法

1. 液体摄入量

胱氨酸患者需要常规增加液体摄入量,保持高的尿流速,从而降低尿胱氨酸的饱和度。而所需的尿流速水平依赖于尿胱氨酸的排泄量,但一般情况下患者的尿量至少要有 3 L/d。同时建议患者每晚至少醒一次来排尿和饮水。

2. 钠摄入量

氨基酸能被肾小球自由滤过,随后在近段肾小管被重吸收。近段肾小管还重吸收钠和水,为重吸收胱氨酸提供能量和化学驱动力。高钠饮食摄入能增加尿胱氨酸排泄,而低钠饮食会致尿量轻微下降,近段小管吸收钠增加,从而使尿胱氨酸重吸收增加减少其排泄。

3. 蛋白摄入量

胱氨酸是非必需氨基酸,它能从食物中获取或是直接从体内的蛋氨酸获取硫来形成。尿胱氨酸排泄量和蛋白摄入量有关,通过尿素氮排泄量来判断。因此,限制蛋白摄入可以有效地治疗胱氨酸尿。目前仅见 Rodman 等研究了低蛋白饮食在胱氨酸尿症患者中的作用,他们让 7 位患者先后食用低蛋白饮食(平均每天 50 g)和高蛋白饮食(平均每天 140 g)各 5 天,发现食用低蛋白饮食时尿胱氨酸排泄量下降了 20%,但是长时间使用低蛋白饮食的疗效和安全性尚未确定,仍需进一步研究。该试验中尽管两种饮食的蛋白量差别很大,但是尿胱氨酸排泄量仅是中度下降。如果患者存在含硫氨基酸代谢缺陷,缺乏必需氨基酸蛋氨酸会导致营养不良。目前建议,患者食用正常量的蛋白,避免过量使用,而不是让患者低蛋白饮食。避免高蛋白饮食还能降低饮食的酸负荷,从而增加尿 pH 和胱氨酸溶解度(表 6-7)。

表 6-7　在胱氨酸尿患者人群中枸橼酸钠对胱氨酸排泄量的作用

研究者	n	高钠饮食的尿钠和尿胱氨酸/(mmol/g·Cr)	低钠饮食的尿钠和尿胱氨酸/(mmol/g·Cr)	P	注释
Norman	5	Na 122 ±8 Cys 1.6 ±0.3	Na 76 ±9 Cys 1.0 ±0.3	Na < 0.001 Cys < 0.05	
Peces	3	Na(227 ±36)mmol/d Cys 1.7 ±0.3	Na(51 ±11)mmol/d Cys 0.7 ±0.3	Na < 0.01 Cys < 0.02	
Lindell	13	Na129 ±48 Cys2.3 ±0.7	Na 37 ±16 Cys 1.7 ±0.7	Na < 0.001 Cys < 0.05	13 位中 7 位同时接受治尔乐药片 100
Rodriguez	5	Na(6.0 ±2.1)mmol/(kg·d) Cys(19 ±7) mmol/(kg·d)	Na(1.5 ±0.5)mmol/(kg·d) Cys(1.0 ±0.2) mmol/(kg·d)	Na 0.03 Cys 0.02	患者为 6 ~ 10 岁的儿童

二、药物治疗

1. 碱化尿液

尿 pH 是调节胱氨酸溶解度的重要因素之一。但只有通过大量且频繁地使用碱来碱化尿液将尿液 pH 升至 7 ~ 7.5 时,胱氨酸溶解度才会明显增加。另外,药物的疗效也是因人而异,因此确定患者的个体使用剂量比较困难。如果可能,应直接测定尿胱氨酸的饱和度而不是反复单一的测定尿 pH 和胱氨酸溶解度。钠盐和钾盐已被广泛用于增加尿 pH。钠盐因高钠饮食增加尿胱氨酸的排泄量,因此其疗效较枸橼酸钾差,除非患者由于泌钾障碍而患有高钾血症。Fjellstedt 等发现,枸橼酸钾和碳酸氢钠碱化尿液的能力相当;同时发现硫普罗宁能治疗尿钠排泄量和尿胱氨酸排泄量。

硫普罗宁、D-青霉胺和卡托普利均为巯基化合物。当与胱氨酸在同一溶液中时,发生二硫化物的交换反应,形成药物-胱氨酸复合物。而三种药物和胱氨酸形成的复合物溶解度明显高于胱氨酸,有效地增加了胱氨酸的溶解度。在体外和临床研究中,采用该类药物治疗后尿中胱氨酸饱和度下降。关于治尔乐药片 100 和 D-青霉胺的研究最广泛,但其中没有随机临床研究。这些研究通过比较治疗前和治疗后的结石形成率,发现该类药物能减少胱氨酸结石产生。但由于该类药物具有明显的副作用,限制了它们治疗无法通过高液体摄入量、饮食调节和碱化尿液来控制结石的患者。该类药物普遍的副作用包括恶心、皮疹、肥胖、发热和蛋白尿。且副作用具有剂量相关性。治尔乐药片100的副作用轻于D-青霉胺。

目前认为,卡托普利是一个很有潜力的药物。一些非对照研究表明,卡托普利能降低患者的结石复发率,但同时也能增加这些患者的尿尿酸排泄量。卡托普利的耐受性较硫普罗宁和D-青霉胺好,因为其使用剂量较低,仅为150 mg/d(0.7 mmol/d),而前两种药物的剂量高达1 000～2 000 mg/d(6～12 mmol/d)。然而,低剂量卡托普利的作用机制和它预防结石的疗效遭到人们的质疑,因为若服用卡托普利0.7 mmol/d,约70%被吸收,仅有0.5 mmol/d的卡托普利从尿液中排除,根本不足以溶解多数患者尿中的胱氨酸。相反,有3～6 mmol的治尔乐药片100和D-青霉胺经尿排泄。若卡托普利能减少胱氨酸结石形成,那就可以推断卡托普利与胱氨酸通过其他机制形成复合物。除非有进一步研究证明,否则卡托普利不作为巯基化合物药物中的首选,除非患者同时患有高血压。半胱胺和二巯基琥珀酸也是巯基化合物药物,可能对胱氨酸尿有治疗作用,但是尚无研究能证实。

第三节　感染性结石

感染性结石是由磷酸铵镁独自构成或者与碳酸钙磷灰石混合而成。它是因为产尿素酶的微生物引起的尿路感染所引发的。因为该微生物产生的尿素酶能增加尿氨水平,提高尿 pH。在碱性环境中,磷酸盐的溶解度下降,导致磷酸铵镁和碳酸钙磷灰石在尿中的高饱和度增加。

感染性结石的首选治疗是外科治疗。一旦控制感染,几乎能完全清除集合管系统中的所有结石。对复发感染性结石的患者,治疗的同时应采用多种预防措施来减少尿饱和度,这些措施包括增加尿量,限制尿素酶底物,通过降低尿 pH 来增加溶解度和长期使用抗生素来杀灭病原微生物。

一、饮食疗法

早期是采用低钙、低磷和高液体摄入的饮食疗法,同时给予磷酸铝凝胶和雌激素来治疗感染性结石;该疗法获得了一定的成功。然而铝和磷酸在肠道中结合会引起一系列副反应,包括便秘、食欲减退、昏睡、骨痛和高钙尿症等。虽然饮食疗法限制了磷和镁的补充剂或食物的摄入,但是该方法仍缺乏证据支持(仅有2～3级证据支持)。

二、酸化尿液

感染性结石仅在碱性尿液环境中形成(pH > 7.2),酸化尿液已被用于预防感染性结石。但抗坏血酸和氯化铵均不能使尿 pH 降低。而左旋蛋氨酸有酸化尿液的作用;左旋蛋氨酸经口服后在肝脏代谢为硫酸盐和氢离子,从而酸化尿液;短期的代谢研究证实单次服口服1 500mg左旋蛋氨酸能使尿 pH 下降至6.0～6.2;另一项长期临床试验研究了口服该药的19位感染性结石患者,发现该患者人群平均尿 pH 从7.5降至5.5;在该试验在随后的10年随访过程中,仅有10%的患者发生结石复发。但目前尚无随机临床试验直接比较左旋蛋氨酸与安慰剂或不治疗之间的疗效差别。

患有任何病因引起的代谢性酸中毒的患者禁止采用酸化尿液疗法。另外,该疗法还可能导致骨骼脱矿质作用。因此,该疗法目前尚未被广泛应用。

三、抗生素

长期抗生素治疗已被建议用来消除感染,去除产尿素酶的微生物,从而预防鸟粪石。只是目前尚无评估长期抗生素预防鸟粪石作用的随机临床试验。然而,一些回顾性研究认为,低结石复发率是因为外科治疗消除了结石和感染。Beck 和 Riehle 给予 SWL 治疗后的患者 3 个月的敏感抗生素治疗,在平均 27 个月的随访过程中发现其中 9 位肾脏中有直径 >1 mm 残石的患者中 78% 有新结石形成,而 20 个无残石的患者中的 20% 形成新结石;另外,SWL 治疗后的无残石患者仅有 1 位感染复发,而 17 位 SWL 治疗后仍存在固定或是有活性的残石的患者中 47% 的患者感染复发。该试验强调外科治疗后的无石状态是降低结石和感染复发的关键,与长期抗生素治疗同样重要。

虽然无 1 级证据支持长期抗生素预防结石复发的作用,但是 3 级证据的支持足以建议在外科治疗后采用长期敏感抗生素治疗来维持尿液的无菌状态和预防结石、感染的复发。所选抗生素最好在外科取石过程中直接作用于病原微生物,因为术前的尿培养结果发现与从结石中分离的病原微生物不符。

四、尿素酶抑制剂

唯一已有随机临床试验证实的有预防感染性结石作用的药物是尿素酶抑制剂。尿素酶催化尿素分解是人类鸟粪石形成的必要条件。因此,抑制尿素酶能消除鸟粪石的形成。虽然目前有充足的临床和经验性证据证实尿素酶抑制剂的作用如乙酰氧肟酸,但是该药的副反应高发限制了该药在临床上的使用。

乙酰氧肟酸的分子结构与尿素类似,因此能在低浓度下特异性抑制尿素酶。目前,仅有两种尿素酶抑制剂被 FDA 批准上市,分别是乙酰氧肟酸(AHA)和羟基脲。虽然羟基脲是不可逆的尿素酶抑制剂,但是在体外实验中发现其抑制尿素酶的作用低于 AHA。另外,羟基脲能被尿素酶分解,释放氨,而 AHA 不是尿素酶的底物。目前,AHA 是被使用最广泛、研究最透彻的尿素酶抑制剂。使用 AHA 后,尿 pH 和氨水平明显下降,并能促进结石溶解。

采用 AHA 治疗进行性的复发感染结石的患者的试验中,试验中起始剂量为 250 mg,每日 2 次。而肾功能不全(血肌酐 >2 mg/dL)的患者禁止使用 AHA,因为在该类患者中,AHA 在尿中的浓度达不到治疗所需浓度,同时该药还有肾毒性。同样,该药禁止用于孕妇,因为其具有致畸作用。当患者有一个功能不全且有结石的肾脏,而另一个正常时,该种情况是 AHA 使用的相对禁忌证,因为 AHA 在正常肾脏中能达到治疗浓度,而在患侧肾脏中却达不到。

虽然支持采用 AHA 预防鸟粪石的证据可信度很高(1 B 级),但是其副反应较多限制了其的广泛应用。

(吕建林　吴　锐)

参考文献

1. Hirvonen T, Pietinen P, Virtanen M, et al. *Nutrient intake and use of beverages and the risk of kidney stones among male smokers.* Am J Epidemiol. 1999,150:187 – 194.

2. Wabner CL and Pak CY. *Effect of orange juice consumption on urinary stone risk factors.* J Urol. 1993,149: 1405 – 1408.

3. Honow R, Laube N, Schneider A, et al. *Influence of grapefruit-, orange- and apple-juice consumption on urinary variables and risk of crystallization.* Br J Nutr. 2003,90:295 – 300.

4. Goldfarb DS and Asplin JR. *Effect of grapefruit juice on urinary lithogenicity.* J Urol. 2001,166:263 – 267.

5. Kocvara R, Plasgura P, Petrik A, et al. *A prospective study of nonmedical prophylaxis after a first kidney stone.* BJU Int 1999,84:393 – 398.

6. Ohkawa M, Tokunaga S, Nakashima T, et al. *Thiazide treatment for calcium urolithiasis in patients with idiopathic hypercalciuria.* Br J Urol. 1992,69:571 – 576.

7. Brocks P, Dahl C, Wolf H, et al. *Do thiazides prevent recurrent idiopathic renal calcium stones?* Lancet. 1981,2: 124 – 125.

8. Scholz K, Schwille PO, and Sigel A. *Double-blind study with thiazide in recurrent calcium nephrolithiasis.* J Urol. 1982,128:903 – 907.

9. Curhan GC, Willett WC, Rimm EB, et al. *Prospective study of beverage use and the risk of kidney stones.* Am J Epidemiol. 1996,143:240 – 247.

10. Curhan GC, Willett WC, Speizer FE, et al. *Beverage use and risk for kidney stones in women.* Ann Intern Med. 1998,128:534 – 540.

11. Van Den Berg CJ, Kumar R, Wilson CM, et al. *Orthophosphate therapy decreases urinary calcium excretion and serum 1,25-dihydroxyvitamin D concentrations in idiopathic hypercalciuria.* J Clin Endocrinol Metab. 1989,51:998 – 1001.

12. Milliner DS, Eickholt JT, Bergstralh EJ, et al. *Results of long-term treatment with orthophosphate and pyridoxine in patients with primary hyperoxaluria.* N Engl J Med. 1994,331:1553 – 1558.

13. Albuquerque P and Tuma M. *Investigations on urolithiasis. II: Studies on oxalate.* J Urol. 1962,87:504 – 506.

14. Moore CA and Bunce GE. *Reduction in frequency of renal calculus formation by oral magnesium administration. A preliminary report.* Invest Urol. 1964,2:7 – 13.

15. Odvina CV. *Comparative value of orange juice versus lemonade in reducing stone-forming risk.* Clin J Am Soc Nephrol. 2006,1269 – 1274.

16. Heller HJ, Doerner MF, Brinkley LJ, et al. *Effect of dietary calcium on stone forming propensity.* J Urol. 2003, 169:470 – 474.

17. Pak CY, Heller HJ, Pearle MS, et al. *Prevention of stone formation and bone loss in absorptive hypercalciuria by combined dietary and pharmacological interventions.* J Urol. 2003,169:465 – 469.

18. Taylor EN, Stampfer MJ, and Curhan GC. *Dietary factors and the risk of incident kidney stones in men: new insights after 14 years of follow-up.* J Am Soc Nephrol. 2004,15:3225 – 3232.

19. Curhan GC, Willett WC, Knight EL, et al. *Dietary factors and the risk of incident kidney stones in younger women: Nurses' Health Study II.* Arch Intern Med. 2004,164:885 – 891.

20. Borghi L, Schianchi T, Meschi T, et al. *Comparison of two diets for the prevention of recurrent stones in idiopathic hypercalciuria.* N Engl J Med. 2002,346:77 – 84.

21. Pak CY, Odvina CV, Pearle MS, et al. *Effect of dietary modification on urinary stone risk factors.* Kidney Int. 2005,68:2264 – 2273.

22. Sakhaee K, Poindexter JR, Griffith CS, et al. *Stone forming risk of calcium citrate supplementation in healthy postmenopausal women.* J Urol. 2004,172:958 – 961.

23. Holmes RP, Goodman HO, and Assimos DG. *Contribution of dietary oxalate to urinary oxalate excretion.* Kidney Int. 2001,59:270 – 276.

24. Hess B, Jost C, Zipperle L, et al. *High-calcium intake abolishes hyperoxaluria and reduces urinary crystallization during a 20-fold normal oxalate load in humans.* Nephrol Dial Transplant. 1998, 13:2241 – 2247.

25. Traxer O, Huet B, Poindexter J, et al. *Effect of ascorbic acid consumption on urinary stone risk factors.* J Urol. 2003,170:397 – 401.

26. Baxmann AC, De O G Mendonca C, and Heilberg . *Effect of vitamin C supplements on urinary oxalate and pH in calcium stone-forming patients.* Kidney Int. 2003,63:1066 – 1071.

27. Reddy ST, Wang CY, Sakhaee K, et al. *Effect of low-carbohydrate high-protein diets on acid-base balance, stoneforming propensity, and calcium metabolism.* Am J Kidney Dis. 2002,40:265 – 274.

28. Hiatt RA, Ettinger B, Caan B, et al. *Randomized controlled trial of a low animal protein, high fiber diet in the prevention of recurrent calcium oxalate kidney stones.* Am J Epidemiol. 1996,144:25 – 33.

29. Borghi L, Meshi T, Guerra A, et al. *Randomized prospective study of a nonthiazide diuretic, indapamide, in preventing calcium stone recurrences.* J Cardiovasc Pharmacol. 1993,22:S78 – S86.

30. Wilson DR, Strauss AL, and Manuel MA. *Comparison of medical treatments for the prevention of recurrent calcium nephrolithiasis.* Urol Res 1984,12:39.

31. Curhan GC, Willett WC, Speizer FE, et al. *Comparison of dietary calcium with supplemental calcium and other nutrients as factors affecting the risk for kidney stones in women.* Ann Intern Med. 1997,126:497 – 504.

32. Curhan GC, Willett WC, Rimm EB, et al. *A prospective study of dietary calcium and other nutrients and the risk of symptomatic kidney stones.* N Engl J Med. 1993,328:833 – 838.

33. Borghi L, Meschi T, Amato F, et al. *Urinary volume, water and recurrences in idiopathic calcium nephrolithiasis: a 5-year randomized prospective study.* J Urol. 1996,155:839 – 843.

34. Laerum S and Larsen S. *Thiazide prophylaxis of urolithiasis. A double-blind study in general practice.* Acta Med Scand. 1984,215:383 – 389.

36. Mortensen JT, Schultz A, and Ostergaard AH. *Thiazides in the prophylactic treatment of recurrent idiopathic kidney stones.* Int Urol Nephrol. 1986,18:265 – 269.

37. Pearle MS, Roehrborn CG, and Pak CY. *Meta-analysis of randomized trials for medical prevention of calcium oxalate nephrolithiasis.* J Endourol. 1999,13:679 – 685.

38. Huen SC and Goldfarb DS. *Adverse metabolic side effects of thiazides: implications for patients with calcium nephrolithiasis.* J Urol. 2007,177:1238 – 1243.

39. Nicar MJ, Peterson R, and Pak CY. *Use of potassium citrate as potassium supplement during thiazide therapy of calcium nephrolithiasis.* J Urol. 1984,131:430 – 433.

40. Wuermser LA, Reilly C, Poindexter JR, et al. *Potassium-magnesium citrate versus potassium chloride in thiazide-induced hypokalemia.* Kidney Int. 2000,57:607 – 612.

41. Odvina CV, Mason RP, Pak CY. *Prevention of thiazide-induced hypokalemia without magnesium depletion by potassium-magnesium-citrate.* Am J Ther. 2006,13:101 – 108.

42. Pak CYC, Nicar MJ, and Northcutt C. *The definition of the mechanism of hypercalciuria is necessary for the*

treatment of recurrent stone formers. Contrib Nephrol. 1982,33:136 - 151.

43. Rudman D, Kutner MH, Redd SC 2nd, et al. *Hypocitraturia in calcium nephrolithiasis.* J Clin Endocrinol Metab. 1982,55:1052 - 1057.

44. Nicar MJ, Skurla C, Sakhaee K, et al. *Low urinary citrate excretion in nephrolithiasis.* Urology. 1983,21:8 - 14.

45. Hosking DH, Wilson JW, Liedtke RR, et al. *Urinary citrate excretion in normal persons and patients with idiopathic calcium urolithiasis.* J Lab Clin Med. 1985,106:682 - 689.

46. Laminski NA, Meyers AM, Sonnekus MI, et al. *Prevalence of hypocitraturia and hypopyrophosphaturia in recurrent calcium stone formers: as isolated defects or associated with other metabolic abnormalities.* Nephron. 1990,56:379 - 386.

47. Alvarez Arroyo MV, Traba ML, and Rapado A. *Hypocitraturia as a pathogenic risk factor in the mixed (calcium oxalate/uric acid) renal stones.* Urol Int. 1992,48 :342 - 346.

48. Cupisti A, Morelli E, Lupetti S, et al. *Low urine citrate excretion as main risk factor for recurrent calcium oxalate nephrolithiasis in males.* Nephron. 1992,61:73 - 76.

49. Hallson PC, Rose GA, and Sulaiman S. *Raising urinary citrate lowers calcium oxalate and calcium phosphate crystal formation in whole urine.* Urol Int. 1983,38:179 - 181.

50. Nicar MJ, Hill K, and Pak CY. *Inhibition by citrate of spontaneous precipitation of calcium oxalate in vitro.* J Bone Miner Res. 1987,2:215 - 220.

51. Schwille PO, Schmiedl A, Herrmann U, et al. *Magnesium, citrate, magnesium citrate and magnesiumalkali citrate as modulators of calcium oxalate crystallization in urine: observations in patients with recurrent idiopathic calcium urolithiasis.* Urol Res. 1999,27:117 - 126.

52. Bek-Jensen H, Fornander AM, Nilsson MA, et al. *Is citrate an inhibitor of calcium oxalate crystal growth in high concentrations of urine?* Urol Res. 1996,24:67 - 71.

53. Ryall RL, Harnett RM, and Marshall VR. *The effect of urine, pyrophosphate, citrate, magnesium and glycosaminoglycans on the growth and aggregation of calcium oxalate crystals in vitro.* Clin Chim Acta. 1981,112:349 - 356.

54. Kok DJ, Papapoulos SE, and Bijvoet OL. *Low inhibition of crystal agglomeration and citrate excretion in recurrent calcium oxalate stone formers.* Contrib Nephrol. 1987,58:73 - 77.

55. Kok DJ, Papapoulos SE, and Bijvoet OLM. *Excessive crystal agglomeration with low citrate excretion in recurrent stone-formers.* Lancet. 1986,1056 - 1058.

56. Tiselius HG, Fornander AM, and Nilsson MA. *The effects of citrate and urine on calcium oxalate crystal aggregation.* Urol Res. 1993,21:363 - 366.

57. Hofbauer J, Hobarth K, Szabo N, et al. *Alkali citrate prophylaxis in idiopathic recurrent calcium oxalate urolithiasis:a prospective randomized study.* Br J Urol. 1994,73:362 - 365.

58. Barcelo P, Wuhl O, Servitge I, et al. *Randomized double-blind study of potassium citrate in idiopathic hypocitraturic calcium nephrolithiasis.* J Urol. 1993,150:1761 - 1764.

59. Schwille PO, Herrmann U, Wolf C, et al. *Citrate and recurrent idiopathic calcium urolithiasis. A longitudinal pilot study on the metabolic effects of oral potassium citrate administered over the short-, medium- and longterm medication of male stone patients.* Urol Res. 1992,20:145 - 55.

60. Pak CY, Sakhaee K, and Fuller C. *Successful management of uric acid nephrolithiasis with potassium citrate.* Kidney Int. 1986,30:422 - 428.

61. Schwille PO, Rumenapf G, Kohler R, et al. *Effects of acute oral sodium potassium citrate load in healthy malesoutlook for treatment of patients with calcium containing renal stones.* Urol Int. 1987,42:81 - 88.

62. Ogawa Y. *Impact of sodium-potassium citrate therapy on the circadian rhythm of urinary uric acid and urate*

saturation in normal individuals. Hinyokika Kiyo. 1993,39:883 – 890.

63. Ogawa Y. *Impact of sodium-potassium citrate on the diurnal variations in urinary calcium oxalate and calcium phosphate saturation levels in normal individuals.* Br J Urol. 1994,73:136 – 141.

64. Berg C, Larsson L, and Tiselius HG. *Effects of different doses of alkaline citrate on urine composition and crystallization of calcium oxalate.* Urol Res. 1990,18:13 – 16.

65. Kato Y, Yamaguchi S, Yachiku S, et al. *Changes in urinary parameters after oral administration of potassium sodium citrate and magnesium oxide to prevent urolithiasis.* Urology. 2004,63:7 – 11.

66. Koenig K, Padalino P, Alexandrides G, et al. *Bioavailability of potassium and magnesium, and citraturic response from potassium-magnesium citrate.* J Urol. 1991,145:330 – 334.

67. Pak CY, Koenig K, Khan R, et al. *Physicochemical action of potassium-magnesium citrate* in nephrolithiasis. J Bone Miner Res. 1992,7:281 – 285.

68. Jaipakdee S, Prasongwatana V, Premgamone A, et al. *The effects of potassium and magnesium supplementations on urinary risk factors of renal stone patients.* J Med Assoc Thai. 2004,87: 255 – 263.

69. Whalley NA, Meyers AM, Martins M, et al. *Long-term effects of potassium citrate therapy on the formation of new stones in groups of recurrent stone formers with hypocitraturia.* Br J Urol. 1996,78:10 – 14.

70. Mattle D and Hess B. *Preventive treatment of nephrolithiasis with alkali citrate-a critical review.* Urol Res. 2005,33: 73 – 79.

71. Grover PK and Ryall RL. *Urate and calcium oxalate stones: from repute to rhetoric to reality.* Miner Electrolyte Metab. 1994,20:361 – 70.

72. Robertson WG, Peacock M, Marshall RW, et al. *Saturation-inhibition index as a measure of the risk of calcium oxalate stone formation in the urinary tract.* N Engl J Med. 1976,294:249 – 52.

73. Ettinger B, Tang A, Citron JT, et al. *Randomized trial of allopurinol in the prevention of calcium oxalate calculi.* N Engl J Med. 1986,315:1386 – 1389.

74. Musialik D, Gluszek J, and Pieczynska A. *Hydrochlorothiazide, allopurinol and magnesium oxide in the treatment of recurrent calcium urolithiasis.* Pol Tyg Lek. 1991,46:739 – 42.

75. Johansson G, Backman U, Danielson BG, et al. *Biochemical and clinical effects of the prophylactic treatment of renal calcium stones with magnesium hydroxide.* J Urol. 1980,124:770 – 774.

76. Pak CY and Peterson R. *Successful treatment of hyperuricosuric calcium oxalate nephrolithiasis with potassium citrate.* Arch Intern Med. 1986,146:863 – 867.

77. Desmars JF and Tawashi R. *Dissolution and growth of calcium oxalate monohydrate I. Effect of magnesium and pH.* Biochim Biophys Acta. 1973,313:256 – 267.

78. Hallson PC, Rose GA, and Sulaiman S. *Magnesium reduces calcium oxalate crystal formation in human whole urine.* Clin Sci (Lond). 1982,62:17 – 19.

79. Kohri K, Garside J, and Blacklock NJ. *The role of magnesium in calcium oxalate urolithiasis.* Br J Urol. 1988,61: 107 – 115.

80. Li MK, Blacklock NJ, and Garside J. *Effects of magnesium on calcium oxalate crystallization.* J Urol. 1985,133: 123 – 125.

81. Berg W, Bothor C, Pirlich W, et al. *Influence of magnesium on the absorption and excretion of calcium and oxalate ions.* Eur Urol. 1986,12:274 – 282.

82. Takasaki E. *The magnesium:calcium ratio in the concentrated urines of patients with calcium oxalate calculi.* Invest Urol. 1972,10:147 – 150.

83. Trinchieri A , Mandressi A, Luongo P, et al. *The influence of diet on urinary risk factors for stones in healthy subjects and idiopathic renal calcium stone formers.* Br J Urol. 1991,67:230 – 236.

84. Trinchieri A , Mandressi A, Luongo P, et al. *Urinary excretion of citrate, glycosaminoglycans, magnesium and zinc in relation to age and sex in normal subjects and in patients who form calcium stones.* Scand J Urol Nephrol. 1992,26:379 – 386.

85. Liebman M and Costa G. *Effects of calcium and magnesium on urinary oxalate excretion after oxalate loads.* J Urol. 2000,163:1565 – 1569.

86. Voss S, Zimmermann DJ, Hesse A, et al. *The effect of oral administration of calcium and magnesium on intestinal oxalate absorption in humans.* Isotopes Environ Health Stud. 2004,40:199 – 205.

87. Wunderlich W. *Aspects of the influence of magnesium ions on the formation of calcium oxalate.* Urol Res. 1981,9: 157 – 161.

88. Johansson G, Backman U, Danielson BG, et al. *Magnesium metabolism in renal stone disease.* Invest Urol. 1980, 18:93 – 96.

89. Resnick MI, Munday D, and Boyce WH. *Magnesium excretion and calcium oxalate urolithiasis.* Urology. 1982,20: 385 – 389.

90. Schmiedl A and Schwille PO. *Magnesium status in idiopathic calcium urolithiasis:an orientational study in younger males.* Eur J Clin Chem Clin Biochem. 1996,34:393 – 400.

91. Schwartz BF, Bruce J, Leslie S, et al. *Rethinking the role of urinary magnesium in calcium urolithiasis.* J Endourol. 2001,15:233 – 235.

92. Takasaki E. *Urinary magnesium and oxalic acid excretion in patients with recurrent oxalate urolithiasis.* Invest Urol. 1975,12:251 – 254.

93. Binder HJ. *Intestinal oxalate absorption.* Gastroenterology. 1974,67:441 – 446.

94. Tiselius HG. *Oxalate and renal stone formation.* Scand J Urol Nephrol Suppl. 1980,53:135 – 148.

95. Melnick I, Landes RR, Hoffman AA, et al. *Magnesium therapy for recurring calcium oxalate urinary calculi.* J Urol. 1971,105:119 – 122.

96. Massey L. *Magnesium therapy for nephrolithiasis.* Magnes Res. 2005,18:123 – 126.

97. Cameron MA and Sakhaee K. *Uric acid nephrolithiasis.* Urol Clin North Am. 2007,34:335 – 46.

98. Abate N, Chandalia M, Cabo-Chan AV Jr, et al. *The metabolic syndrome and uric acid nephrolithiasis: novel features of renal manifestation of insulin resistance.* Kidney Int. 2004,65:386 – 92.

99. Becker MA, Schumacher HR Jr, Wortmann RL, et al. *Febuxostat compared with allopurinol in patients with hyperuricemia and gout.* N Engl J Med. 2005,353:2450 – 2461.

100. Goldfarb DS, Coe FL, and Asplin JR. *Urinary cystine excretion and capacity in patients with cystinuria.* Kidney Int. 2006,69:1041 – 1047.

101. Lindell A, Denneberg T, Edholm E, et al. *The effect of sodium intake on cystinuria with and without tiopronin treatment.* Nephron. 1995,71: 407 – 415.

102. Norman RW and Manette WA. *Dietary restriction of sodium as a means of reducing urinary* cystine. J Urol. 1990, 143:1193 – 1195.

103. Peces R, Sanchez L, Gorostidi M, et al. *Effects of variation in sodium intake on cystinuria.* Nephron. 1991,57: 421 – 423.

104. Rodriguez LM, Santos F, Malaga S, et al. *Effect of a low sodium diet on urinary elimination of cystine in cystinuric children.* Nephron. 1995,71:416 – 418.

105. Rodman JS, Blackburn P, Williams JJ, et al. *The effect of dietary protein on cystine excretion in patients with cystinuria.* Clin Nephrol. 1984,22:273 – 278.

106. Nakagawa Y, Asplin JR, Goldfarb DS, et al. *Clinical use of cystine supersaturation measurements.* J Urol. 2000, 164:1481 – 1485.

107. Pak CY and Fuller CJ. *Assessment of cystine solubility in urine and of heterogeneous nucleation.* J Urol. 1983,129: 1066 – 1070.

108. Fjellstedt E, Denneberg T, Jeppsson JO, et al. *A comparison of the effects of potassium citrate and sodium bicarbonate in the alkalinization of urine in homozygous cystinuria.* Urol Res. 2001,29:295 – 302.

109. Coe FL, Clark C, Parks JH, et al. *Solid phase assay of urine cystine supersaturation in the presence of cystine binding drugs.* J Urol. 2001,166:688 – 689.

110. Denneberg T, Jeppsson JO, and Stenberg P. *Alternative treatment of cystinuria with alpha-merkaptopropionyl glycine, Thiola.* Proc Eur Dial Transplant Assoc. 1983,20:427 – 433.

111. Dolin DJ, Asplin JR, Flagel L, et al. *Effect of cystinebinding thiol drugs on urinary cystine capacity in patients with cystinuria.* J Endourol. 2005,19:429 – 432.

112. Harbar JA, Cusworth DC, Lawes LC, et al. *Comparison of 2-mercaptopropionylglycine and D-penicillamine in the treatment of cystinuria.* J Urol. 1986,136:146 – 149.

113. Vagelli G, Calabrese G, Pratesi G, et al. *Magnesium hydroxide in idiopathic calcium nephrolithiasis.* Minerva Urol Nefrol. 1998,50:113 – 114.

114. Kohler P and Uhle C. *Oral magnesium intake and its effect on various urinay constituents in the prophylaxis of urolithiasis.* J Urol. 1966,96:812 – 815.

115. Pak CY, Fuller C, Sakhaee K, et al. *Management of cystine nephrolithiasis with alpha-mercaptopropionylglycine.* J Urol. 1986,136:1003 – 1008.

116. Tekin A, Tekgul S, Atsu N, et al. *Cystine calculi in children:the results of a metabolic evaluation and response to medical therapy.* J Urol. 2001,165:2328 – 2230.

117. Cohen TD, Streem SB, and Hall P. *Clinical effect of captopril on the formation and growth of cystine calculi.* J Urol. 1995,154:164 – 166.

118. Perazella MA and Buller GK. *Successful treatment of cystinuria with captopril.* Am J Kidney Dis. 1993,21:504 – 7.

119. Dahlberg PJ and Jones JD. *Cystinuria: failure of captopril to reduce cystine excretion.* Arch Intern Med. 1989,149: 713 – 717.

120. Michelakakis H, Delis D, Anastasiadou V, et al. *Ineffectiveness of captopril in reducing cystine excretion in cystinuric children.* J Inherit Metab Dis. 1993,16 :1042 – 1043.

121. Belldina EB , Huang MY, Schneider JA, et al. *Steadystate pharmacokinetics and pharmacodynamics of cysteamine bitartrate in paediatric nephropathic cystinosis patients.* Br J Clin Pharmacol. 2003,56:520 – 525.

122. Parvex P, Rozen R, Dziarmaga A, et al. *Studies of urinary cystine precipitation in vitro: ontogeny of cystine nephrolithiasis and identification of meso-2,3-dimercaptosuccinic acid as a potential therapy for cystinuria.* Mol Genet Metab. 2003,80:419 – 425.

123. Shorr E and Carter AC. *Aluminum gels in the management of renal phosphatic calculi.* J Am Med Assoc. 1950, 144:1549 – 1556.

124. Shorr E. *The possible usefulness of estrogens and aluminum hydroxide gels in the management of renal stone.* J Urol. 1945,53:507.

125. Lavengood RW Jr and Marshall VF. *The prevention of renal phosphatic calculi in the presence of infection by the*

Shorr regimen. J Urol. 1972,108:368 – 371.

127. Hesse A and Heimbach D. *Causes of phosphate stone formation and the importance of metaphylaxis by urinary acidification: a review.* World J Urol. 1999,17:308 – 315.

128. Jarrar K, Boedeker RH, and Weidner W. *Struvite stones: long term follow up under metaphylaxis.* Ann Urol (Paris). 1996,30:112 – 117.

129. Martinez-Pineiro JA, de Iriarte EG, and Armero AH. *The problem of recurrences and infection after surgical removal of staghorn calculi.* Eur Urol. 1982,8:94 – 101.

130. Mariappan P, Smith G, Bariol SV, et al. *Stone and pelvic urine culture and sensitivity are better than bladder urine as predictors of urosepsis following percutaneousnephrolithotomy: a prospective clinical study.* J Urol. 2005,173:1610 – 1614.

133. Rodman JS. *Struvite stones.* Nephron 81 Suppl. 1999,1:50 – 59.

136. Martelli A, Buli P, and Cortecchia V. *Urease inhibitor therapy in infected renal stones.* Eur Urol. 1981,7:291 – 293.

137. Griffith DP, Moskowitz PA, Carlton CE Jr. *Adjunctive chemotherapy of infection-induced staghorn calculi.* J Urol. 1979,121:711 – 715.

138. Griffith DP, Khonsari F, Skurnick JH, et al. *A randomized trial of acetohydroxamic acid for the treatment and prevention of infection-induced urinary stones in spinal cord injury patients.* J Urol. 1988,140:318 – 324.

139. Griffith DP, Gleeson MJ, Lee H, et al. *Randomized, double-blind trial of Lithostat (acetohydroxamic acid) in the palliative treatment of infection-induced urinary calculi.* Eur Urol. 1991,20:243 – 247.

140. Williams JJ, Rodman JS, and Peterson CM. *A randomized double-blind study of acetohydroxamic acid in struvite nephrolithiasis.* N Engl J Med. 1984,311:760 – 764.

141. Wang LP, Wong HY, and Griffith DP. *Treatment options in struvite stones.* Urol Clin North Am. 1997,24:149 – 162.

142. Bailie NC, Osborne CA, Leininger JR, et al. *Teratogenic effect of acetohydroxamic acid in clinically normal beagles.* Am J Vet Res. 1986,47:2604 – 2611.

143. Rosenstein I. *Therapeutic applications of urease inhibitors.* J Antimicrob Chemother. 1982,10:159 – 161.

144. Chetyrkin SV, Kim D, Belmont JM, et al. *Pyridoxamine lowers kidney crystals in experimental hyperoxaluria: a potential therapy for primary hyperoxaluria.* Kidney Int. 2005,67:53 – 60.

145. Freel RW, Hatch M, Green M, et al. *Ileal oxalate absorption and urinary oxalate excretion are enhanced in Slc26a6 null mice.* Am J Physiol Gastrointest Liver Physiol. 2006,290:G719 – G728.

146. Jiang Z, Asplin JR, Evan AP, et al. *Calcium oxalate urolithiasis in mice lacking anion transporter Slc26a6.* Nat Genet. 2006,38:474 – 478.

147. Allison MJ, Dawson KA, Mayberry WR, et al. *Oxalobacter formigenes gen. nov., sp. nov.: oxalatedegrading anaerobes that inhabit the gastrointestinal tract.* Arch Microbiol. 1985,141: 1 – 7.

148. Mittal RD, Kumar R, Mittal B, et al. *Stone composition, metabolic profile and the presence of the gutinhabiting bacterium Oxalobacter formigenes as risk factors for renal stone formation.* Med Princ Pract. 2003,12:208 – 213.

149. Sidhu H, Hoppe B, Hesse A, et al. *Absence of Oxalobacter formigenes in cystic fibrosis patients: a risk factor for hyperoxaluria.* Lancet. 1998,352:1026 – 1029.

150. Sidhu H, Schmidt ME, Cornelius JG, et al. *Direct correlation between hyperoxaluria/oxalate stone disease and the absence of the gastrointestinal tract-dwelling bacterium Oxalobacter formigenes: possible prevention by gut recolonization or enzyme replacement therapy.* J Am Soc Nephrol. 1999,10 Suppl 14:S334 – S340.

151. Sidhu H, Allison MJ, Chow JM, et al. *Rapid reversal of hyperoxaluria in a rat model after probiotic administration*

of Oxalobacter formigenes. J Urol. 2001,166:1487 – 1491.

152. Hatch M, Cornelius J, Allison M, et al. *Oxalobacter sp. reduces urinary oxalate excretion by promoting enteric oxalate secretion.* Kidney Int. 2006,69:691 – 698.

153. Hoppe B, Beck B, Gatter N, et al. *Oxalobacter formigenes: a potential tool for the treatment of primary hyperoxaluria type 1.* Kidney Int. 2006,70:1305 – 1311.

154. Campieri C, Campieri M, Bertuzzi V, et al. *Reduction of oxaluria after an oral course of lactic acid bacteria at high concentration.* Kidney Int. 2001,60:1097 – 1105.

155. Lieske JC, Goldfarb DS, De Simone C, et al. *Use of a probiotic to decrease enteric hyperoxaluria.* Kidney Int. 2005,68:1244 – 1249.

156. Goldfarb DS , Modersitzki F, Asplin JR. *Arandomized, controlled trial of lactic acid bacteria for idiopathic hyperoxaluria.* Clin J Am Soc Nephrol. 2007,2 :745 – 749.

157. Bataille P, Achard JM, Fournier A, et al. *Diet, vitamin D and vertebral mineral density in hypercalciuric calcium stone formers.* Kidney Int. 1991,39:1193 – 1205.

158. Lauderdale DS, Thisted RA, Wen M, et al. *Bone mineral density and fracture among prevalent kidney stone cases in the Third National Health and Nutrition Examination Survey.* J Bone Miner Res. 2001, 16:1893 – 1898.

159. Melton LJ 3rd, Crowson CS, Khosla S, et al. *Fracture risk among patients with urolithiasis: a population based cohort study.* Kidney Int. 1998,53:459 – 464.

160. Adams JS, Song CF, and Kantorovich V. *Rapid recovery of bone mass in hypercalciuric, osteoporotic men treated with hydrochlorothiazide.* Ann Intern Med. 1999,130:658 – 660.

161. Fetner CD, Barilla DE, Townsend J, et al. *Effects of magnesium oxide on the crystallization of calcium salts in urine in patients with recurrent nephrolithiasis.* J Urol. 1978,120:399 – 401.

162. Heller HJ, Zerwekh JE, Gottschalk FA, et al. *Reduced bone formation and relatively increased bone resorption in absorptive hypercalciuria.* Kidney Int. 2007,71:808 – 815.

163. Baumann JM, Bisaz S, Fleisch H, et al. *Biochemical and clinical effects of ethane-1-hydroxy-1,1-diphosphonate in calcium nephrolithiasis.* Clin Sci Mol Med. 1978,54:509 – 516.

164. Oata M and Pak CY. *Preliminary study of the treatment of nephrolithiasis (calcium stones) with diphosphonate.* Metabolism. 1974,23:1167 – 1173.

165. Bone HG 3rd , Zerwekh JE, Britton F, et al. *Treatment of calcium urolithiasis with diphosphonate: efficacy and hazards.* J Urol. 1979,121:568 – 571.

166. Pak CY, Peterson RD, Poindexter J. *Prevention of spinal bone loss by potassium citrate in cases of calcium urolithiasis.* J Urol. 2002,168:31 – 34.

167. Yatzidis H. *Successful sodium thiosulphate treatment for recurrent calcium urolithiasis.* Clin Nephrol. 1985,23: 63 – 67.

168. Cicone JS, Petronis JB, Embert CD, et al. *Successful treatment of calciphylaxis with intravenous sodium thiosulfate.* Am J Kidney Dis. 2004,43:1104 – 1108.

169. Guerra G, Shah RC, Ross EA. *Rapid resolution of calciphylaxis with intravenous sodium thiosulfate and continuous venovenous haemofiltration using low calcium replacement fluid: case report.* Nephrol Dial Transplant. 2005,20:1260 – 1262.

170. Edwards P, Nemat S, and Rose GA. *Effects of oral pyridoxine upon plasma and 24-hour urinary oxalate levels in normal subjects and stone formers with idiopathic hypercalciuria.* Urol Res. 1990,18:393 – 396.

171. Mitwalli A, Ayiomamitis A, Grass L, et al. *Control of hyperoxaluria with large doses of pyridoxine in patients with kidney stones.* Int Urol Nephrol. 1988,20:353 – 359.

172. Prien EL Sr and Gershoff SF. *Magnesium oxide-pyridoxine therapy for recurrent calcium oxalate calculi.* J Urol. 1974,112:509 – 512.

173. Rattan V, Sidhu H, Vaidyanathan S, et al. *Effect of combined supplementation of magnesium oxide and pyridoxine in calcium-oxalate stone formers.* Urol Res. 1994,22:161 – 165.

174. Curhan GC, Willett WC, Rimm EB, et al. *A prospective study of the intake of vitamins C and B_6, and the risk of kidney stones in men.* J Urol. 1996,155:1847 – 1851.

175. Curhan GC, Willett WC, Speizer FE, et al. *Intake of vitamins B_6 and C and the risk of kidney stones in women.* J Am Soc Nephrol. 1999,10:840 – 845.

176. Bisaz S, Felix R, Neuman WF, et al. *Quantitative determination of inhibitors of calcium phosphate precipitation in whole urine.* Metab Mineral and Electrolyte Metabolism. 1978,1:74 – 83.

177. Ettinger B. *Recurrent nephrolithiasis: Natural history and effect of phosphate therapy.* Am J Med. 1976,61:200 – 205.

178. Heller HJ, Reza-Albarran AA, Breslau NA, et al. *Sustained reduction in urinary calcium during longterm treatment with slow release neutral potassium phosphate in absorptive hypercalciuria.* J Urol. 1998,159:1451 – 1455.

179. Pearle MS, Roehrborn CG, and Pak CY. *Meta-analysis of randomized trials for medical prevention of calcium oxalate nephrolithiasis.* J Endourol. 1999,13:679 – 685.

180. Ettinger B, Pak CY, Citron JT, et al. *Potassium-magnesium citrate is an effective prophylaxis against recurrent calcium oxalate nephrolithiasis.* J Urol. 1997,158:2069 – 2073.

181. Ettinger B, Citron JT, Livermore B, et al. *Chlorthalidone reduces calcium oxalate calculous recurrence but magnesium hydroxide does not.* J Urol. 1988,139:679 – 684.

182. Hosking DH, Erickson SB, Van den Berg CJ, et al. *The stone clinic effect in patients with idiopathic calcium urolithiasis.* J Urol. 1983,130: 1115 – 1118.

183. 孙西钊,郭宏骞,叶章群. 尿石的成因. 临床泌尿外科杂志. 2003,18(6):321 – 326.

184. 叶章群,邓耀良,董诚,等. 泌尿系结石. 北京:人民卫生出版社. 2003,1 – 10.

185. 叶章群. 泌尿系结石研究现况与展望. 中华实验外科杂志. 2005,22:261 – 262.

186. 叶章群. 应重视尿石病的病因诊断和防治. 中华泌尿外科杂志. 2011,32:6.

187. 孙西钊,叶章群. 尿路结石的药物排石疗法. 中华泌尿外科杂志. 2007, 28:210 – 212.

索 引

（按拼音排序）